妇幼护理华西模式丛书

总主编 刘瀚旻 牛晓宇 罗碧如

总秘书 郭秀静

妇科护理实践与管理规范

主 编 黄 燕 陈 静

副主编 刘 星 尹亚楠 雷岸江

编 者 （按姓氏笔画排序）

习春杨	王 佳	王宇扬	尹亚楠	邓 雪
田亚林	刘 星	刘 娅	杨 弋	何 华
何亚林	但 鑫	张梦琴	陈 静	陈澜玲
幸 露	赵冬梅	聂 俏	郭秀静	唐 英
黄 燕	游华轩	谢 宏	蒲 燕	雷岸江

秘 书 何 华

人民卫生出版社

·北 京·

图书在版编目（CIP）数据

妇科护理实践与管理规范 / 黄燕，陈静主编．
北京 ： 人民卫生出版社，2024. 9. --（妇幼护理华西模
式丛书）． -- ISBN 978-7-117-36789-9

Ⅰ. R473.71

中国国家版本馆 CIP 数据核字第 2024ZF0406 号

人卫智网	www.ipmph.com	医学教育、学术、考试、健康，购书智慧智能综合服务平台
人卫官网	www.pmph.com	人卫官方资讯发布平台

妇科护理实践与管理规范
Fuke Huli Shijian yu Guanli Guifan

主　　编：黄　燕　陈　静
出版发行：人民卫生出版社（中继线 010-59780011）
地　　址：北京市朝阳区潘家园南里 19 号
邮　　编：100021
E - mail：pmph @ pmph.com
购书热线：010-59787592　010-59787584　010-65264830
印　　刷：天津市光明印务有限公司
经　　销：新华书店
开　　本：710 × 1000　1/16　印张：22　插页：2
字　　数：431 千字
版　　次：2024 年 9 月第 1 版
印　　次：2024 年 9 月第 1 次印刷
标准书号：ISBN 978-7-117-36789-9
定　　价：95.00 元

打击盗版举报电话：**010-59787491**　E-mail：**WQ @ pmph.com**
质量问题联系电话：**010-59787234**　E-mail：**zhiliang @ pmph.com**
数字融合服务电话：**4001118166**　E-mail：**zengzhi @ pmph.com**

序

随着社会的进步和人类对自身健康需求的关注，"护理"这一常见概念的内涵和外延也有了显著变化。除了通行的定义"护理是诊断和处理人类对现存的和潜在的健康问题的反应"，我认为"护理"一词中的"护"是看护、照料，是健康维持和健康修复的专业举措；"理"是道理，意味着护理探究的是照护的机制和道理。护理学科体系的建设和发展，是一项长期任务，也是所有护理工作者的共同目标。

拥有百年文化积淀的华西妇幼护理，一直致力于妇幼群体专科护理高质量发展。一代代的华西妇幼护理人秉承"患者至上、员工至尊、医德至善、技术至精"的核心价值观和"用心、诚信、平等、创新"的护理理念，以优秀的管理、优质的服务、精湛的技术、良好的医德为构建和谐医院、保障患者安全作出了重要贡献，同时积累了丰富的临床护理和管理经验。他们和全院同仁们一起，为我院的高质量发展作出了突出贡献。为了更好地总结这些年我院妇幼护理的经验，在更好地求教于国内外同行的同时，也深刻践行华西经验文化传播的使命，医院从顶层设计的角度组织全院护理专家编撰了本套丛书。丛书由我院妇幼护理领域的资深专家主编，从专业的维度紧紧围绕护理管理和临床护理的重点和难点问题进行深入剖析，力求体系化地为各级各类妇幼机构的护理管理人员和临床护理人员提供指导和参考。他们在繁忙的工作之余，严谨、高效、高质量地完成了丛书的编写。在此，感谢各编写团队的辛勤付出！

书稿即将付梓。我们深知因涉及专业范围广泛、时间及水平有限，书中难免存在不足之处，恳请广大读者指正。我们也将继续探索，为妇幼护理的专业化、体系化、规范化作出努力！

合抱之木生于毫末，九层之台起于累土。让我们全体妇幼护理人共勉！

刘瀚旻

2024 年 4 月于华西坝上

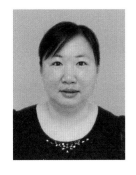

黄燕,护理学硕士,母婴医学博士,主任护师,硕士生导师,四川大学华西第二医院护理部副主任。中国妇幼保健协会护理分会副主委、中华护理学会辅助生殖护理专业委员会委员、四川省护理学会妇科护理专业委员会主任委员、四川省院内 VTE 防控质量控制中心专家委员会委员、四川省医院评审专家库评审员,四川省妇幼保健机构评审专家。曾赴美国辛辛那提大学附属医院进修、英国牛津大学短期学习。近年来发表 SCI 论文 20 余篇,主编 / 参编教材及专著 10 本,主持各级课题 10 项。

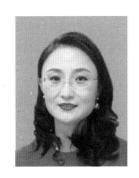

陈静,护理学硕士,副主任护师,四川大学华西第二医院妇科肿瘤病房护士长。中国医药教育协会加速康复外科专业委员会护理协作组常委、四川省护理学会心理护理专业委员会常委、四川省医学科技创新研究会妇幼护理专业委员会副主任委员、四川省卫生健康委员会学术技术带头人后备人选。曾赴美国辛辛那提大学附属医院和辛辛那提儿童医院访学。发表论文 40 余篇,其中 SCI 收录 4 篇。主编 / 参编教材及专著 8 本,主持各级课题 7 项。

前 言

《国务院办公厅关于推动公立医院高质量发展的意见》指出公立医院发展方式从规模扩张转向提质增效,运行模式从粗放管理转向精细化管理,资源配置从注重物质要素转向更加注重人才技术要素。推进医疗服务模式创新是引领公立医院高质量发展新趋势,而做实责任制整体护理,强化基础护理,开展延续护理服务是有力抓手。文中强调要发挥公立医院的牵头作用,带动基层医疗卫生机构提升服务能力和管理水平。四川大学华西第二医院是委属委管三甲妇女儿童医院,医院从 2018 起连续 5 年在全国三级公立医院绩效考核中荣膺妇产医院(含妇幼保健院)专科系列全国第一名。其两大主要学科妇产科学和儿科学均为国家重点学科,妇科、产科等为国家临床重点专科建设项目,是国家更年期保健特色专科建设单位。我院护理形成了富有特色的 BEST-WISH 优质护理模式,将护理管理模式和我们的经验向基层妇幼机构输出,以带动其服务能力提高是我们责无旁贷的责任。

基于此,本书以华西妇幼护理模式为蓝本,关注基层妇幼机构的护理难点和痛点,围绕妇科护理管理、临床护理、护理教学、护理科研进行撰写,体现全生命周期连续性服务和管理。本书分为三篇,第一篇为妇科护理管理篇,包括护理质量与安全管理、护理人力资源管理、护理教学管理、护理科研管理和特色护理;第二篇为妇科健康评估与护理,包括健康评估概述、常见疾病的评估与护理、常见手术方式 / 不同术式护理路径;第三篇为妇科护理技术操作篇,包括妇科常用护理技术和妇科常用检查。

本书编写过程中,得到了四川大学华西第二医院相关科室护士的大力支持,在此表示衷心感谢!本书基于我院经验编写,难免存在不足之处,恳请广大读者不吝赐教,惠予指正,以便改进提高。

黄 燕 陈 静
2024 年 4 月

目 录

第一篇 妇科护理管理

▶ **第一章 护理质量与安全管理** ……………………………………… 1

第一节 妇科病室管理 ……………………………………… 1

一、病区设置与环境管理 ……………………………… 1

二、妇科病室管理 ……………………………………… 3

第二节 质量与安全管理 …………………………………… 4

一、常用质量管理工具 ………………………………… 4

二、质量与安全敏感指标 ……………………………… 15

三、质量持续改进 ……………………………………… 18

第三节 医院感染管理 ……………………………………… 24

一、常见感染管理风险 ………………………………… 24

二、职业防护 …………………………………………… 27

第四节 专科应急预案 ……………………………………… 31

一、腹腔内大出血的应急预案 ………………………… 31

二、阴道大出血应急预案 ……………………………… 32

三、感染性休克应急预案 ……………………………… 33

四、急性肺栓塞的应急预案 …………………………… 34

五、绒癌脑转移患者的应急预案 ……………………… 35

六、绒癌肺转移患者的应急预案 ……………………… 36

七、取卵术后膀胱穿孔患者的应急预案 ……………… 38

八、宫腔镜术后水中毒患者的应急预案 ……………… 39

九、化疗药物过敏性休克患者的应急预案 …………… 39

▶ **第二章 护理人力资源管理** ……………………………………… 42

第一节 岗位设置 …………………………………………… 42

一、基本原则 …………………………………………… 42

二、科学设置护理岗位 ·································42

三、合理配置护士数量 ·································43

四、特殊岗位说明书 ·································43

第二节 分层培训 ·································50

一、概述 ·································50

二、分层管理的目的和意义 ·································51

三、分层培训实施 ·································52

四、妇科专科分层培训 ·································53

五、妇科专科分层考核 ·································55

第三节 绩效考核 ·································58

一、护理绩效考核的组织架构 ·································58

二、护理绩效考核的原则 ·································58

三、护理绩效考核的动态管理 ·································58

四、护理绩效考核的实施 ·································59

第三章 护理教学管理 ·································62

第一节 妇科教学组织架构与品牌建设 ·································62

一、教学组织架构 ·································62

二、妇科教学品牌建设 ·································62

第二节 教学实践 ·································63

一、教学计划 ·································63

二、教学实施 ·································64

三、教学评价 ·································65

四、总结处理 ·································66

第四章 护理科研管理 ·································67

第一节 妇科护理研究现状及趋势 ·································67

一、妇科护理研究的重要性 ·································67

二、妇科护理研究类型 ·································67

三、妇科护理研究现状和发展趋势 ·································69

第二节 妇科护理研究选题 ·································70

一、妇科护理研究选题原则 ·································70

二、妇科护理研究方向 ·································70

三、妇科护理研究的科研诚信和学术道德 ·······················71

第五章　特色护理···73
　第一节　妇科全病程个案管理实践 ·······························73
　　一、全病程个案管理的基本概念 ·······························73
　　二、全病程个案管理模式特征 ···································74
　　三、全病程个案管理原则 ···74
　　四、全病程个案管理工作步骤 ···································75
　　五、以宫颈癌为例说明 ···78
　第二节　BEST-WISH 护理模式在妇科中的实践 ···············84
　　一、基本介绍 ··84
　　二、BEST-WISH 护理模式的应用依据 ·······················84
　　三、BEST-WISH 护理模式的应用 ·····························86
　第三节　表达性艺术治疗 ···90
　　一、表达性艺术治疗及其临床应用 ·····························90
　　二、表达性艺术治疗在妇科癌症患者中的实践 ···············91
　第四节　三维舒缓疗法 ···92
　　一、概述 ···92
　　二、三维舒缓疗法的内容 ···92
　　三、三维舒缓疗法的实施过程 ···································94

第二篇　妇科健康评估与护理

第六章　健康评估概述 ···97
　第一节　健康评估的基本概念和方法 ·······························97
　　一、健康评估的基本概念 ···97
　　二、健康评估的基本方法 ···97
　第二节　健康评估的主要内容 ·····································98
　　一、妇科疾病常见症状和体征评估 ·····························98
　　二、妇科住院患者的心理筛查与评估 ···························101
　　三、妇科住院患者风险评估 ·······································103

▶ **第七章 女性生殖器官发育异常的评估与护理** ················ 116
　　第一节 女性生殖系统概述 ···································· 116
　　第二节 女性生殖器发育异常的评估与护理 ···················· 117
　　　　　一、外生殖器发育异常 ······························ 117
　　　　　二、阴道发育异常 ·································· 119

▶ **第八章 女性生殖系统炎症患者的评估与护理** ················ 123
　　第一节 概述 ·· 123
　　第二节 外阴部炎症的评估与护理 ···························· 124
　　　　　一、非特异性外阴炎 ······························ 124
　　　　　二、前庭大腺炎 ·································· 125
　　　　　三、前庭大腺囊肿 ·································· 126
　　第三节 阴道炎症的评估与护理 ···························· 127
　　　　　一、滴虫阴道炎 ·································· 127
　　　　　二、外阴阴道假丝酵母菌病 ························ 129
　　　　　三、萎缩性阴道炎 ·································· 130
　　第四节 婴幼儿外阴阴道炎的评估与护理 ···················· 132
　　第五节 子宫颈炎症的评估与护理 ···························· 133
　　　　　一、急性子宫颈炎 ·································· 133
　　　　　二、慢性子宫颈炎 ·································· 135
　　第六节 盆腔炎性疾病的评估与护理 ························ 136
　　第七节 性传播疾病的评估与护理 ···························· 138
　　　　　一、淋病 ·· 139
　　　　　二、尖锐湿疣 ···································· 140
　　　　　三、梅毒 ·· 141

▶ **第九章 子宫内膜异位性疾病的评估与护理** ················ 144
　　第一节 子宫内膜异位症的评估与护理 ······················ 144
　　第二节 子宫腺肌病的评估与护理 ·························· 148

▶ **第十章 女性生殖系统肿瘤患者的评估与护理** ················ 151
　　第一节 外阴肿瘤的评估与护理 ···························· 151
　　　　　一、概述 ·· 151

　　　　二、外阴良性肿瘤 …………………………………………………… 151

　　　　三、外阴恶性肿瘤 …………………………………………………… 152

　　第二节　子宫颈肿瘤的评估与护理 ……………………………………… 155

　　　　一、子宫颈鳞状上皮内病变 ……………………………………… 155

　　　　二、子宫颈癌 ……………………………………………………… 156

　　第三节　子宫肿瘤的评估与护理 ………………………………………… 162

　　　　一、子宫肌瘤 ……………………………………………………… 162

　　　　二、子宫内膜癌 …………………………………………………… 166

　　　　三、子宫肉瘤 ……………………………………………………… 169

　　第四节　输卵管、卵巢肿瘤的评估与护理 ……………………………… 171

　　　　一、概述 …………………………………………………………… 171

　　　　二、卵巢上皮性肿瘤 ……………………………………………… 174

第十一章　妊娠滋养细胞疾病的评估与护理 ………………………… 178

　　第一节　葡萄胎的评估与护理 …………………………………………… 178

　　第二节　妊娠滋养细胞肿瘤的评估与护理 ……………………………… 182

　　第三节　胎盘部位滋养细胞肿瘤的评估与护理 ………………………… 190

第十二章　妇科肿瘤放化疗患者的评估与护理 ……………………… 193

　　第一节　妇科肿瘤放疗患者的评估与护理 ……………………………… 193

　　第二节　妇科肿瘤化疗患者的评估与护理 ……………………………… 199

第十三章　盆底功能障碍性疾病及生殖器损伤的评估与护理 ……… 208

　　第一节　概述 ……………………………………………………………… 208

　　第二节　阴道前后壁膨出的评估与护理 ………………………………… 209

　　　　一、阴道前壁膨出 ………………………………………………… 210

　　　　二、阴道后壁膨出 ………………………………………………… 212

　　第三节　子宫脱垂的评估与护理 ………………………………………… 217

　　第四节　压力性尿失禁的评估与护理 …………………………………… 220

　　第五节　生殖道瘘的评估与护理 ………………………………………… 224

　　　　一、尿瘘 …………………………………………………………… 224

　　　　二、粪瘘 …………………………………………………………… 228

▶ **第十四章 异位妊娠的评估与护理** ·················· 231
　第一节 输卵管妊娠的评估与护理 ·················· 231
　第二节 剖宫产瘢痕部位妊娠的评估与护理 ·················· 236

▶ **第十五章 生殖内分泌疾病的评估与护理** ·················· 239
　第一节 异常子宫出血 ·················· 239
　第二节 闭经 ·················· 243
　第三节 多囊卵巢综合征 ·················· 245
　第四节 痛经 ·················· 248
　第五节 经前期综合征 ·················· 249
　第六节 绝经综合征 ·················· 251
　第七节 高催乳素血症 ·················· 254

▶ **第十六章 不孕症与辅助生殖的评估与护理** ·················· 256
　第一节 不孕症的评估与护理 ·················· 256
　第二节 辅助生殖的评估与护理 ·················· 259
　　一、人工授精 ·················· 259
　　二、体外受精 - 胚胎移植 ·················· 261
　　三、冻融胚胎移植 ·················· 265

▶ **第十七章 计划生育妇女的评估与护理** ·················· 267
　第一节 常用避孕方法与护理 ·················· 267
　　一、宫内节育器 ·················· 267
　　二、激素避孕 ·················· 269
　　三、其他避孕 ·················· 270
　第二节 女性绝育方法与护理 ·················· 272
　　一、经腹输卵管结扎术 ·················· 272
　　二、经腹腔镜输卵管绝育术 ·················· 273
　第三节 避孕失败补救措施与护理 ·················· 274
　　一、早期妊娠终止方法 ·················· 274
　　二、中期妊娠终止方法 ·················· 277
　第四节 避孕节育措施的选择 ·················· 279

▶ 第十八章　常见手术方式／不同术式护理路径 ·················· 282

第三篇　妇科护理技术操作

▶ 第十九章　妇科常用护理技术 ······························ 291
　　第一节　会阴擦洗／冲洗 ······························· 291
　　第二节　阴道冲洗 ··································· 293
　　第三节　坐浴 ····································· 294
　　第四节　宫颈阴道消毒 ······························· 296
　　第五节　阴道／宫颈上药 ····························· 297
　　第六节　无创膀胱容量测定 ··························· 299
　　第七节　气压治疗 ··································· 300
　　第八节　运动疗法 ··································· 302
　　第九节　造瘘口评估与护理 ··························· 304
　　第十节　IHH 的微泵治疗 ····························· 307
　　第十一节　盆底肌肉锻炼技术 ························· 308
　　第十二节　清洁间歇导尿 ····························· 310

▶ 第二十章　妇科常用检查 ································ 313
　　第一节　生殖道脱落细胞学检查 ······················· 313
　　第二节　宫颈脱落细胞 HPV-DNA 检测 ·················· 316
　　第三节　生殖器官活组织检查 ························· 319
　　　　一、概述 ···································· 319
　　　　二、活组织检查 ······························· 319
　　　　三、诊断性子宫颈锥切术 ························· 321
　　　　四、诊断性刮宫 ······························· 322
　　第四节　妇科肿瘤标志物检查与基因检测 ················ 324
　　　　一、概述 ···································· 324
　　　　二、肿瘤相关抗原及胚胎抗原 ····················· 324
　　　　三、雌激素受体与孕激素受体 ····················· 325
　　　　四、妇科肿瘤相关癌基因和肿瘤抑制基因 ············· 326
　　第五节　常用穿刺检查 ······························· 327
　　　　一、经腹壁腹腔穿刺 ····························· 327

二、经阴道后穹窿穿刺 ·· 329

第六节 输卵管通畅检查 ·· 331

第七节 下丘脑促性腺激素释放激素测定 ·············· 333

▶ **参考文献** ·· 336

第一篇

妇科护理管理

第一章　护理质量与安全管理

第一节　妇科病室管理

一、病区设置与环境管理

病区设置和环境管理与患者安全、患者满意度、护理工作效率等密切相关，这就需要医院对病区进行合理的设置，对病区环境进行高效、流畅的管理，达到为患者提供安全可信、整洁舒适的就医环境的目的。

（一）妇科病区设置

妇科病室的设计应以妇科患者为中心，从家庭的角度出发，提供人性化整体服务。要求简单、整洁、舒适、美观，病室颜色避免使用纯白色，可以考虑粉红色、浅蓝色、绿色等明快颜色，用各种图画和自然风景墙纸装饰病房，营造温馨、温暖的病房氛围，减少患者对医院的恐惧。病室陈设及区域划分按照国家相关标准进行设置。

（二）妇科病区环境管理

病室环境是影响患者及家属身体舒适、心理状态的重要因素，对患者的治疗和疾病恢复也有着极其重要的意义。病室环境管理推荐使用 6S 管理对病区环境进行设置和管理。6S 管理用于医院环境的管理可提高病区环境的整洁度、安全度，提升医疗护理工作的效率与质量。6S 管理在妇科相关病区的运用具体如下：

1. **建立 6S 管理与推行小组**　成立 6S 管理与推行小组，选拔组长，负责方案规划设计、任务分配等工作；选拔副组长，负责方案具体实施、汇总和整理；选拔秘书 2 名，负责各种标识设计，物品准备和发放；其余人员为组员，参与项目推行。

2. **准备标识**　标识的设计应具备简明性、连续性、规律性、统一性、可视性的特点。病区所有物品标识均应采用统一的模板进行标识，尽量将标识细化到

1

极致:采用统一的模板和医院 logo;规定标识的大小,文字的字体、字号、颜色以及底色,注意文字与背景的色彩要有明显的对比;规定标识粘贴在文件或物品的具体位置。一是方便查找、取用便捷,二是便于病房的统一规范化管理,提高工作效率。对于可移动的物资和文件,张贴标识时应在标识上注明病区和编号,若有遗失可迅速定位查找,有利于物资管理。

3. **准备物品**　测量所有柜体、抽屉尺寸,根据所放物品要求,按照取用方便、充分利用空间的原则,定做或购买分隔板、收纳盒等物品。

4. **宣传和培训**　6S 管理知识组长组织护士学习本方案及 6S 管理知识、具体操作方法,召集全科护士参加 6S 管理动员会,共同学习 6S 管理理念和实施意义,结合科室实际情况拟定具体实施方案。

5. **实施 6S 管理**

(1)整理(seiri):主要目的是明确必需品和非必需品。具体工作内容为:将病区划分为护士站、治疗室、检查室、库房、办公室、值班室、更衣室和病房等区域,每一个区域责任落实到人;各区域责任人将工作场所内的物品区分为必需品和非必需品;制订非必需品的处理方法,并按此方法清理非必需品,必须注意清理掉的非必需品不得再出现在区域内。各区域制订必需品清单,每月检查,持续整理。

(2)整顿(seiton):主要目的是让任何人都可以立即取出所需物品。具体工作内容为:根据必需品清单确定每件物品放置位置;确定物品的摆放方法和取用原则(如按有效期先后顺序摆放);运用目视化管理,将所有物品分类放置,并加以醒目标识(标识粘贴按要求进行、放于地面的物品使用地面标识线);在病区显眼处摆放警示语(预防跌倒,小心地滑等);对病房储物柜进行统一的床号标识;责任人每月检查,持续整顿,保证区域内物品放置位置、方法及标识正确。

(3)清扫(seiso):主要目的是使现场呈现没有垃圾、没有脏污的状态。应该认识到清扫并不仅仅是打扫,而是品质控制的一部分,需要用心来做。具体工作内容为:责任人对其负责的区域环境及物品进行彻底的清扫;把设备的清扫与点检、保养、润滑结合起来,确保设备完好备用;对清扫过程中发现的问题及时进行整修;制订相关的清扫标准作为规范,明确清扫的对象、方法、重点、周期、使用工具等项目。

(4)清洁(seiketsu):主要目的是将整理、整顿、清扫进行到底,使环境保持美观状态。具体工作内容为:将整理、整顿、清扫之后的工作环境进行维护,以保持最佳状态;当班护士注意检查病区环境,督促保洁员及时清扫垃圾,清除污垢;严格进行医疗废物分类,杜绝医疗废物污染,保持工作区域呈现干净整洁的状态。

(5)素养(shitsuke):主要目的是培养护士责任感,铸造团队精神。由护士长指定专人负责。具体工作内容为:将护士人文素养作为护士分层培训一部分,定期对护士进行服务礼仪、护士人文修养和沟通技巧等培训,使护士养成良好的工作习惯和职业素养;护士长日查房注意对护士着装及行为规范的检查,发现不妥及时干预。

(6)安全(security):以上5项工作的落实是护理安全的保障,同时还应做好以下工作:根据本科室特点制订并不断优化工作流程;定期对护士进行安全教育,定期组织应急预案的情景演练,丰富护士专业理论知识,提高专业技能、急救应急能力和安全意识,保障患者和病区安全;科室护理质控小组每月对护理质量进行检查,及时发现问题,分析整改。

成果总结与分享:本方案执行完毕后,需要对6S管理执行结果进行总结,并制定出本病区的6S管理制度,制度建立后应严格遵照并执行,同时定期和不定期循环运行6S管理,以达到持续改进护理质量的目的。

6S管理模式核心内容在于素养,本方案的制订也重在强调护士提升自身修养,遵守规章制度,履行岗位职责,提高业务水平。6S管理不仅可以改善病区环境,还可以为护士创造一个安全、文明、整洁、高效、温馨、明快的工作环境,使护士养成良好的工作习惯,好的习惯养成了,好的素养就形成了,6S管理始于素养,终于素养。

二、妇科病室管理

病室管理涉及面较多,如何从院感角度减少患者感染风险,又不影响医疗护理质量和患者体验,需要我们进行深思和持续的改进。现将华西妇科病室管理的特点进行介绍。

(一)电子陪护证

按照国家有关标准,应控制陪护数量以减少院感的风险,妇科病室根据患者的病情及其他条件制订陪护的管理标准并执行。确实需留陪护者,应做好对陪护的管理,包括陪护基本信息登记、出入病区的管理。当传染病暴发等特殊情况下应做好对陪护留院期间的体温测量、健康状况监测及记录。

1. 电子陪护证的办理 陪护第一次入病房时,用微信扫描二维码进行电子陪护证的办理。第一步:登记基本信息,如患者姓名、登记号、陪护人姓名、身份证号码、居住地址、电话、性别、年龄、与患者的关系;第二步:上传身份证图片及自拍照片;第三步:在系统里提交申请;第四步:护士在系统里审核陪护信息和资料后即可生成电子陪护证。

2. 电子陪护证的运用及管理

(1)根据国家卫健委及地方卫健委的政策要求落实对陪护的管理。一般原则上实行相对封闭管理,确有特殊原因外出后返回病房时需扫描二维码显示电子陪护证(显示有照片及基本信息),照片及基本信息与本人相符,陪护方可再次进入病房,以防止其他人员进入病房。

(2)根据电子陪护证的信息可生成陪护人员的体温及健康状况监测表,需要时护士适时测量陪护的体温及健康状况并进行记录,方便、准确、快捷。

（3）当患者出院后,电子陪护证自动失效。

（二）出院患者医保预结算及床旁结算

1. 出院患者医保预结算　患者在出院前一日医生开具"明日预出院医嘱"、护士审核住院费用、医保预审核患者的费用,出院当日患者可较快办理出院手续,新入患者也可较快入住病床,减少新入患者在病房外的等待和聚集,减少院感的风险,也提高了患者的满意度。

2. 床旁结算　患者在病室护士站完成出院结算,无须乘坐电梯至统一的"出院结算处"办理手续,再返回病室。患者在病室进行一站式的出院结算,改善了患者的住院体验,提升了患者的满意度。

（雷岸江）

第二节　质量与安全管理

一、常用质量管理工具

戴明环又称为 PDCA 循环（plan do check act）作为全面质量管理体系运转的基本方法,在 PDCA 持续质量改进过程中需要基于数据收集和分析,而质量工具就是解决数据收集和分析的利器。质量工具是指对质量数据的分布规律、质量影响因素、质量过程和质量改进进行统计分析和决策的科学方法。在医疗质量持续改进中常用的质量工具包括层别法、查检表、控制图、鱼骨图、柏拉图、直方图和散布图,是经典的质量管理七大手法;根本原因分析（root cause analysis, RCA）、医疗失效模式及效应分析（health care failure mode and effects analysis, HFMEA）则是常用的系统改进质量工具。

（一）层别法

1. 定义　层别法（stratification chart）又称分类法、分组法,是指将多种多样的资料,按需要分类成不同的"类别",从各类别中选取数据,分类并进行解析、以找出其间差异的方法。

分层的原则是使同一层次内的数据波动幅度尽可能小,而不同层别之间的差异尽可能显著。

2. 作用与应用　层别法的作用在于分类收集数据,以寻找问题所在,搜集后之数据应用层别法,经过整理与分析,找出数据差异的因素而"对症下药"。层别法在应用过程中应注意在收集数据或使用查检表时,必须先作层别才有意义,层别法可单独使用,也可以和其他管理工具一起使用,比如柏拉图、查检表、直方图、散布图、管制图、特性要因图等。

层别的对象要具有可比性,在日常工作中通常可以按照以下几种分层方法,详见表 1-1。

表1-1　层别法常用分层方法举例

层别对象	举例
时间	年度、季度、月、周、日、小时等
工作人员	职称、入职时间、学历等
科室	内科、外科、妇产科、儿科等
技术操作	基础操作、专科操作、急救技术等
检验结果	正常、异常等
手术分级	一级手术、二级手术、三级手术、四级手术

(二)查检表

1. **定义**　查检表(check sheets)是指为便于收集数据,使用简单记号填写并统计整理,以便进一步分析或核对、检查用的一种表格,分为记录用查检表和点检用查检表。

(1)记录用查检表:记录用查检表将数据分为数个项目别,以符号记录成的表,通常画"正"字或记号记录。如进行选举时,将候选人名字列出,然后在名字后画"正"字记录选票,就是一种记录用的查检表。表 1-2 是为重症监护室(Intensive Care Unit,ICU)患者压力性损伤预防管理存在问题而设计的查检表。

表1-2　ICU患者压力性损伤预防管理存在问题查检表

项目	1月1日	1月2日	1月3日	1月4日	1月5日
健康教育不到位	正 正				
预防措施不到位	正				
护士未及时翻身	一				
护士知识缺乏	正				

备注:①查检对象:住院患者及责任护士。②查检时间:1 月 1 日至 1 月 31 日。③查检人:护士长 / 质控护士。④查检地点:ICU 病房。⑤健康教育及预防措施相关规范见《压力性损伤管理制度》。⑥在对应的空格内画"正"字进行记录。

(2)点检用查检表:点检用的查检表则是将事先需要查检的项目和数量逐一罗列在表上,并据以点检确认。如进行病历质控时,为避免遗漏,将所有的病历种类列出,每完成一类,在相应类别后打钩确认。表 1-3 为使用持续气道正压通气（continuous positive airway pressure，CPAP）治疗患者集束化护理措施中呼吸机及管路核查单，即是一种点检用查检表。

表1-3　CPAP核查单

核查内容	完成情况	
	是	否
1. CPAP 参数设置正确并已确认		
2. 湿化罐内湿化水量维持于上下限之间		
3. 湿化器温度合适（37℃）		
4. 排干管路中多余的水		
5. 双水平正压通气的排气管置于病床单元外		
6. 管路没有牵拉患者面部和鼻部		
7. 管路无打折 / 无挤压		

备注：根据实际查检情况在完成情况下相应空格处画"√"。

2. 作用与应用　查检表是品管圈（quality control circle，QCC）最常用的手法之一，可以在短时间内协助我们对重要环节进行质量检查，收集数据资料，做进一步统计整理。查检表一般应遵循"5W2H"原则，why：查检目的，通常在标题中呈现；who：查检对象、查检人员；when：查检时间、持续时间、间隔时间等；where：在什么地方进行查检；how：查检的方法；how much：查检数量等。

（三）柏拉图

1. 定义　柏拉图（Pareto charts）又称排列图法或主次因素分析图，是意大利经济学家 Vilfredo. Pareto 在分析社会财富分配时设计出的一种设计图。它是一种排列图，也是一种主次因素分析图，是根据收集的数据、项目，按其大小顺序，自左而右排列的图，可以帮助快速找出影响产品质量主要因素的一种简单而有效的图表。其遵循 80/20 原则，即关键的少数和次要的多数，因此在质量改进时，应将重点放到关键的少数，通过改进少数的关键而达到解决多数的问题。

使用柏拉图较为简单，将影响医疗护理质量的因素罗列出来，按照质量特性的值或出现的频数从大到小排列而绘制出柏拉图，根据质量特征值的大小和因素多少确定出关键因素，从而有效找出质量改进的着手点。

2. 作用与应用　柏拉图是一种寻找主要因素、抓住主要矛盾的管理工具。从柏拉图中可以看出哪一项项目有问题、其影响程度怎么样，以判断问题症结点，并可针对问题点采取改善对策。柏拉图在使用过程中有着计算简单，且从视觉上能感觉问题的大小，一眼就可以看到改善点的特点，故有相当的说服力，也能够决定在短期内解决的项目。

应用举例:如文末彩图 1-1 是某医院为改进临床护理质量,采用柏拉图对全院护理质控检查中存在的问题进行分析,绘制柏拉图发现"抢救物资与技能""文件书写""医院相关感染"这 3 类问题数占到了所有 12 类问题数的80%,故这 3 项即是临床护理质量改进的重点,也就是说如果改进了 12 项问题中的 3 项(关键的少数)就解决了 80% 的问题。

在应用中注意:①应恰当选择纵坐标的量及横坐标原因分类,错误的选择可能起到误导的作用;②可以步步深入多次使用柏拉图,如文末彩图 1-1 中的文件书写还可以进行细分,再次制作柏拉图,找出文件书写中存在的主要问题;③其他类项目的数量不能比前面项目大,否则需重新归类;④可以通过比较改进前和改进后的柏拉图,评估改进效果。

(四)控制图

1. 定义 控制图(control chart)又称管理图,最早于 1924 年由美国人 W. A. Shewhart 在生产管理中采用,以判断生产过程是否处于稳定状态。控制图以平均值加减 3 倍标准差为理论依据,其中心线为平均值,上、下管制界限为平均数加减 3 倍标准差,以判断制程中是否有问题发生。代表质量特效的值落在加减3 倍标准差范围内的概率为 99.73%,落在之外的概率仅 0.27%,Shewhart 博士研究结果显示其最能符合经济原则。

控制图(文末彩图 1-2)可以直观地分析和判断是由于偶然原因还是由于系统性原因造成的质量波动,是检测处于稳定而又进行动态的控制的统计方法。

2. 作用与应用

(1)过程分析:即分析生产过程是否稳定。因此,应随机连续收集数据绘制控制图,观察数据点分布情况并判断生产过程状态。

(2)过程控制:即控制生产过程质量状态。因此,应定时抽样取得数据绘制控制图,发现并及时消除生产过程中的失调现象,预防不良品的产生。

当控制图满足下列条件,即可认为制程是在管制状态:多数之点子集中在中心线附近;少数之点子落在管制界限附近;点之分布呈随机状态,无任何规律可循;没有点子超出管制界限之外。当有点落在控制线外,应及时分析原因,改进质量。

控制图分为计量值控制图和计数值控制图,即控制图所用数据均为计量资料,如文末彩图 1-3 所示各科室质控得分控制图即是计量值控制图,可以从图中看出是否有科室医疗质量严重偏离整体水平。文末彩图 1-4 所示文件书写缺陷个数控制图即是计数值控制图,可以从中看出是否有科室医疗文书缺陷数量严重偏离整体水平。

(五)鱼骨图

1. 定义 鱼骨图(fishbone chart)又称特征要因图,由日本管理大师石川馨创造,它是表示原因与结果关系的图形,从结果出发寻找原因,是一种透过现象看本质的方法。

2. **作用与应用**   特征要因图主要作用有改善解析、管制制程、制订操作标准、实施品管教育四类。

在应用的过程中需要注意特征要因图的绘制,应当满足至少 4 根大骨、3 根中骨及 2 根小骨,一支鱼骨图至少要有 24 个小要因,且不能重复。绘制鱼骨图时尽量使全员的知识和经验集中在一起,根据特性要因画很多张因果图,大骨代表一个具体的方向,通常按照"人、机、料、法、环"分门别类绘制,中骨代表一个概念或想法,小骨则为具体事件,根本原因应在小骨中圈选。值得注意的是,所有的原因分析,越靠近鱼头越重要。利用"系统因子"分析法找出根本原因,并用"圆圈"圈选出来,把重点放在解决问题上。文末彩图 1-5 是妇产科 ICU 患者压力性损伤发生原因分析鱼骨图,红圈圈选出的原因即为根本原因。

(六)散布图

1. **定义**   散布图(scatter diagrams)又称相关图,将两个可能相关的变量数据用点画在坐标图上,即以 X 轴(横轴)代表一个变量的值,Y 轴(垂直轴)代表另一个变量的值,用来研究两个连续变量间可能的相互关系的图。这些成对的数据可能是"特征 - 原因""特征 - 特征""原因 - 原因"的关系,需仔细分析两变量之间的相关关系。

2. **作用**   散布图不一定能证明两者间的因果关系,但可以知道二个变量是否有关联存在,以及关联的强度。文末彩图 1-6 显示了就诊量与投诉例数的相关关系。

(七)直方图

1. **定义**   直方图(histogram)又称质量分布图,是一种几何形图表,它是根据质量数据分布情况绘制成的以组距为底边、以频数为高度的一系列直方形矩形图。横坐标表示随机变量的可能取值,纵坐标表示相应的概率。

2. **作用与应用**   直方图可以将难以用表格呈现的大量数据,通过直方图的方式使人一目了然,快速地了解其分布情形;显示资料的轮廓(离散、集中的情形)、变异及主要的聚集点;提供可利用的资料来预测未来的趋势。文末彩图 1-7 显示的是实习学生出科考试成绩直方图,呈现偏态分布。

(八)根本原因分析法

1. **定义**   RCA 即根本原因分析法,是一种基于系统、团体及回溯性的不良事件分析法,也是一种结构化问题处理方法,能够逐一找到问题发生的根本原因并解决,而不只单纯关注问题表面。其核心为确认出造成不良事件的根本的归因,进行系统和流程面的探讨,再造流程或设计新系统新流程。其目标为挖掘:发生了什么事情? 事情为什么会进行到这个地步? 如何预防再发生类似的事件?

2. **作用** RCA 具有以下优势:改善针对单一事件治标不治本的现状。寻找作业流程或系统设计的风险和缺点。可供组织间分享和同业间参考。了解组织缺乏的数据,构建完整数据库。

3. **RCA 运用时机**

(1)严重度矩阵:并不是每一例不良事件都需要进行根本原因分析,在医疗行业中我们可以通过严重度矩阵(表 1-4)来进行判定,结合不良事件发生的频率和严重度进行评级,对那些评级为 1~2 级的不良事件应进行根本原因分析,以改进系统及流程。

表1-4 严重度矩阵

	死亡	极重度	重度	中度	轻度	无伤害
数周 1 次	1	1	2	3	3	4
1 年数次	1	1	2	3	4	4
1~2 年 1 次	1	2	2	3	4	4
2~5 年 1 次	1	2	3	4	4	4
5 年以上	2	3	3	4	4	4

(2)不良事件后果判定:不良事件后果可分为死亡、极重度、重度、中度、轻度和无伤害 6 个级别。

1)死亡:因非疾病因素死亡,如血管内气体栓塞致死、院内自杀、用药错误致死、产妇死亡等。

2)极重度:手术部位或患者身份错误、手术异物遗留需手术取出、输血所致溶血反应、生产导致严重后遗症、新生儿丢失或抱错新生儿等。

3)重度:因非疾病因素造成永久性功能丧失,或有以下情况:医疗意外所致毁容、心智障碍患者走失等。

4)中度:因非疾病因素造成永久性功能障碍,或有以下情况:不良事件导致住院时间延长或需后续手术处置。

5)轻度:因非疾病因素导致医疗照护增加,如再评估或诊断、额外的医疗处置、转移至其他医疗机构等。

6)无伤害:虽然发生了不良事件,但是未造成任何伤害也无须额外的医疗照护。

4. **RCA 的执行程序** 根本原因分析通常包括 4 个阶段,即事件还原、根本原因确认、对策拟订、执行及督查。

(1)第一阶段(what):调查事件、问题确认。

步骤 1:组织 RCA 小组。

应纳入相关流程一线人员,但应慎重考虑是否纳入不良事件最直接关系人;人数最好不超过 10 人;成员需包括 RCA 运作的主要负责人,负责人应具有与事件相关的专业知识,能主导团队运作。

步骤 2:资料收集。

对相关资料进行收集,包括病历、相关作业流程、临床指南、排班表等;对事件直接关系人或目击者进行访谈,一次访谈一人,但避免一对一访谈,应一人发问一人记录;进行现场重现;拍照存证等。资料收集完后对不确定的信息需再三确认,避免未完全呈现事实前就妄自推论。

步骤 3:根据收集到的资料定义要解决的问题。

(2)第二阶段(why):确认近端原因。

步骤 4:整合事件发生过程与时间。

再次召开 RCA 小组会议,由 RCA 小组成员共同讨论绘制流程图,包含细节的时间序列与每个时间点发生的事件。整合事件后,应描述哪些问题点经常被忽略,发生了什么事情导致了错误的发生,以及每个步骤是否可以通过一些措施的介入进而避免事件再次发生。

步骤 5:寻找可能的原因。

绘制鱼骨图,从"人、机、料、法、环"5 个方面分析可能的原因,近端原因尽可能考虑全面。

(3)第三阶段(how):确定根本原因、拟订对策。

步骤 6:寻找风险点,确认根本原因。

针对流程图上最重要及最显著的问题点进行讨论,找出根本原因。根本原因的判定可以遵循以下流程(图 1-8)进行判定。也可以采用"5 why"法,多次问"为什么"直至寻找出根本原因。

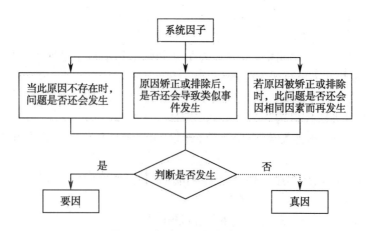

图 1-8   根本原因判定流程图

步骤 7：拟订改进措施。

针对每个根本原因拟订对策，拟订对策应遵循以下原则：简单化和标准化；减少依赖记忆与注意力；考虑可行性与成本效益；尽量避免增加工作负担与工作时数。

（4）第四阶段（action）：执行改进措施、进行督查。

步骤 8：现场督查，确认改进措施执行情况。

到现场实地督查，确认改进计划是否落实。根据改进执行情况与成效，讨论执行过程中的困难点，修正成效不佳的改善方案。

步骤 9：制订监测指标，持续进行追踪改进。

制订监测指标，进行 PDCA。监测指标的制订应基于 5W2H 原则，考虑测量的目的、测量的频率、谁完成测量、测量是否可信等因素。并根据监测结果进行持续改进。

5. 成功的关键　成功实施 RCA 需要领导层的支持和参与，团队的合作和效能的发挥，考虑可行性与成本效益，持续改进，以预防再发生代替责怪惩罚的文化。

（九）医疗失效模式与效应分析

1. 定义　失效模式与效应分析（failure mode and effects analysis, FMEA）在 1940 年由美国军工厂首先在军工制造业中运用，是制造业中最具效力、管理执行过程可靠度与风险评估的工具之一。是一种预应式风险管理的方法，重点在于防患未然，是一种预防失效的结构性系统分析方法，系统地监视分析各流程与子系统中应有的功能与要求，通过团队运作的方式，逐步发现系统流程中潜在的失效模式与可能的结果。

2002 年美国医疗品质认证体系将 FMEA 引入医疗照护行业，以降低医疗风险点发生，即医疗失效模式与效应分析（healthcare failure mode and effects analysis, HFMEA）。

2. 作用　通过分析现有的系统或即将建立的系统，以防患未然、设计屏障并降低损害。HFMEA 可运用于新设计、新技术和新流程，修改现有设计或流程，以及在新环境、新地点利用现有设计或流程时使用。

3. HFMEA 主要步骤

（1）选择需要检视的流程：在医疗工作中，进行 HFMEA 分析时，通常应选择高风险流程，高风险流程包含以下特性：高复杂性作业、未标准化作业、作业间隔时间太紧或太松、高度依赖医疗人员的判断和决定。如输血、用药、手术、约束、高风险人群照护等是医疗行业中常见的高风险流程。

（2）组建团队：组建团队应确定团队任务、界定分析作业流程的范围、确定人选、考虑所需资源，并拟定工作时程表及召开会议的时间。团队的任务：进行流程分析、提出改善建议，执行改善行动。组建的团队的注意事项可参考第一节中 RCA 团队组建原则。

　　组建好团队后,应做好准备工作,收集相关的内外部文件,如标准化操作流程(standard operation procedure, SOP)、指南等,进行文献查阅及相关人员访谈。

　　(3)绘制流程图:在这一步骤需绘制所需分析的目标流程,并将每一步画上编号,复杂的流程可先分为几个次流程,再将次流程展开,展开的程度视重要性和可管理性而定。绘制完后需与团队成员共同确定流程的真实性与正确性。如图 1-9 即是基于妇产科 ICU 转出患者交接护理要点,绘制转运交接班流程。首先,确定转出患者转运交接班的主流程,即医生查房、转出前、转出准备、转出及到达病房 5 个基本过程。然后,结合转运交接班过程中涉及的因素,将主流程分解成子流程,最后对每个子流程逐层细化分解具体操作项目。

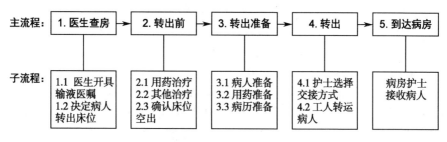

图 1-9　妇产科 ICU 转科交接流程图

　　(4)危害分析

　　1)列出每一个流程或步骤的所有潜在失效模式:潜在失效模式是指目前流程中的每一步骤所有可能出错的地方:包含人为错误、设备问题、沟通困难与物品错置等,并具体描述失效发生的方式。

　　2)决定每个失效模式的严重度和发生可能性,计算风险优先指数:HFMEA 对风险优先指数计算与 FMEA 不同,HFMEA 中采用二维风险分析,即风险优先指数(risk priority number, RPN)= 严重度评分(severity score, S)× 可能发生性评分(probability score, P)。

　　所有失效模式按 RPN 大小排序,由 RPN 大小决定改善的迫切性。严重度指数为 4 分,不论其 RPN 值为多少都应立即采取行动。表 1-5 和表 1-6 是 HFMEA 严重度评分表,表 1-7 是可能发生性评分表,表 1-8 是 HFMEA 风险优先指数矩阵,当 RPN ≥8 分或严重度为 4 分的子流程应进入判断树进行判断。

　　3)运用判定树决定是否采取行动:计算出 RPN 值后还应运用判定树进行判定是否进行流程改进,见图 1-10。

表1-5 HFMEA严重度评分表(临床结果)

严重(4)	重度(3)	中度(2)	轻度(1)
患者因非疾病因素死亡或永久性功能丧失,或存在以下情况: 1. 手术部位或患者身份错误 2. 输血相关之溶血反应 3. 生产所致严重后遗症 4. 新生儿遗失或报错婴儿 5. 现行法律所规定须报告之事项	患者因非疾病因素造成永久性功能降低,或存在以下情况: 1. 因医疗意外导致容貌毁损 2. 异物滞留体内需手术移除 3. 同时造成3个以上患者须延长住院或加强照护层级	患者因非疾病因素造成短期功能障碍,或存在以下情况: 1. 因医疗意外事件造成住院时间延长 2. 同时有1~2人须提升照护层级	患者虽发生意外事件,但是未造成任何伤害也无须额外的医疗照护

表1-6 HFMEA严重度评分表(机构结果)

项目	严重(4)	重度(3)	中度(2)	轻度(1)
员工	1. 因意外导致员工死亡 2. 员工自杀 3. 共3名以上员工住院	1. 因意外导致员工永久性伤害 2. 共2名员工住院 3. 共3名以上员工因病需停止工作	1. 因意外导致员工需额外医疗处置或暂时无法工作 2. 共2名员工因意外无法工作	只需紧急处理,无其他后遗症或影响
访客	1. 访客死亡 2. 共3名以上访客住院	共2名访客住院	共2名访客需额外医疗处置,但不需住院	仅需评估,无须额外医疗处置
服务	财务作业完全终止	主要服务作业停止,如手术室停止工作,门诊停诊等	部分服务停止	服务效率降低
财务	因意外导致财务损失估计超过100万元	因意外导致财务损失估计在数十万元	因意外导致财物损失估计在数万元以上	财物损失在万元以下
环境	1. 有毒物质外泄导致中毒事件 2. 火警需撤离	1. 有毒物质外泄但未发生中毒事件 2. 火警需外部支持	1. 非毒性物质外泄,需外部协助 2. 火警初期即已控制	非毒性物质外泄不需外部协助

表1-7   HFMEA 可能发生性评分表

分类	分数	定义
经常（frequent）	4	预期很短时间内会再次发生或一年发生数次
偶尔（occasional）	3	很可能再次发生或 1~2 年内发生几次
不常（uncommon）	2	某些情形下可能再次发生或 2~5 年发生一次
很少（remote）	1	很少发生,只在特定情形下发生或 5~30 年发生一次

备注:个人认知不同打分可能不同。

表1-8   HFMEA 风险优先指数矩阵

项目	严重（4）*	重度（3）	中度（2）	轻度（1）
经常（4）	16	12	8	4
偶尔（3）	12	9	6	3
不常（2）	8	6	4	2
很少（1）	4	3	2	1

备注:＊属于严重的事件,应考虑优先处理。

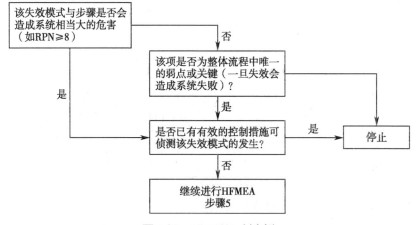

图1-10   HFMEA 判定树

（5）拟定行动与测量:针对造成失效模式的原因决定行动策略。包括排除、控制和减灾。排除是指尽可能减少发生的机会和条件;控制即是建立屏障,让失效模式一旦发生可轻易被察觉;减灾是指在可接受范围内降低失效模式发生后可能造成伤害的严重度。

拟定行动方案后,还应确定评价行动方案成效的测量方法或指标,安排负责执行的人员或部门,并充分评估可行性。

4. HFMEA 与 RCA 比较　HFMEA 和 RCA 都是医疗质量改进中常用的系统性质量工具,其不同点见表1-9。

表1-9　HFMEA 与 RCA 比较

HFMEA	RCA
前瞻性分析	回顾性分析
焦点在于整个流程	焦点在于发生的事件
偏差较小	有回顾性偏差
开放性	害怕、抗拒
问"哪里会出错? 出错会有多糟糕?"	问"为什么会发生?"

5. **成功的关键**　成功实施 HFMEA 需要领导层的支持和参与,团队的合作和效能的发挥,聚焦合适的高风险流程,有效率的信息管理,考虑可行性,持续改进,以预防再发生代替责怪惩罚的文化。

二、质量与安全敏感指标

质量指标是管理者的抓手。确定质量问题、明确改善目标、监测改进过程、评估举措效果等,都离不开质量指标。此外,让管理者"心中有数""用数据说话",是指标数据的重要意义所在。故指标数据的准确性、同质性和可靠性至关重要。

正所谓"没有测量就没有改善",质量测量是质量改善的起点。因此,应用护理敏感质量指标来完成护理质量状况的监测、质量现状和影响因素的分析、改善目标和对策的确定、改善效果的评价,以及相关制度和流程的修订,是国际上常用的并且有效的质量管理手段。

国家卫生健康委医院管理研究所护理中心编写出版了《护理敏感质量指标实用手册》,2016 年,国家护理质量控制中心将其中推荐的护理敏感质量指标纳入到"国家护理质量数据平台"的监测收集范围。2018 年,国家卫生健康委医院管理研究所护理中心再次编写出版了《护理敏感质量指标监测基本数据集实施指南》。

本节主要介绍采用改良的德尔菲法建立的具有妇科专科特色的护理质量敏感指标。

(一)德尔菲法

1. **概述**　德尔菲法(Delphi method),又称专家调查法,是以古希腊城市德尔菲(Delplli)命名,具有集众人智慧的意思,是在意见、价值判断领域内的一种系统分析方法,在医学和护理领域中显示了良好的适用性和优越性。具有匿名性和回馈性的特点。匿名性指函询专家组成员不直接见面,只通过函件交流,能使每一位专家独立地作出判断,消除权威的影响。回馈性指德尔菲法需要经过几轮的信息回馈,使专家的意见逐渐趋同,所以结果较为客观、可信。

2. **步骤** 传统德尔菲法大致包括4个步骤:开放式的首轮调研、评价式的第二轮调研、重审式的第三轮调研、复核式的第四轮调研。本次采用的改良德尔菲法省略了传统德尔菲法中第1回合开放式问卷施测的繁复步骤,改以参考文献研究,抑或是专家访谈,直接发展出结构性问卷。同时在传统德尔菲法的基础上增加了1~2次专家小组面对面讨论环节,会议一般安排在函询之前和首轮函询结束时进行,目的是为了确认函询反馈的意见、讨论争议点、决策其他复杂问题。

(二)妇科病房护理质量与安全敏感指标

1. 术前准备合格率

(1)定义:单位时间内抽查病房手术患者术前准备合格的例数占同期抽查病房手术患者术前准备总例数的比例。

(2)意义:良好的术前准备是手术成功的前提,是患者如期进行手术的保证。

(3)内容:查检内容包括皮试准备、仪表准备、肠道准备、宫颈阴道消毒、皮肤准备。

(4)资料收集方法:分子来源于查检表,分母来源于每月手术报表。

(5)计算公式:术前准备合格率(%) $= \dfrac{\text{同期抽取术前准备的合格例数}}{\text{统计周期内抽取术前准备的例数}} \times 100\%$

2. 手术患者交接合格率

(1)定义:主要是指医务人员对手术患者术前术后情况进行交接的过程,主要包含接手术工人与病房护士交接、麻醉医生/护士与病房护士交接。手术交接合格率指同期抽取需完成手术交接的合格例数与统计周期内抽取手术交接的患者例数的比例。

(2)意义:明确手术患者的术前准备与术后交接质量标准,使不同层级的护士在对患者的术前准备与术后交接过程中执行统一的标准并清楚明白各自的工作,能使手术患者得到连续、完整、优质的照顾,是反映患者手术安全的重要指标。

(3)内容:手术交接合格率指的是接手术工人与病房护士交接合格率或者麻醉医生/护士与病房护士交接合格率任意一种方式。

(4)资料收集方法:分子来源于查检表,分母来源于每月手术报表。

(5)计算公式:手术患者交接合格率(%) $= \dfrac{\text{同期抽取手术交接的合格例数}}{\text{统计周期内抽取手术交接的患者例数}} \times 100\%$

（三）妇科肿瘤放化疗病房护理质量与安全敏感指标

1. 肿瘤专科护士床护比

（1）定义：统计周期内提供护理服务的单位实际开放床位数与所配备的拥有肿瘤专科资质（放疗、化疗等）的执业护士人数比例。

（2）意义：衡量病区护理服务的人力投入，关系患者护理结局的好坏。床护比过低，表明病区专科护士人力配备不足。该指标可为管理者分析人员配备情况提供依据。

（3）说明：实际开放床单位数是指病区收治患者的长期固定床位数，床位数与肿瘤专科护士人数均在同时期进行统计，即每年 1 月 1 日 0 点。

（4）资料收集方法：由病区统计同时期病区实际开放床位数以及拥有肿瘤专科资质的执业护士人数。

（5）计算公式：肿瘤专科护士床护比 $= \dfrac{\text{统计周期内病区实际开放床位数}}{\text{拥有肿瘤专科资质（放疗、化疗等）}\atop\text{的执业护士人数}}$

2. 化疗职业防护不合格例数（每百张床位）

（1）定义：统计周期内，抽样护士化疗职业防护不合格的例数。

（2）意义：化疗医务人员在医疗操作、医技诊查等医疗活动中容易暴露于各种化学性损伤因子及化学性医疗垃圾。该指标可帮助管理者了解化疗病区护士职业防护情况，分析原因，并采取提高职业防护的措施。

（3）内容：检查内容包括操作规范、医疗废弃物的处置、知识知晓。

（4）资料收集方法：分子来源于查检表，分母来源于病区统计的同时期病区实际开放床位数。

（5）计算公式：化疗职业防护不合格例数 $= \dfrac{\text{同期抽取化疗职业防护}\atop\text{不合格例数}}{\text{统计周期内病区实际开放}\atop\text{床位数}/100}$

3. 放疗职业防护不合格例数（每百张床位）

（1）定义：统计周期内抽样护士放疗职业防护不合格的例数。

（2）意义：放疗医务人员在医疗操作、医技诊查等医疗活动中容易暴露于各种电离辐射及放射性废物。该指标可帮助管理者了解放疗病区护士职业防护情况，分析原因，并采取提高职业防护的措施。

（3）内容：查检内容包括操作规范、医疗废弃物的处置和防护管理。

（4）资料收集方法：分子来源于查检表，分母来源于病区统计的同时期病区实际开放床位数。

（5）计算公式：放疗职业防护不合格例数 = $\dfrac{\text{同期抽取放疗职业防护不合格例数}}{\text{统计周期内病区实际开放床位数}/100}$

4. 化疗药物规范输注达标率

（1）定义：抽取化疗药物规范输注（即化疗药物输注顺序正确、化疗药物在规定时间内输完、输液泵正确使用、按时巡视病房等）达标例数与同期内抽取化疗药物输注总例数之比。

（2）意义：化疗药物输注不规范可能导致药物过敏、药物外渗、病情观察不及时等后果，造成极大的安全隐患，该指标可帮助管理者规范病区化疗药物输注情况。

（3）内容：查检内容包括医嘱核对、查对、注意事项、健康教育、交接。

（4）资料收集方法：分子来源于查检表，分母来源于病区日查房表。

（5）计算公式：化疗药物规范输注达标率（%）= $\dfrac{\text{同期抽取化疗药物规范输注的达标例数}}{\text{统计周期内抽取化疗药物输注的总例数}}$ × 100%

5. 后装治疗阴道冲洗合格率

（1）定义：抽取后装治疗阴道冲洗合格例数与同期内抽取后装治疗阴道冲洗总例数之比。

（2）意义：阴道冲洗可有效降低后装治疗放射性阴道炎的发生，在后装治疗中有着重要作用，该指标可有效提升护士后装治疗阴道冲洗质量，减少放射性阴道炎的发生。

（3）内容：查检内容包括操作前准备、操作过程、操作效果、理论提问。

（4）资料收集方法：分子来源于查检表，分母来源于病区日查房表。

（5）计算公式：后装治疗阴道冲洗合格率（%）= $\dfrac{\text{抽取后装治疗阴道冲洗合格例数}}{\text{统计周期内抽取后装治疗阴道冲洗总例数}}$ × 100%

其中，分母抽取比例为统计周期内全病区阴道冲洗总数的 30%。

三、质量持续改进

持续质量改进（continuous quality improvement，CQI）目前定义尚未明确、统一，狭义上 CQI 是指"实现一个新水准运作的程序，而且质量是超前水平的"，该定义由美国卫生保健组织鉴定联合委员会于 1999 年提出；广义的 CQI 是指为了满足或超越服务对象的期望值而提供的一个与高品质商品或者服务相关的质量改进的过程。

在 CQI 过程中，强调要将管理渗透到各个工作周期的环节，重点在于流程的管理和改进，并以各个层面的自觉管理代替领导的集中管理，达到不断推进和改进。CQI 包括 7 个特征：①目的性：指满足服务目标必要且合理的要求，且将质量评估和改进贯穿于整个服务过程中。②主动性：指提高团队成员自觉意识，主动寻找和发现质量管理过程中的问题。③全过程性：指持续质量改进是基于新基础的突破，需贯穿工作始终。④持续性：指质量的提高没有终点，必须不断进取、全面开展。⑤效益性：指效益是衡量质量改进是否成功、是否为服务对象提供了优质高效服务的重要标准。⑥创新性：指实现战略性突破的新项目可以从日常的持续改进中得到，改进是创新的基础。⑦竞争性：指想要保持竞争优势，只有通过不断改进。

近年来，CQI 在国内医院各专业领域中的应用越来越广，在改善医疗护理质量上发挥了极大的推动作用。其中，护理质量持续改进的目标是护士通过专业化的工作行为最大程度地提高护理质量，最大限度地保障患者安全，最终最大程度地提高服务对象的满意度。

本节从日常质控和质量改进两个方面介绍妇科病房的护理质量持续改进。

（一）日常质控

1. 护士长日查房

（1）概述：护士长是组织和管理医院基层护理工作的具体实施者，具有承上启下等作用。在日查房过程中，护士长能了解上班护士对患者病情的掌握情况，强调当日的护理重点，发现并及时指导护理工作中的不足，还可以传达新的护理前沿和动态。研究显示，实施良好的护士长日查房能有效提高住院患者的满意度、提高护理整体质量水平，且有利于增强护士"以患者为中心"的服务意识，建立良好护患关系，并提高护士长的管理能力。

（2）重点：妇科病房基于护理部制订的《护士长日查房制度》，根据病房实际情况制作了《妇科护士长日查房制度》与质控表：①目的：规范妇科护士长日查房内容和方法，保障医疗安全。②查房者：由科室护士长完成，护士长不在病房时由护士长助理完成。③查房内容：为妇科病房患者安全与护理质量相关内容，包括妇科患者（重点为危急重症患者）基础护理及分级护理质量、高风险环节护理质量、护理工作落实情况、用药安全、交接班质量、不良事件追踪、科室人员培训与考核情况、学生及教学实施、物资管理等内容。④查房方法：按《妇科病房护士长 BEST-WISH 日查房表》要求，逐项进行检查并记录，具体包括基础护理、健康教育、专科护理、治疗用药、心理护理、病情观察、安全护理、人文 8 个方面。⑤结果分析：每月用质量管理工具对查房结果进行分析，找出存在的主要问题并制订整改措施。⑥护士长日查房监管：妇产科科护士长对妇科护士长日查房情况进行监管，结果与护士长月绩效挂钩。

2. 病房质控　质量控制（quality control，QC）是对全过程影响质量的人、机、料、法、环诸因素实施有效控制的方法，以下简称质控。

（1）护理部对病房的质控：我院护理质控工作以追踪方法学和质量控制理论为指导开展，在传统质控的基础上，致力于运用追踪法建立"以患者为中心"的质控体系，以患者的视角看医疗护理服务的过程，关注患者就医体验，以不断提升患者满意度和提高临床护理安全。

1）质控频次：护理部对病房质控的频率由《护理部日常质控频次制度》决定，根据各护理单元上年度每月质控得分、违反核心条款例数、用药错误例数和其他（护士长资历、是否新开病房）4方面情况分别对科室新一年的质控频次进行分区，分为 A、B、C 三个区，且持续动态调整。A 区的护理单元护理部每季度质控 1 次；B 区的护理单元每 2 个月质控 1 次；C 区的护理单元每月质控 1 次。

2）质控内容：护理部对病区的质控检查包括日常质控、护理敏感指标监测、优质护理检查、出院病历抽查、护士长手册检查、PDCA 表汇总等内容。其中，日常质控每月均需检查，其他内容质控根据计划按月进行。

3）质控方法：追踪方法学是一种过程管理的方法，具有系统性、灵活性、现场性及双重性等特点，更加注重过程管理和细节管理，是一个见效快、易操作的流程式思维和工作方法，分为个案追踪和系统追踪。我院护理病房质控则主要采用个案追踪法。

（2）病房内部质控：除护理部对病房的质控外，妇科病房内部还有对自己的质控安排，主要包括病房护理质控小组、护理质量考核与控制、护理教学质控、护理科研质控等内容，下面就病房护理质控小组和教学质控做详细说明。

1）护理质控小组：为了提高临床护理质量，培养临床护士临床管理能力，科室设置了抢救及应急预案、感染管理、设备管理、临床护理质量及护理敏感指标、文件书写及病室环境、护理技术操作及健康教育、医德医风与法律法规、教学科研、护士人文组共 9 个护理质控小组。每个小组设组长 1 名，负责对组员进行质控培训，以及分析及制订整改措施。每个质控小组按照工作计划进行质量检查，并按照 PDCA 流程记录每月工作。

2）病房教学质控：妇科病房在护理教学方面除学校、学院的课程教学任务外，同时承担了多类护理学员的临床教学工作，包括实习生、规培生、进修生、专科护士临床教学。多层次的教学对象给病房的护理教学工作带来了巨大挑战，对病房的护理教学团队要求极高。以下就妇科病房教学质控管理方法、教学质控标准做详细介绍：①护理教学质控管理方法。护士长组织实施教学计划，开展教学活动及教学改革，组织每月 1 次科室质控检查，指导临床护理教学实施；培训督导协助护士长组织教学计划，开展教学活动及教学改革，负责每月临床护理教学问题分析、整改及复查,协助护士长完成每月科室教学质控检查;带教老师具体负责学生学员日常管理,包括排班分组、培训及考核等,负责跟班带教老师教学质控检查。教学评价包括诊断性评价、形成性评价及终结性评价。形成性评价有日常考核、课堂授课质量评价、临床带教质量评价等,终结性评价有学生满意度评价、教师自我反思评价、小讲课 / 护理查房 / 护理个案 / 护理病历评分、理论及操作考试成绩等。采用护士长—培训督导—带教老师三级教学质控体系,护士长每月 1 次教学质控检查,抽查培训督导、带教老师教学管理及临床带教质量,将教学质控情况反馈培训督导、带教老师并追踪整改效果;培训督导协助护士长抽查带教老师教学管理及临床教学质量,并组织教学工作例会进行讨论及整改;带教老师抽查跟班带教老师教学计划及临床带教情况,将教学质控情况反馈跟班带教老师并追踪整改效果。通过教学质控检查多种方式对教学工作进行评价,半学年、一学年或一批次教学工作完成后进行阶段性总结。运用质控图、柏拉图、鱼骨图等质控工具进行数据分析,采用 PDCA 循环持续改进教学质量。②妇科病房教学质控标准。根据三级教学质控体系,病房在护理部教学质控标准框架基础上,制订了妇科病房护士长和培训督导教学质控评价标准。《妇科病房护士长教学质控评价表》从师资配置、教学计划、学生考核、教学文书 4 个方面进行质控评价,各项指标按照优秀、达标、未达标三个等级进行评分,总成绩≥90 分为优秀,60 分 < 总成绩 <90 分为达标,总成绩≤60 分为不达标。《妇科病房培训督导教学质控评价表》从 PDCA 4 个方面进行质控评价,满分 100 分。培训督导每两周用此表抽查带教老师及学员各自完成教学活动情况 1 次,每次至少抽查 2 名带教老师和学员。

3. **护理文书** 是指护士在患者住院期间,根据患者的医嘱和病情对其做出的评估、计划、实施和评价,并将过程与结果记录成文的护理记录。护理文书的书写质量体现了护士的专业技术能力水平和文化素养,并且作为住院患者医疗文件的重要组成部分,在医疗事故与纠纷处理中具有重要的法律意义。因此,客观、准确、完整的护理文书对维护医患双方的利益必不可少。

为规范护理文书的书写,我科基于护理部制订的《护理文件书写管理制度》制订了《妇科护理文件书写规范》,从体温单、医嘱单、护理计划、护理观察记录等方面制订了详细的标准和要求。

在护理文书质控方面,护士长按文件书写考核标准每月对科室护理文件书写进行考核并记录。护士长每月抽查本护理单元病历,重点质控危重抢救患者、死亡患者和纠纷患者病历,及时发现文件书写的问题,及时改进。护士长定期检查科室护士对出院病历的管理、按序准确归档等。同时,每月 / 每隔一月 / 每季度接受一次护理部对护士长和质控护士对病历质控情况的检查,并及时与护理部质控人员沟通检查中发现的问题,便于立即整改,并且将各自复查结果反馈于护理部。

（二）质量改进

质量改进项目　品管圈是目前最常见的质量改进项目形式,其次还包括证据临床转化等循证改进形式,本部分主要就品管圈和证据临床转化项目的开展进行阐述。

（1）品管圈(quality control circle,QCC):是指由工作任务性质相似或有关联的 8~15 人共同组成的一个任务团体,以自愿的或自动自发的精神,运用各种科学的改善手法,启发个人潜能,结合群体智慧,持续从事各种质量改善活动。通过品管圈活动,希望达到以下几个目的:建立员工全面的质量管理理念,学会运用头脑风暴和各类统计方法,不断发掘和改善问题,提高工作效率,做好质量保证,创造和谐环境。

1）质量改进项目管理:每年初,护理部统一组织质量改进项目的申报,年末则对本年度护理改进项目的实施和完成情况进行检查和评分,期间不定期进行实施情况的抽查。

2）品管圈质量改进项目实施流程:目前,品管圈质量改进项目主要包括两大类型,质量改进型和课题达成型。质量改进型项目致力于解决"老问题",项目主要按照我院护理部制订的《护理质量改进项目记录手册(质量改进型 QCC)》开展和记录。按照 PDCA 循环拟定的具体实施步骤包括:组织品质团队、主题选定、活动计划拟定、现状把握、目标设定、对策拟定、对策实施与检讨、效果确认、标准化、检讨与改进。其中主题选定是指品管圈圈员通过讨论、头脑风暴、民主投票等多种方法,从各个备选主题中为本期活动选择一个合适的题目。备选主题通常来源于实际工作中经常发生的问题,即现状(现有水准)不应有的状态或目标间的差距。在实际操作中,能否选定一个合适的主题往往是决定品管圈改善活动能否取得最佳效果的关键因素之一。一个标准的主题结构一般为动词 +名词 + 衡量指标,如:降低(动词)静脉注射(名词)重打率(衡量指标)。近年来妇科病房开展过的质量改进型品管圈项目选题有:提高妇科护理文件书写正确率;提高输液过程中用物处置正确率;提高妇科围手术期健康教育内容的知晓率;提高病区垃圾分类正确率;缩短住院患者口服药分发等待时间;降低妇科病房噪声等。课题达成型项目致力于探讨"新问题"。项目仍然主要按照我院护理部制订的《护理质量改进项目记录手册(课题达成型 QCC)》开展和记录。大部分步骤和问题解决型质量改进项目的实施流程与步骤一样,区别在于课题明确化、方案与对策拟定、最适方案探究和最适方案实施与检讨。

（2）证据临床转化(clinical translation of evidence,CTE):来源于知识转化的概念,通过结合实施性科学的理论基础和方法学,促进证据临床转化和科学决策,是目前循证领域较新颖、质量较高的一种质量改进方式,已用于临床管理、科研、教学工作质量改进中。现就证据临床转化的实施步骤与流程做详细阐述。

1）准备阶段:包括选择理论框架、检索证据、评价证据质量、形成证据总结、评价临床适用性。①选择理论框架:CTE 常用的理论框架包括 KTA 知识转化框架、渥太华研究应用模式、促进研究应用的 PARIHS 框架、JBI 循证卫生保健模式、复旦循证护理实践路径图、基于证据的持续质量改进模式图。②检索证据:包括确定证据临床转化项目主题、确定检索词、制订证据检索策略、结构化证据转化问题、确定文献纳入和排除标准、选择数据库并逐一检索、筛选文献。其中,检索词常采用 PIPOST 格式提出,包括 P(population):证据临床转化的目标人群;I(intervention):干预措施;P(professional):证据临床转化的实施者;O(outcome):结局;S(setting):证据临床转化场所;T(type of evidence):证据资源的种类。③评价证据质量:不同来源的证据采用不同的证据质量评价标准进行评价,由 2 名经过系统循证培训的研究人员独立完成文献质量评价后,共同讨论评价结果,决定是否纳入,如遇到分歧,请相关领域的权威循证专家进行评定,若不同来源的证据有冲突,遵循循证证据优先、高质量证据优先和最新发表的证据优先的原则。④形成证据总结:目前尚缺乏广泛认可的证据总结标准化流程,总结后可采用循证卫生保健中心证据分级方法对每一条证据进行分级。⑤评价临床适用性:可采用 FAME(可行性 feasibility、适宜性 appropriateness、临床意义 meaningfulness、有效性 effectiveness)策略,通过专家会议法进行证据临床适用性评价。

2)实施阶段:包括构建审查指标、确定障碍因素和构建变革策略。①构建审查指标:可采用现状调查、访谈等方法,从患者、护士、系统层面构建各证据的审查指标,并了解各审查指标执行情况。资料收集方法建议如下:由项目负责人及小组成员具体实施,根据审查指标拟定《审查指标执行情况调查表》,以"执行"或"未执行"表示审查结果,审查指标执行率 = 该条审查指标执行次数 / 该条审查指标审查总次数 ×100%,采用频数、百分比表示审查指标执行情况。②确定障碍因素:根据理论框架确定障碍因素。例如采用基于知识转化框架作为项目的理论框架,可从组织、团队、个人三个层面进行障碍因素分析。③构建变革策略:可采用专家会议法、德尔菲法进行变革策略(实施方案)的构建。

3)评价阶段:可采用的评价循证方案临床转化效果的研究设计包括但不限于:整群随机试验、阶梯试验设计、序列多次分组随机试验、多阶段优化策略、中断时间序列、非随机同期对照设计、自身对照设计、历史对照设计。选择时需根据患者和护理工作的实际条件。

4)维持阶段:探讨证据方案实施效果后,可采用策略促进有效的变革方法继续维持使用,固化变革接受者的行为,使其成为"习惯"。促进变革维持的策略主要包括以人为本的变革理念、PDCA 循环、证据植入。

(黄 燕 幸 露 邓 雪)

第三节　医院感染管理

医院感染管理是医院管理工作中的重要组成部分。医院感染事件的发生不仅会影响患者的安全,同时也威胁着医护人员的健康,还给个人、家庭和社会带来了严重的负担,因此,医院感染成为了医院管理过程中重点关注的问题。

一、常见感染管理风险

美国风险管理专家 Williams 和 Heins 提出,风险管理是一种通过对风险的识别、衡量、评价和控制,运用最小的成本实现最大的安全保障效用的科学管理方法。风险管理运用到医院感染管理领域,最重要的是对感染风险的评估,尽早识别风险因素,找出感染管理中的薄弱环节,针对性地采取干预措施,为医院感染管理工作计划和工作重点提供科学依据。不同科室感染的风险因素不同,因此各科室的感染管理侧重点也就存在差异,值得注意的是,如果相同的风险因素在不同的科室权重不同,评估结果也会有所差异。采用风险评估的方法有助于明确医院感染管理工作中的重点,提供有针对性的感染防控措施,从而降低医院感染的风险,提高医疗效率。

(一)妇科患者围手术期感染风险

妇科患者常见的治疗方法包括手术、化疗和放疗等。患者接受手术治疗后,机体会受到不同程度的创伤,放化疗后可能出现骨髓抑制,使白细胞出现不同程度的下降,从而导致免疫功能降低,引起各种感染的发生,如手术切口感染、呼吸系统感染、泌尿系统感染和生殖系统感染。妇科患者发生感染的危险因素包括年龄、住院时长、合并症、留置导管时长、侵入性操作、接受放化疗周期等,通常多个因素同时存在。

1. 手术切口感染　手术切口感染是妇科患者术后常见的并发症,妇科手术切口感染常发生在术后 3~4d,主要表现为切口局部出现红、肿、热、痛等典型症状,患者主诉切口疼痛加重,通常伴有体温升高、脉搏加快,血常规示白细胞计数和中性粒细胞百分比升高。年龄、合并症、术前发热、术前低蛋白、术前放化疗、手术时间、侵入操作、抗菌药物使用是造成切口发生感染的主要危险因素。另外,会阴部手术患者因切口部位紧邻尿道口和肛门容易被排泄物污染,同时外阴阴道肌肉组织少、张力大、切口不易愈合,其手术切口感染风险高于腹部切口。

2. 呼吸系统感染　主要为肺部感染,临床表现多为咳嗽、咳痰、体温升高,血常规示白细胞和中性粒细胞百分比升高。手术前有长期吸烟史、合并急慢性呼吸道感染的老年患者,其肺功能基础条件差,组织器官功能及免疫调节能力低下,易发生肺部感染;术中气管插管极易造成呼吸道黏膜损伤,可能增加呼吸系统感染的风险;全麻手术拔管前,若未吸净支气管内分泌物,术后发生呕吐均可能导致误吸,从而导致坠积性肺炎;术后患者长期卧床也可能使呼吸系统感染机会增加。

3. **泌尿系统感染**　主要为尿路感染,分为上尿路感染和下尿路感染,前者主要为肾盂肾炎,后者主要为急性膀胱炎。急性肾盂肾炎主要表现为畏寒、发热、肾区疼痛、白细胞计数升高;急性膀胱炎主要表现为尿频、尿急、尿痛和排尿困难,一般无全身症状,尿常规检查通常有较多的红细胞和脓细胞。妇科手术患者多需留置尿管,子宫全切术术后留置尿管时间为 2~3d,会阴部手术留置尿管时间为 2~10d,广泛性子宫全切留置尿管时间长达 3 周,导尿时操作不当和导尿管本身均对尿道黏膜产生刺激作用,使机体产生排斥性,导致尿道黏膜损伤;另外,留置导尿管期间,若外阴部未得到彻底消毒、未严格执行无菌操作和手卫生要求以及后期护理不当,均可能导致泌尿系统感染。

4. **生殖系统感染**　与人体其他器官和系统不同,女性生殖器官和系统具有独特的解剖位置,大部分器官本身处于非无菌状态,当患者手术治疗导致机体免疫力下降时,可引起炎症的发生。病原体可经生殖道黏膜上行蔓延,由于手术消毒不严格或损伤生殖道黏膜导致;也可经外阴、阴道、宫颈及宫体创伤处经淋巴管蔓延;还可以由其他感染器官直接蔓延至内生殖器或经血液循环传播。宫腔内操作是引起盆腔炎症的高危因素,引起盆腔炎症的病原体包括内源性病原体和外源性病原体,其中,内源性病原体指来自寄居于阴道内的菌群,包括需氧菌(金黄色葡萄球菌、溶血性链球菌等)和厌氧菌(消化球菌、脆弱类杆菌等),通常以需氧菌和厌氧菌混合感染多见;外源性病原体来自性传播疾病,包括苍白密螺旋体、淋病奈瑟菌、沙眼衣原体、支原体等。

(二)妇产科 ICU 患者感染风险

ICU 感染指患者在 ICU 内发生的感染,即患者住进 ICU 时,该感染不存在也不处于潜伏期;患者转出 ICU 后,48h 内发生的感染仍属于 ICU 感染。许多研究均一致指出 ICU 属于医院感染高风险级别的部门,妇产科 ICU 由于多收治危重患者,常常使用呼吸机、导尿管和动静脉插管等,因此院内感染多高发于呼吸系统、泌尿系统和血液循环系统,住院时长、留置导管时长、高龄也是其危险因素。

1. **多重耐药菌(multiple drug resistant organisms,MDRO)感染**　多重耐药指对临床使用的 3 种及以上抗菌药物同时呈现耐药的细菌。ICU 内常见的多重耐药菌包括耐甲氧西林金黄色葡萄球菌、耐万古霉素肠球菌、泛耐药的鲍曼不动杆菌、泛耐药的铜绿假单胞菌)、产超光谱 β - 内酰胺酶的革兰阴性细菌、耐碳青霉烯类抗菌药物肠杆菌科细菌和多重耐药结核分枝杆菌。ICU 住院时间长、总住院时间长、并发症多、有侵入性操作、长期使用抗菌药物是 MDRO 感染的高危因素。

2. **呼吸机相关性肺炎(ventilator associated pneumonia,VAP)**　是使用呼

吸机患者的常见并发症,主要指在治疗后 48h 或者停用呼吸机,拔除人工气道后 48h 内发生的肺实质感染性炎症反应。主要表现为发热(体温 >38℃),呼吸道有大量脓性分泌物,肺部可闻及湿啰音,血常规可见白细胞增多、中性粒细胞百分比升高,胸部 X 线片检查发现肺部有浸润性阴影或出现新的浸润性阴影,分泌物病原学检查检测到病原菌,细菌培养杆菌阳性,主要为铜绿假单胞菌,其次为大肠埃希菌、肺炎克雷伯菌。VAP 会影响患者的病情,延长呼吸机使用时间,延长住院时间,甚至威胁患者的生命。多项研究表明,VAP 的发生与机械通气、意识障碍、长期卧床、营养状况、安置胃管、多种抗菌药物合用有关。

3. **导尿管相关性尿路感染**(catheter-associate urinary tract infection, CAUTI)　妇产科 ICU 患者的病情通常较为严重,大部分患者自主排尿较为困难,往往需要留置导尿管进行排尿,而由于导尿管插入属于侵入性操作,易损伤患者尿道黏膜。导尿管留置后,细菌易经尿道口逆行进入泌尿系统,导致患者发生导尿管相关性尿路感染,对患者的病情控制不力,影响到其预后。研究显示,女性患者、老年患者、重症监护住院时间、导尿管留置时间、未正确固定尿管、未规范执行手卫生、进行膀胱冲洗、集尿袋更换时间是 ICU 患者发生 CAUTI 的高危因素。

4. **导管相关血流感染**(catheter-related blood stream infection, CR-BSI)　留置血管内导管是救治危重症患者,实施特殊检查、用药和治疗的医疗护理操作技术,在妇产科 ICU 内的应用十分普遍,但置管后患者存在发生导管相关血流感染(CR-BSI)的风险。当患者带有血管内导管或拔除血管内导管 48h 内,出现菌血症或真菌血症,并伴有发热(体温 >38℃)、寒战、低血压等感染表现,除血管内导管外没有其他明确的感染源即可确诊。微生物引起导管感染的机制有 3 种,包括:①皮肤表面的细菌在穿刺时或穿刺后,通过皮下导致导管皮内段至导管尖端的细菌定植,随后引起局部或全身感染;②另一感染灶的微生物经过血行播散到导管,在导管上黏附定植,引起 CR-BSI;③微生物污染导管接头和内腔,导致管腔内细菌繁殖引起感染。前 2 种属于腔外途径,第 3 种属于腔内途径。各种类型的 CR-BSI 发生率不同,从 2.9‰~11.3‰ 不等。CR-BSI 可显著增加医疗支出、延长患者住院时间,极大增加患者病死率。

(三)生殖医学科患者感染风险

辅助生殖技术(assisted reproductive techniques, ART)又称医学助孕,是指在体外对配子和胚胎采用显微操作技术帮助不孕夫妇受孕的方法,包括人工授精、体外受精与胚胎移植、配子输卵管移植等。人工授精是指用器械将精子通过非性交的方式注入女性生殖道内(阴道内、宫颈管内或宫腔内),使其受孕的一种技术。体外受精与胚胎移植又称试管婴儿,体外受精指从妇女体内取出卵子,放入试管内培养一个阶段,然后与精子结合形成早期胚泡;胚胎移植指将早期胚泡移植到妇女宫腔内使其着床发育成胎儿的过程。配子输卵管移植是指直接将卵母细胞和洗涤后的精子移植到输卵管壶腹部的一种助孕技术。以上操作均涉及手术器械的使用和宫腔操作,因此,可能发生器械相关感染和宫腔感染。

1. **器械相关感染**　在进行辅助生殖技术相关手术操作过程中,手术器械的使用无法避免,若手术器械处理不当或消毒不合格,极易引发医院感染,对患者治疗效果及生命安全均具有潜在的威胁。手术器械大多为医疗复用器械,在手术治疗的过程中经常被脓液、血液、体液等污染,若清洗不达标,器械表面会形成生物膜,影响化学消毒剂高压蒸汽的灭菌效果,增加微生物的灭菌抵抗力,极易导致灭菌失败。常见的器械处理不当问题包括器械外观清亮度差、残留血渍、污垢及锈斑等。

2. **宫腔/阴道感染**　试管婴儿技术在取卵前必须做好阴道准备,主要是对患者的阴道进行冲洗,清除阴道内的细菌,让患者的阴道尽可能处于无菌状态,以避免术后发生阴道感染,常见冲洗液包括生理盐水、碘伏和生理盐水碘伏混合液。若阴道冲洗液选择不当或冲洗不规范,可能引起宫腔或阴道感染,增加患者的负担,影响治疗效果。

3. **结核感染**　体外受精-胚胎移植(in vitro fertilization and embryo transfer, IVF-ET)可明显增加血行播散性肺结核和中枢神经系统结核(central nervous system tuberculosis, CNS-TB)的发生。IVF-ET并发结核感染的可能原因包括结核潜伏期发病、陈旧性结核复发、患者本身患有未明确诊断的女性生殖系统结核、孕妇免疫力下降新接触并感染结核菌。患者一旦发生 CNS-TB,妊娠预后较差,可能造成母体功能障碍和胎儿死亡,以结核性脑膜炎最常见。CNS-TB 可发生在 IVF-ET 妊娠后的早期、中期和晚期,以早期更多见,患者可能出现发热、咳嗽、胸闷、头痛等症状,严重者可发生意识障碍,虽然经过抗结核等综合治疗,孕妇结核能得到控制,但大都不能正常分娩。

二、职业防护

医务人员职业暴露是指医务人员在从事诊疗、护理活动过程中接触有毒、有害物质,或传染病病原体,从而损害健康或危及生命的一类职业暴露。医务人员职业暴露,可分为感染性职业暴露,放射性职业暴露,化学性(如消毒剂、某些化学药品)职业暴露,及其他职业暴露。

职业防护是一种感染病学名词,于 2019 年由全国科学技术名词审定委员会公布,是指针对可能造成机体损伤的职业性有害因素采取有效的措施,避免职业性损伤或将损伤降到最低。对医务人员来说,职业防护不仅可以保护患者,也可以保护医务人员自己,既能避免有害因素对自身的损害,同时能够控制因为环境或不当行为导致的不安全因素。本节主要论述妇科肿瘤放化疗病区的职业暴露与防护。

(一)肿瘤化学治疗的职业暴露与防护

1. **肿瘤化学治疗的职业暴露**　化学治疗在对抗肿瘤的过程中起着关键的作用,通过消灭、抑制肿瘤细胞或组织的生长,延长肿瘤患者的生命,给他们带去生命的希望。但与此同时,化疗药物对人体正常的组织细胞也存在着不同程度的损害,不仅是患者自身,医护人员的健康也会受到一定的影响。有研究对工作人员的职业环境进行风险评估,结果显示长期接触到化疗药物的护士及药师被检测到一些生物学效应指标的改变,接触化疗药物的时间越长,毒性作用也会越高,从而导致职业危害。

（1）化疗药物的近期毒性和远期毒性

1）近期毒性:①黏膜刺激症状:常见的比如口腔炎、舌炎、咳嗽、眼睛不适感、腹泻等,工作人员如在不通风的环境中配制化疗药物,容易产生头晕、头痛,严重的甚至出现过敏反应。②骨髓抑制:化疗患者最常见也是最严重的毒副反应就是骨髓抑制,人体的骨髓细胞对化疗药物十分敏感,化疗药物在攻击肿瘤细胞的同时,红细胞、白细胞、血小板也会出现不同程度的降低。③致疱作用:化疗药物的外渗等原因导致直接接触化疗药物而引起局部组织不同程度的坏死,皮肤黏膜受到刺激,易引起蜂窝织炎。

2）远期毒性:①致癌:化疗药物大多都是致癌物质,对人体的免疫器官及功能产生抑制作用,是许多恶性肿瘤,如白血病、恶性淋巴瘤等的诱因之一。②遗传毒性:有研究显示,接触化疗药物时间长对染色体有明显的损害,随着护士对化疗药物的接触时间延长,脱氧核糖核酸（deoxyribonucleic acid,DNA）损伤,断裂增多,淋巴细胞染色体突变,姐妹染色体互换增加。③生殖方面:大量流行病学资料显示,护士妊娠前后接触化疗药物对胚胎及胎儿的生长发育均会造成不良的影响,通过胎盘运转,导致胚胎或胎儿宫内窘迫,严重者可致胎儿畸形或孕期流产。在一项对化疗药物毒性的研究中提到,暴露于化疗药物也可导致女性月经不调、不孕等。

（2）化疗药物职业暴露的危险环节

1）药品存放及配制过程:药物过期或药瓶破裂污染周围环境。未建立静脉配药中心、生物安全柜等安全设备。打开药瓶时药液向外溅出。排气时药液溢出。注射器抽吸药物时由于瓶内外压强差导致部分药物喷溅。

2）药品运输及使用过程:未使用密闭容器运输,药袋破损后化疗药物渗出,污染周围环境。未提前冲管,静脉输液排气时药液外溢。更换输液装置或输液完毕后,取输液器时接头处药液溢出。处理废弃用物过程中可能与化疗药物的接触。可能接触到的化疗患者的血液、体液、排泄物等,患者周围环境,如床挡、床头柜、被服等。当发生化疗药物外渗时,处理过程中的接触。

（3）化疗药物职业暴露危害途径

1）呼吸道途径:化疗药物配制过程中,药液喷溅到空气中。注射器排空气时,药物以肉眼不可见的颗粒或气雾弥散在空气中。使用完的注射器、输液器、空安瓿瓶等上面残留的药物挥发,形成气溶胶。污染过后的环境消毒灭菌不彻底。

2）消化道途径:接触化疗药物后未清洁或未彻底清洁手进食。在被化疗药物污染的环境中进食。使用被污染的食物容器。

3）皮肤黏膜途径：化疗药物配制过程中不慎将药液溅到眼睛或皮肤上。化疗药物配制过程中锐器伤。接触到化疗患者的血液、体液、排泄物等。

2. 肿瘤化学治疗的职业防护

（1）防护原则

1）尽量减少工作人员与化疗药物的接触。

2）尽量减少化疗药物对环境的污染。

（2）防护安全管理

1）完善健全相关制度、流程，如化疗药物的存放、配制、运输、使用、外渗处理等，工作人员应严格执行。

2）医务人员需经过专业的培训后才能从事化疗相关工作，定期培训个人职业防护、化疗药物相关知识、医院感染相关知识，对其进行评估，发现问题并及时整改。此外，工作人员应定期进行体检，如白细胞计数低于 $3.5 \times 10^9/L$，应暂时调离接触化疗药物的岗位。

3）《WS/T 433—2013 静脉治疗护理技术操作规范》中指出，配制化疗药物的区域应为相对独立的空间，宜在Ⅱ级或Ⅲ级垂直层流生物安全柜内配制，有条件时可在静脉配液中心配制，以保证化疗药物配制过程中的安全防护。

4）化疗药物配制好后，需由经过培训的运送工人装箱送入病区，交给经过专业培训的注册护士给药。

5）化疗药物输注前，护士均按要求做好个人防护，如：穿防护服、戴一次性口罩、帽子、戴双层手套（内层为聚氯乙烯手套、外层为乳胶手套）；静脉滴注时，采用密闭式静脉输液法，以防药物从排气针头逸出和便于化疗药物输注后污染物品的处理；操作完毕，脱下手套，用皂液和流动水彻底清洁双手，并清水漱口。

6）患者在接受化疗 48h 内，其血液和体液都会不同程度被化疗药物污染，护士在处理化疗后患者的尿液、粪便、呕吐物或分泌物时，必须戴双层手套防止污染皮肤；指导化疗患者在使用马桶后反复用水冲洗。关于化疗药物等医疗废物处理，应严格按照《医疗废物处理条例》中感染性废物处理要求进行。

7）物资配备齐全，防护用具如一次性防渗透防护服、医用口罩、护目镜、防护鞋、乳胶手套、化疗药物外渗处理急救箱等。

（二）肿瘤放射治疗的职业暴露与防护

1. 肿瘤放射治疗的职业暴露　人体组织受到长期辐射后，细胞群会产生一系列的物理、化学及生物学反应，最终的结局表现为各个系统的生物学损伤。

（1）消化系统：消化道黏膜对射线的敏感性高，受到照射后，小肠绒毛上皮细胞的分裂受到抑制，淋巴组织受到破坏，临床上可表现为恶心、呕吐、腹泻等。

（2）造血系统：大剂量的照射可缩短血细胞的寿命，造血功能受到抑制甚至丧失。因此，可以通过外周血细胞的数量来判断机体受到的辐射损伤。

（3）中枢神经系统：电离辐射对中枢神经系统造成的损伤往往是不可逆的。大于10Gy的照射可引起脑组织的水肿、出血，甚至出现细胞坏死等。

（4）皮肤：皮肤对电离辐射的敏感性较高，损伤后可发生急慢性的放射性皮肤损伤，出现放射性皮炎或皮肤溃疡。

（5）生殖系统：男性的精原干细胞和精原细胞受电离辐射容易受到抑制，影响生育功能。与男性相比，女性的性腺对于电离辐射的敏感性较低。

2. 肿瘤放射治疗的职业防护

（1）防护原则

1）放射治疗正当化：应根据患者的具体情况选择最佳治疗方式。

2）放射治疗最优化：采用适宜的辐射剂量，抗肿瘤治疗的同时，最大限度地减少正常组织的受照。

3）防范4种照射：医疗照射、职业照射、潜在照射、公共照射，对于这四种照射均需要防范。

（2）防护措施

1）外照射防护：外照射是体外放射源对人体造成的照射，减少人体外照射剂量的职业防护措施包括缩短受照射时间、增大与辐射源的距离、在人与放射源之间增加防护屏障，简称时间防护、距离防护和屏蔽防护。放射医务人员工作中应当根据以上三原则，尽量减少在辐射环境下的停留时间、尽可能地远离放射源、必要时穿戴铅衣/铅帽等个人防护用品。

2）内照射防护：内照射是指进入体内的放射性核素对人体造成的照射，因此内照射防护方法与外照射完全不同，最根本的防护方法是尽量减少放射性物质进入体内的机会，例如通风、密闭存放和操作等。

（3）放射工作人员管理

1）进行上岗前职业健康检查，符合放射工作人员健康标准的，方可参加相关的放射工作。

2）上岗前及在岗期间参加放射治疗培训。

3）佩戴个人剂量检测仪，确保每个放射工作人员的累积照射剂量在规定剂量之内。

4）加强职业防护意识，定期进行职业防护培训，正确使用个人防护用品。

5）在岗期间定期参加职业健康检查，放射工作人员在岗期间职业健康检查的周期为1~2年，但不得超过2年。

（4）患者及陪护人员管理：定期进行放疗设备的检修，如出现任何故障应及时停止治疗，所有性能指标达标后才能进行患者的治疗。尽量减少患者在辐射环境下的停留时间，同时避免陪护人员因陪伴患者而受到的不必要的照射。

（何亚林　田亚林　但鑫）

第四节　专科应急预案

一、腹腔内大出血的应急预案

（一）概述

腹腔内大出血是临床急危症,是出现在腹腔内由于异位妊娠破裂、卵巢黄体破裂、子宫破裂等原因导致的出血。临床上主要表现为因腹膜刺激导致的腹痛,血液自阴道或尿道流出可导致阴道流血或血尿,因出血过多导致循环障碍引起低血压,严重时可能发生失血性休克。该症起病隐匿,往往在病情严重时才发觉,严重时可导致多器官功能衰竭甚至死亡,需针对出血原因迅速止血,补充血容量,纠正失血性休克,防治感染。

（二）应急程序

腹腔内大出血应急流程见图 1-11。

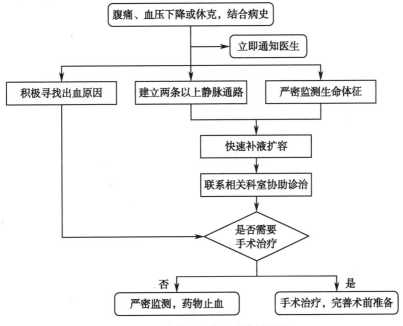

图 1-11　腹腔内大出血应急流程图

（三）注意事项

1. 腹腔内出血的抢救关键在于识别和判断出血部位和程度,重视患者生命体征变化及主诉症状,可根据病史进行判断。

2. 同时快速建立两条以上静脉通路（16G）,遵医嘱快速补液扩容升压,必要时输血。有条件者可以建立深静脉及桡动脉置管,以供监测中心静脉压及动脉血压。

3. 吸氧,保持呼吸道通畅,必要时给予辅助通气。

4. 遵医嘱用药,保暖,预防循环功能障碍。

5. 需手术治疗者,尽快联系 B 超室、检验科、血库、手术室等部门,完善术前准备,尽快手术止血。

二、阴道大出血应急预案

(一)概述

阴道大出血是妇产科的急危重症,一般是子宫出血经阴道流出,表现为阴道流血,最常见的情况为产后大出血。产后大出血是指胎儿娩出后 24h 内,阴道分娩者出血量≥500ml,剖宫产者≥1 000ml。严重产后出血是指胎儿娩出后 24h 内出血量≥1 000ml;难治性产后出血指经过宫缩剂、持续性子宫按摩或按压等保守措施无法止血,需要外科手术、介入治疗甚至切除子宫的严重产后出血。产后出血的主要病因为子宫收缩乏力、胎盘因素、软产道裂伤、凝血功能障碍。临床上主要表现为阴道流血、低血压症状甚至休克。需针对出血原因,迅速止血;补充血容量,纠正失血性休克,防止感染。否则将严重危及产妇生命,导致多器官功能衰竭甚至死亡。

(二)应急程序

阴道大出血应急流程见图 1-12。

(三)注意事项

1. 积极寻找出血原因,积极抗休克和病因治疗,创建多学科团队协助抢救。

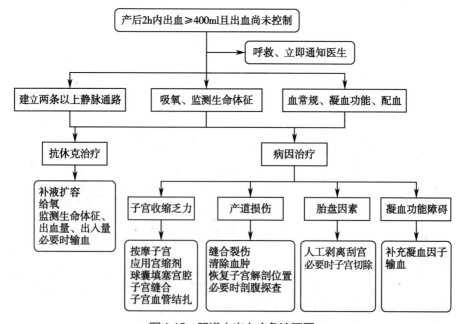

图1-12　阴道大出血应急流程图

2. 严密监测患者生命体征、血氧饱和度、出入量等指标。

3. 注意呼吸管理,必要时使用机械辅助通气。

4. 注意弥散性血管内凝血的预防和治疗,补充凝血因子。

5. 注意保护心、脑、肺、肾等重要器官功能。

6. 需手术治疗者,应及时联系手术室、血库、麻醉科、重症监护室等相关科室配合抢救。

三、感染性休克应急预案

(一)概述

感染性休克是指循环、细胞和代谢异常的脓毒症,以严重的外周血管扩张(血管扩张性休克)为特征。感染性休克早期通常表现为低血压、心动过速、发热和白细胞增多。随着病情恶化,出现休克体征,如皮肤变冷、发绀,器官功能障碍体征:少尿、急性肾损伤、精神状态改变等,但这些表现是非特异性的。当患者发生休克时,须立即开始治疗,同时快速识别病因以便给予针对性治疗以逆转休克并预防多器官功能衰竭及死亡。

(二)应急程序

感染性休克应急流程见图 1-13。

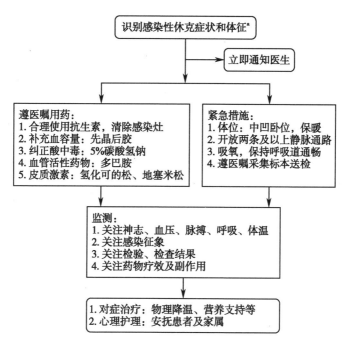

图1-13　感染性休克应急流程图

注:ᵃ 感染源特有体征,如咳嗽、呼吸困难、脓液渗出等;动脉血压下降、体温升高或下降、心率快、呼吸快;终末器官灌注差:精神状态改变、肢端皮肤湿冷、发绀,无尿、少尿等。

（三）注意事项

1. 做好抢救准备,备好抢救物品,抢救人员合理分工。

2. 取中凹卧位,下肢抬高 15°~20°,以利于静脉血回流,如有呼吸困难,可将头部及躯干抬高 20°~30°,以利于呼吸。

3. 保持呼吸道通畅,必要时协助医生气管插管,机械辅助呼吸。

4. 迅速建立两条以上静脉通道,遵医嘱快速补充血容量,必要时深静脉置管及动脉置管,监测中心静脉压及血流动力学。

5. 遵医嘱使用抗生素、血管活性药物、糖皮质激素等药物,观察药物疗效、副作用及不良反应。

6. 注意保暖,切勿使用热水袋等加热装置,避免增加末端肢体的氧耗。

7. 积极治疗原发病,清除感染灶,必要时做好术前准备。

四、急性肺栓塞的应急预案

（一）概述

急性肺栓塞(pulmonary embolism,PE)是指来自身体其他部位的物质(如血栓、肿瘤、空气或脂肪)阻塞肺动脉或其某条分支所导致的疾病,一种比较常见且有时会致命的静脉血栓栓塞症(venous thromboembolism,VTE)。肺栓塞的临床表现多变且通常无特异性,如气促、呼吸困难、胸膜性疼痛、咳嗽、咯血、心悸等,严重时可出现低血压、晕厥、休克及猝死,其难以诊断,一旦发生致死率和致残率均高。因此早期识别,快速做出诊断并给予救治,才能减少相关并发症和死亡。

（二）应急程序

急性肺栓塞应急流程见图 1-14。

（三）注意事项

1. 提前做好抢救准备,备好抢救物品,抢救人员合理分工,配合医生组织有效抢救。

2. 患者绝对卧床,保持安静,有效制动,避免剧烈咳嗽及剧烈活动,减少搬动,注意保暖。

3. 持续心电监护,严密观察患者神志、心率、心律、呼吸、血压、血氧饱和度等生命体征变化;观察发绀、胸闷、憋气、咳嗽及胸部疼痛等临床表现有无改善;观察四肢皮温及末梢循环改善情况;关注血气等实验室检验、检查结果。

4. 抢救时确保呼吸道通畅,遵医嘱行鼻导管吸氧/面罩吸氧/高流量吸氧,必要时予简易呼吸球囊辅助通气或协助医生气管插管,行机械辅助通气。

5. 建立静脉双通道或三通道,遵医嘱使用抗生素、抗凝药、正性肌力药物、血管活性药物及溶栓药物等,密切观察各种药物的治疗效果、副作用及出血等并发症。

6. 肢体肿胀者嘱抬高下肢,不过度屈曲,忌按摩下肢肿胀处,防栓子脱落,定时定部位测量肢体肿胀部位,如有剧烈疼痛,遵医嘱及时给予止痛剂。

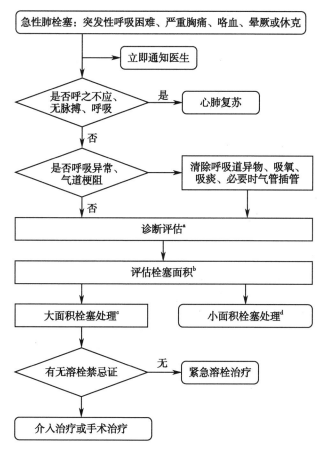

图 1-14 急性肺栓塞应急流程图

注：^a 心电图、胸片、血气分析；有条件行确认性检查（CTPA、D 二聚体、床旁超声、肌钙蛋白、BNP）；^b 呼吸困难、休克、低血压；心电图；右心衰表现（包括心脏彩超、BNP、肌钙蛋白）；晕厥/发绀；胸骨左侧抬举样冲动；三尖瓣杂音；^c 绝对卧床休息，侧卧位，患侧向下避免误吸和窒息；大流量吸氧，力争保持氧饱和度 95% 以上；建立静脉通道；进一步监护心电、血压、脉搏和呼吸、氧合；必要时进行机械通气；一般不镇咳；^d 卧床休息，观察；抗凝治疗：肝素、低分子肝素；酌情考虑溶栓治疗。

五、绒癌脑转移患者的应急预案

（一）概述

妊娠滋养细胞肿瘤是滋养细胞的恶性病变，包括：绒癌、胎盘部位滋养细胞肿瘤、上皮样滋养细胞肿瘤和侵蚀性葡萄胎。绒癌主要经血行播散，约有 10% 的患者转移至脑组织。绒癌脑转移按疾病进展可分为三期：①瘤栓期：主要表现为一过性脑缺血症状：如猝然跌倒、暂时性失语、失明等。②脑瘤期：主要表现为头痛、喷射样呕吐、偏瘫、抽搐直至昏迷。③脑疝期：由于脑组织增大、水肿、出血,颅内压增高,脑疝形成压迫生命中枢导致患者死亡。绒癌脑转移发生率不高,但预后凶险,是患者主要的死亡原因。

(二)应急程序

绒癌脑转移患者应急流程见图 1-15。

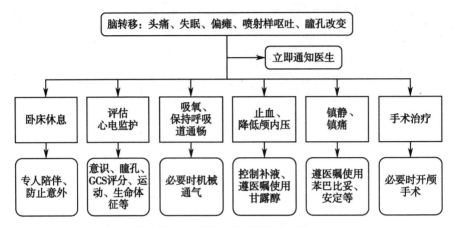

图1-15　绒癌脑转移患者应急流程图

(三)注意事项

1. 卧床休息,持续鼻导管/面罩吸氧,持续心电监护,严密观察瞳孔、神志、呼吸、心率、心律、血压、血氧饱和度、体温的变化。

2. 密切观察口鼻腔有无出血、喷射样呕吐、咯血、阴道流血情况,肢体有无运动性障碍等。

3. 采取必要的护理措施防止跌倒、咬伤、吸入性肺炎、压力性损伤等事件的发生。

4. 做好人绒毛膜促性腺激素(human chorionic gonadotrophin, hCG)测定、腰椎穿刺等检查项目的配合工作。

5. 定时检测血气分析,及时纠正电解质紊乱及酸碱平衡失调。

6. 单发病灶者可考虑开颅病灶切除或放疗;开颅手术:急诊手术可迅速降低颅内压和控制颅内出血,以抢救生命;择期手术可用于脑部孤立的耐药病灶。

7. 鼓励患者表达情绪,做好安慰及解释工作,安抚患者及家属。

六、绒癌肺转移患者的应急预案

(一)概述

妊娠滋养细胞疾病(gestational trophoblastic diseas, GTD)是一组异质性、来源于胎盘滋养细胞异常增生的相关病变,包括绒癌(choriocarcinoma)、胎盘部位滋养细胞肿瘤、上皮样滋养细胞肿瘤和侵蚀性葡萄胎。其中绒癌是一种高度恶性的肿瘤,该病最常见的转移部位为肺(占 80%),其次是阴道,还有少些转移至盆腔、肝脏以及脑。由于绒毛膜癌的生长特点之一是破坏血管,所以各转移部位症状的共同特点是局部出血,肺转移典型症状为胸痛、咳嗽、咯血、呼吸困难,也可因肺动脉滋养细胞肿瘤栓形成,造成急性肺梗死,出现肺动脉高压、急性肺功能衰竭及右心衰竭,对患者生命健康造成极大的危害,需及时采取救治措施。

(二)应急程序

绒癌肺转移患者应急流程见图 1-16。

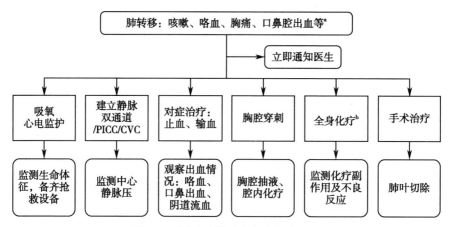

图 1-16　绒癌肺转移患者应急流程图

注:[a] 肺部 CTPA 可见血管肿块所致肺部血管栓塞,血清 D-二聚体见明显升高;咳嗽:行止咳化痰多无法起到治疗效果;咯血:具体出血量取决于阻塞的动脉大小;[b] 全身化疗:首选药物是氟尿嘧啶(5-fluorouracil, 5-FU);其他药物有放线菌素 D(actinomycin D, Act-D)、甲氨蝶呤(methotrexate, MTX)及其解救药亚叶酸钙(calcium folinate, CF)、环磷酰胺(cyclophosphamide, CTX)、长春新碱(vincristine, VCR)、依托泊苷(etoposide, VP-16)、顺铂(DDP)等;联合用药 EMA-CO 或 EP-EMA 等方案。

(三)注意事项

1. 患者出现血氧饱和度下降、咯血、口鼻腔出血时,立即通知医生,准备好抢救物品,配合医生抢救。

2. 避免因咯血引起窒息,及时清理口鼻腔,保持呼吸道通畅,床旁备吸痰装置、气管插管包、呼吸机等。

3. 监测患者血氧饱和度的变化,必要时协助医生气管插管,机械辅助呼吸。

4. 遵医嘱使用止血药,如氨甲苯酸、对羧基苄胺、垂体后叶素等,积极纠正贫血,必要时输血。

5. 密切监测生命体征、中心静脉压,出血性状及量,定时进行血气分析,早期识别休克症状,及时补充血容量扩容、纠正电解质紊乱及酸碱平衡失调、抗感染等治疗。

6. 密切观察有无胸痛、咳嗽、咯血及口鼻腔有无出血、阴道流血等情况;观察药物的疗效、副作用及不良反应。

7. 积极完善术前检验、检查,做好术前准备。

8. 对于多次化疗未能吸收的孤立的耐药病灶,可考虑做肺叶切除。由于肺转移灶吸收后形成的纤维化结节可以在 hCG 转阴后在 X 线胸片上较长时间存在,所以在决定手术前注意鉴别。

七、取卵术后膀胱穿孔患者的应急预案

(一)概述

膀胱是位于盆底附近的中空器官,与子宫卵巢位置相邻,部分患者由于膀胱部分覆盖卵巢,取卵时医生移动超声探头无法寻找到避开膀胱覆盖的位置,穿刺针必须经过膀胱穿刺才能到达卵巢取卵,致使膀胱穿孔、破损。膀胱损伤临床表现主要为肉眼血尿、耻骨上压痛、无法排尿或排尿困难,严重时可出现持续性腹痛、腹膜炎、肠梗阻,甚至可能是脓毒症。因此,取卵术后需警惕膀胱损伤,早期识别,及时给予治疗处理,避免造成进一步的其他脏器损害。

(二)应急程序

取卵术后膀胱穿孔患者应急流程见图 1-17。

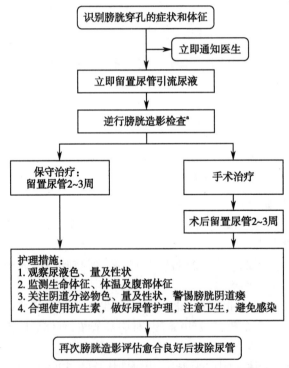

图 1-17　取卵术后膀胱穿孔患者应急流程图

注: [a] 逆行膀胱造影可选的技术包括平片、透视或 CT,需要通过导尿管注入至少 300ml 水溶性造影剂来被动充盈膀胱,若造影剂注入 300ml 后仍能自由流出,且患者无不适感,则继续灌注至感觉不适,以提高诊断敏感性。至少需要拍摄 3 张静态片 / 平片或透视检查片,包括充盈期前后位片和侧位片,以及排空后片。

（三）注意事项

1. 建立静脉通道,遵医嘱输液、输血、合理使用抗生素,预防感染。

2. 手术治疗必要时行腹膜外膀胱造瘘,并引流周围间隙渗出,护士应做好管路护理。

3. 鼓励患者多饮水,以增加内冲洗作用。

4. 鼓励患者摄入营养丰富、富含蛋白质的食物,增强抵抗力。

八、宫腔镜术后水中毒患者的应急预案

（一）概述

宫腔镜手术中由于膨宫压力和灌流介质的作用,可致灌流液体在短时间内大量进入机体,造成体液超负荷、血液稀释及血浆渗透压水平下降等一系列临床和实验室指标变化,又被称为"体液超负荷""水中毒"及"过度水化综合征"等,是宫腔镜手术中严重并发症之一。其临床表现为容量超负荷（如急性失代偿性心力衰竭、肺水肿、喉水肿、稀释性贫血）;电解质或其他血浆成分失衡（如低钠血症、低渗透压、高氨血症、高血糖、酸中毒）;神经系统影响（如言语不清、视觉障碍、嗜睡、意识模糊、癫痫发作、昏迷）等。因此,术中做好膨宫液的管理,早期识别水中毒的症状,及时给予处理和救治,减少相关并发症的发生。

（二）应急程序

宫腔镜术后水中毒患者应急流程见图 1-18。

（三）注意事项

1. 术中做好膨宫液的管理,准确计算膨宫液出入量差,记录出入量。

2. 利尿补钠非常关键,利尿首选呋塞米,同时及时补钾,出现脑水肿时可给予 20% 甘露醇。

3. 洋地黄类药物,增加心肌收缩力,降颅压减轻脑水肿。

4. 脱水治疗静滴呋塞米。

5. 防感染,肾功能无损害者使用抗生素。

6. 轻度低钠血症补充生理盐水,中重度低钠血症补充 3%~5% 氯化钠溶液,注意严密监测电解质及血浆渗透压水平,防止补钠过多、过快造成高渗状态。所需补钠量 =（血钠正常值 − 测得血钠值）× 52% × 体重（kg）。

九、化疗药物过敏性休克患者的应急预案

（一）概述

过敏性休克是指各种严重的致病因素引起的有效血量不足导致的急性微循环障碍,组织或脏器的灌注不足,组织细胞缺血、缺氧以及代谢障碍器官功能受损的一大类综合征,可引起过敏性休克的化疗药物有紫杉醇、铂类等。其临床表现除低血压、心动过速、发绀、少尿、精神状态改变外,还表现为支气管痉挛和气道阻力增加。严重的过敏性休克病情凶猛、进展迅速,需及时识别,快速组织人员抢救,减少相关并发症及死亡。

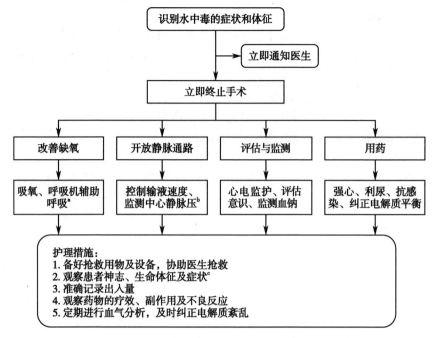

图 1-18　宫腔镜术后水中毒患者应急流程图

注：[a] 合并肺水肿时，加用呼吸末正压（positive and expiratory pressure，PEEP）给氧；[b] 监测中心静脉压（central venous pressure，CVP）指导输液速度，输液速度 3~4ml/（kg·h）；[c] 头痛、恶心、兴奋、易激动、烦躁；全身症状，如颜面部水肿、体温降低、血氧饱和度下降、全身颤抖、瞳孔放大等。

（二）应急程序

化疗药物过敏性休克患者应急流程见图 1-19。

（三）注意事项

1. 若患者出现气道阻塞、喉头水肿等立即行气管插管或床旁气管切开。

2. 若患者出现呼之不应、无脉搏、无呼吸时，立即行心肺复苏。

3. 立即给予肾上腺素，成人首次 0.5mg，肌内注射，酌情重复。

4. 升压药物可选多巴胺，平喘可选氨茶碱，抗过敏可选地塞米松，糖皮质激素可选氢化可的松、甲波尼龙等。

5. 使用易出现过敏反应的化疗药物（如紫杉醇）时，护士应加强巡视，床旁备抢救药物及物资。

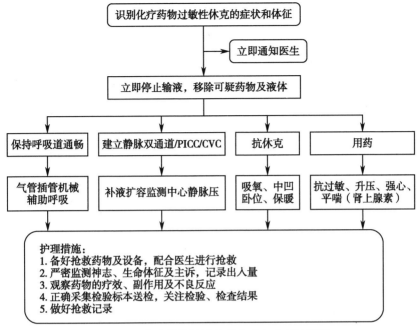

图 1-19　化疗药物过敏性休克患者应急流程图

（聂　俏　赵冬梅）

第二章　护理人力资源管理

第一节　岗位设置

在医院护士队伍中实施岗位管理,是提升护理科学管理水平、调动护士积极性的关键举措,是稳定和发展临床护士队伍的有效途径。在改革临床护理模式、落实责任制整体护理的基础上,以实施护士岗位管理为切入点,从护理岗位设置、护士配置等方面制订和完善制度框架,有利于为人民群众提供更加安全、优质、满意的护理服务。

一、基本原则

1. **以改革护理服务模式为基础**　实行"患者为中心"的责任制整体护理工作模式,在责任护士全面履行专业照顾、病情观察、治疗处置、心理护理、健康教育和康复指导等职责的基础上,开展岗位管理的相关工作。

2. **以建立岗位管理制度为核心**　根据功能任务、医院规模和服务量,将护士从按身份管理逐步转变为按岗位管理,科学设置护理岗位,实行按需设岗、按岗聘用、竞聘上岗,逐步建立激励性的用人机制。通过实施岗位管理,实现同工同酬、多劳多得、优绩优酬。

3. **以促进护士队伍健康发展为目标**　遵循公平、公正、公开的原则,建立和完善护理岗位管理制度,稳定临床一线护士队伍,使护士得到充分的待遇保障、晋升空间、培训支持和职业发展,促进护士队伍健康发展。

二、科学设置护理岗位

1. 按照科学管理、按需设岗、保障患者安全和临床护理质量的原则,合理设置护理岗位,明确岗位职责和任职条件,建立岗位责任制度,提高管理效率。目前科室的护理岗位包括护士长、护士长助理、培训督导、临床督导、临床教学护士、科研护士、心理咨询护士、伤口护士、静疗护士、盆底康复护士、办公护士、总务护士、临床护士等。

2. 护理岗位设置分为护理管理岗位、临床护理岗位和其他护理岗位。护理管理岗位是从事医院护理管理工作的岗位,临床护理岗位是护士为患者提供直接护理服务的岗位,其他护理岗位是护士为患者提供非直接护理服务的岗位。护理管理岗位和临床护理岗位的护士应当占全院护士总数的95%以上。

3. 根据岗位职责,结合工作性质、工作任务、责任轻重和技术难度等要素,明确岗位所需护士的任职条件。护士的经验能力、技术水平、学历、专业技术职称应当与岗位的任职条件相匹配,实现护士从身份管理向岗位管理的转变。

三、合理配置护士数量

1. 根据各级卫生行政部门关于护士配置的相关文件,特需病房按照核定床位数 / 护士 =1/0.6 的比例配置护士;普通病房按照核定床位数 / 护士 =1/0.4 的比例配置护士,每名护士平均负责的患者不超过 8 个,特别是临床护理岗位要结合岗位的工作量、技术难度、专业要求和工作风险等,做到能级对应、合理配置、动态调整,以保障护理质量和患者安全。

2. 严格遵循护士从事护理岗位工作的原则,将不属于护理范畴的工作剥离出去,如财务记账、取药、陪同检查等工作归到后勤等相关部门承担,规范护理岗位工作职责,保证临床一线护士人力配置。

3. 根据专科特点进行科学、弹性排班,加强护理高峰时段的岗位配置,护士排班兼顾临床需要和护士意愿,体现对患者的连续、全程、人性化护理。

4. 科室制订"护士紧急状态下调配预案",且每天排有二线人员。护理部建立机动护士人力资源库,及时补充临床护理岗位护士的缺失,确保突发事件下临床护理人力的应急调配。发生突发公共卫生事件等特殊情况需要在全院范围内调动护士时,科室护理岗位服从护理部统一调配。

四、特殊岗位说明书

岗位说明书是表明单位期望员工做什么、规定员工应该做什么、怎么做和在什么情况下履行职责的汇总,一般包括工作概述、工作职责、任职资格、工作权限、工作质量标准等。随着护理服务理念的更新和护理工作范畴的不断拓展,护理工作也日趋精细化和专业化,多种特殊护理岗位应运而生。我院根据临床护理服务需求和护士资质,制订了护士特殊岗位说明书,以供参考。

(一)护士长助理

1. **工作概述**　在护士长领导下协助其完成本科室护理管理、临床护理、护理教学及护理科研管理工作。

2. **工作职责**　发挥助手和参谋作用,向护士长提供信息资料和管理建议;协助护士长制订本科室护理工作计划,组织实施并做好总结、统计及汇报;协助护士长开展持续质量改进,提升专科护理水平;协助护士长组织护士岗位培训及考核,审核继续教育学分;协助护士开展护理科研及新技术、新业务,总结经验,撰写论文;协助科室开展教学创新,协助带教老师完成教学计划;护士长及副护士长不在时代理护士长工作。

3. **任职资格**

(1)基本要求:①学历要求:护理专业本科及以上学历。②从业资格要求:注册护士,护师及以上技术职称;从事临床护理工作 3 年以上。

(2)素质要求:身心健康;较强的事业心和团队合作精神;遵循用心、诚信、平等、创新的护理理念;具有较强的管理、教学、科研意识。

(3)知识要求:掌握本专业医学与护理理论知识;熟悉现代管理知识及相关

法律法规;熟悉护理科研及教育学相关知识;了解本专业国内外发展趋势。

（4）能力要求:具有较强的教学和科研能力;具有较强的危急重病患者急救和护理能力。

4. 工作权限　对本科室各项临床护理、护理教学、科研工作的建议权;协助护士长完成对教学科研计划及管理制度执行情况的监督检查权;协助护士长完成对临床护理工作执行情况的监督执行权及指导权。

5. 工作质量标准　对所分管工作贯彻执行及时、有效;针对护理工作提出合理化建议 1~2 项 / 年,成效明显;各类资料记录和存档管理规范,各类报表上报及时。

（二）培训督导

1. 工作概述　在护士长领导下负责本科室临床教学、在职护士培训及考核工作。

2. 工作职责

（1）教学管理:制订各层次教学计划,并监督执行;负责入科培训、出科考核及座谈,收集反馈意见;每周至少组织 1 次教学活动,做好记录及评价;组织各类课堂授课、命题、阅卷、竞赛等教学活动;开展教学创新,不断提升教学质量;做好教学资料记录及归档管理。

（2）在职培训:协助护士长制订科室各层级护士培训计划;督促新职工及入职三年以内职工完成培训计划并及时考核,检查导师工作情况;定期组织开展分层培训和考核,并负责开展在线考核及学分管理;组织科室业务学习和护理查房;组织会议论文投稿及参会。

3. 任职资格

（1）基本要求:①学历要求:护理专业本科及以上学历。②从业资格要求:注册护士,CN3 及以上;本科毕业从事本专业护理工作 10 年及以上或硕士及以上毕业从事本专业护理工作 5 年及以上。

（2）素质要求:具备自身层级护士所应具备的素质要求;具有良好的个人素养和高尚的职业道德;热爱教学工作,关心专科护理队伍的发展。

（3）知识要求:具备自身层级护士所应具备的知识要求;经过护理师资培训及培训师培训,取得合格证书;了解国内外本专业护理发展趋势。

（4）能力要求:具备自身层级护士所应具备的能力要求;良好的口头、书面表达能力及教学能力;较强的科研创新能力;良好的组织管理和计划执行能力;熟练使用常用计算机软件及网络的能力。

4. 工作权限　对本科室的教学和在职培训工作进行检查和指导权;对本科室护理教学及人员培训工作提出建议权。

5. 工作质量标准　学生评教≥90 分,分层培训满意度≥90 分;各类教学和培训资料记录、管理规范;每 2 年至少发表 1 篇本专业论文。

（三）临床督导

1. **工作概述** 在护士长领导下负责本科室临床护理指导、病区护理质量控制。

2. **工作职责** 指导/协助责任护士完成临床护理工作；参加重点患者的医生查房及讨论，指导责任护士进行危重患者评估与护理；负责转院、转科患者的护理质量控制及出院病历质控；协助护士长进行临床护理质量控制、分析及整改。

3. **任职资格**

（1）基本要求：①学历要求：护理专业本科及以上学历。②从业资格要求：注册护士，CN3及以上；本科毕业从事本专业护理工作10年及以上或硕士及以上毕业从事本专业护理工作5年及以上。

（2）素质要求：具备自身层级护士所需具备的素质要求；为人正直，积极进取；有较强的慎独精神和管理意识。

（3）知识要求：具备自身层级护士所需具备的知识要求；经过临床护理质控、护士分层培训及教学管理相关培训，取得合格证书。

（4）能力要求：具备自身层级护士所需具备的能力要求；良好的口头、书面表达能力及科学思维能力；能够熟练使用常用质量管理工具。

4. **工作权限** 对护理工作进行指导和检查；对本科室护理工作提出建议。

5. **工作质量标准** 每年主持至少1项质量改进项目；每2年至少发表1篇本专业论文；医护满意度≥90%。

（四）临床教学护士

1. **工作概述** 在护士长领导下负责本科室临床教学与培训的具体工作。

2. **工作职责**

（1）完成日常教学任务：根据教学大纲及学生需求拟订教学计划，督促和指导学生完成学习计划；做好学生在科室学习期间的日常管理，必要时向护士长反馈学生情况；指导学生实施责任制整体护理，提升专业实践能力，并保障患者安全；每周至少组织1次教学活动，做好记录及评价；学生出科前1周完成出科考核与访谈。

（2）开展教学创新，不断提升教学质量。

（3）协助护士长完成本科室护士岗位培训工作。

（4）做好教学资料记录及归档管理。

3. **任职资格**

（1）基本要求：①学历要求：护理专业本科及以上学历。②从业资格要求：注册护士，CN2及以上；从事本专业护理工作5年以上。

（2）素质要求：具有良好的个人素养和高尚的职业道德；良好的团队协作精神；有较强的事业心和责任感；为人正直，积极进取，开拓创新；热爱带教工作，有较强教学意识;身心健康。

（3）知识要求:掌握护理专业知识及操作技术,能独立处理常见专科护理问题;经过护理师资培训,并取得合格证书;熟悉相关人文学科知识;了解国内外本专业护理发展趋势;有一定外语基础。

（4）能力要求:具有良好的组织管理和计划执行能力;良好的沟通协调能力;良好的口头、文字表达能力及教学能力;具有较强的科研创新能力;熟练使用常用计算机软件和网络应用能力。

4. **工作权限**　对本科室各项护理教学工作的建议权;协助护士长完成教学计划及管理制度执行情况的监督检查权;协助护士长完成对临床护理工作执行情况的监督执行权及指导权。

5. **工作质量标准**　教学目标明确,教学方法科学;教学计划健全,有落实措施;教学任务贯彻执行及时、有效;各类资料记录和存档管理规范;保证教学质量,学生评教≥90分。

（五）科研护士

1. **工作概述**　在护士长领导下协助完成本科室护理科研管理工作及科研任务。

2. **工作职责**

（1）科研管理与培训:协助护士长制订和实施本科室护理科研工作计划,做好统计及总结;协助护士长成立专科护理科研小组并做好小组运行管理;收集并报送科室科研课题、成果获奖、论文发表与交流、新技术、学术任职等资料;协助组织本科室护理科研相关培训;协助护理部科研管理及开展科研活动。

（2）科研咨询与指导:凝练科研问题及方向、指导科研立项、专利申报及科技奖申报等;指导论文撰写与投稿;收集和传达科研相关资讯,定期汇报本专业科研进展。

（3）科研项目管理:指导本科室护士撰写科研标书,组织申报各级各类课题;指导本科室护理科研项目开展与实施,做好科研质量控制及数据分析;指导本科室护士将科研成果转化应用于临床实践(包括循证实践)。

3. **任职资格**

（1）基本要求:①学历要求:护理或其他专业硕士及以上学历。②从业资格要求:注册护士,护师及以上技术职称;从事临床护理工作1年及以上。

（2）素质要求:身心健康;较强的事业心和团队合作精神;遵循用心、诚信、平等、创新的护理理念;具有较强的科研意识。

（3）知识要求:掌握本专业医学与护理理论知识;掌握护理科研相关知识;掌握科研相关法律法规及制度;了解本专业国内外发展趋势。

（4）能力要求:具有一定组织管理和计划执行能力;良好的沟通协调能力;较强的科研能力;熟练的英语阅读及写作能力。

4. **工作权限**　对护理部及科室护理科研工作的建议权；对本科室护理科研计划及执行情况的监督检查权。

5. **工作质量标准**　贯彻执行科研相关制度、职责；按要求完成科室年度课题和论文任务；相关资料记录和存档规范，相关报表及时报送；每2年至少发表1篇SCI论文；每3年至少有1项课题立项。

（六）心理咨询护士

1. **工作概述**　在护士长领导下负责患者的心理测评及心理咨询工作，并承担科室的心理相关培训与科研工作。

2. **工作职责**

（1）临床心理测评与咨询：负责本科室患者心理测评与心理咨询工作；对本院护士的心理问题进行疏导。

（2）心理相关培训：在护士长指导下负责制订本科室心理护理培训计划，并组织实施。

（3）心理相关科研：在护士长指导下负责制订本科室心理相关科研计划，并组织实施。

3. **任职资格**

（1）基本要求：①学历要求：护理专业本科及以上学历。②从业资格要求：注册护士，CN3及以上，获得国家心理咨询师证书；从事本专业护理工作5年及以上。

（2）素质要求：具备自身层级护士所需具备的素质要求；具有良好的个人素养和高尚的职业道德；热爱心理咨询工作，具有钻研创新精神。

（3）知识要求：具备自身层级护士所需具备的知识要求；掌握心理学基础理论与知识；掌握患者常见心理问题的咨询技能。

（4）能力要求：具备自身层级护士所需具备的能力要求；良好的口头、书面表达能力及科研创新能力。

4. **工作权限**　对本科室心理测评及心理咨询工作进行检查和指导权；对本科室心理测评及心理咨询工作提出建议权。

5. **工作质量标准**　对心理筛查有问题的患者干预及时、有效；按计划完成科室心理护理相关培训；所在科室每年发表至少1篇心理相关论文。

（七）伤口护士

1. **工作概述**　在科主任及护士长领导下负责本科室伤口治疗、院内伤口治疗会诊及院外伤口治疗会诊工作；承担相关人员伤口治疗知识培训工作。

2. **工作职责**

（1）临床伤口治疗：负责本科室及门诊患者的伤口评估、治疗及伤口管理健康教育工作；负责院内外伤口治疗会诊工作。

（2）伤口相关培训：在科主任及护士长指导下制订本科室护士伤口相关培

训计划,并组织实施;承担伤口相关的教学及继续教育项目授课;每年参加至少1 次伤口治疗相关的培训或会议。

（3）伤口相关科研:在科主任及护士长指导下负责制订本科室伤口相关科学研究计划,并组织实施。

3. 任职资格

（1）基本要求:①学历要求:护理专业本科及以上学历。②从业资格要求:注册护士,CN3 及以上,取得伤口治疗专科护士 / 国际造口师合格证书;从事本专业护理工作 5 年以上。

（2）素质要求:具备自身层级护士所应具备的素质要求;热爱伤口治疗工作,具有钻研创新精神。

（3）知识要求:具备自身层级护士所应具备的知识要求;经过伤口治疗专项培训,取得伤口治疗专科护士或国际伤口治疗师合格证书。

（4）能力要求:具备自身层级护士所应具备的能力要求;良好的口头、书面表达能力及科研创新能力。

4. 工作权限　对本科室的伤口治疗工作进行检查和指导权;对本科室伤口治疗工作提出建议权;对院内外会诊提出建议权。

5. 工作质量标准　服务优质,患者满意度≥90%;各项规章制度落实到位,无护理不良事件发生;按计划完成伤口培训及教学工作;每年撰写至少 1 篇伤口相关论文。

（八）静疗护士

1. 工作概述　在护士长领导下负责本科室经外周留置的中心静脉导管（peripherally inserted central catheter, PICC）的植入、维护、质量控制与人员培训等工作。

2. 工作职责

（1）PICC 植入与维护:对患者血管进行评估,按 INS 指南植入 PICC 导管,并对尖端进行定位;按 INS 指南做好 PICC 导管维护、登记及并发症处理;负责对 PICC 进行质量控制,并做好相关记录;按高值耗材管理规范做好 PICC 导管及相关物资管理;每月统计静脉治疗并发症并进行原因分析,制订改进措施。

（2）PICC 相关培训:在护士长指导下制订本科室护士 PICC 培训计划,并组织实施;定期接受 PICC 相关知识再培训,每年至少 1 次。

（3）PICC 相关科研:协助护士长制订本科室 PICC 相关科学研究计划,并组织实施。

（4）承担科内外静脉治疗相关会诊工作。

（5）协助医生完成 CVC、输液港等静脉治疗新技术的开展。

3. 任职资格

（1）基本要求:①学历要求:护理 / 助产专业大专及以上学历。②从业资格要求：注册护士，CN2 及以上，经过相关培训并获得护理部授权；从事本专业护理工作 5 年及以上。

（2）素质要求：具备自身层级所需具备的素质要求：热爱静疗工作，具有钻研精神。

（3）知识要求：具备自身层级所需具备的知识要求；熟悉 INS 指南相关内容；经过 PICC 理论及操作培训，并获得资质授权。

（4）能力要求：具备自身层级所需具备的能力要求；具有良好的沟通协调能力，并能独立处理穿刺及维护过程中的相关问题。

4. 工作权限　对本科室静脉治疗工作进行检查和指导权；对本科室静脉治疗工作提出建议权。

5. 工作质量标准　静脉治疗符合最新 INS 指南要求；静脉置管及维护的相关文件书写符合规范；PICC 相关并发症在控制线内。

（九）盆底康复护士

1. 工作概述　在护士长领导下和医师指导下负责患者的盆底康复治疗工作。

2. 工作职责　遵医嘱对患者进行盆底功能筛查与治疗；观察、了解患者的反应，发现异常及时通知医生处理；提供护理相关的健康教育。

3. 任职资格

（1）基本要求：①学历要求：护理/助产专业大专及以上学历。②从业资格要求：注册护士，CN1 及以上，取得盆底康复治疗师培训合格证书；工作经验：从事本专业护理工作 1 年以上。

（2）素质要求：具备自身层级护士所应具备的素质要求；良好的团队协作精神。

（3）知识要求：具备自身层级护士所应具备的知识要求；经过盆底康复治疗师培训，并取得合格证书。

（4）能力要求：具备自身层级护士所应具备的能力要求；良好的口头、文字表达能力和教学能力；良好的沟通、协调能力；具有一定的解决问题能力，能解决本专科常见护理问题。

4. 工作权限　对护理工作改进及优化的建议权；对进修护士、实习护士及规培护士的工作指导权。

5. 工作质量标准　服务态度好，患者及家属满意度 >90%，无有效投诉及纠纷；各项规章制度落实到位，无护理不良事件发生；健康教育落实到位，健康教育覆盖率 100%。

（陈　静）

第二节　分层培训

一、概述

（一）护理分层管理

护理分层管理是指根据护士的学历、工龄、职称、能力等将其分为不同的层级,通过分析不同层级护士的特点,为其制订相应的能力要求和岗位职责的过程,且护士层级将与其工资待遇、岗位晋升和学习进修等挂钩。护理分层管理的概念最早由 Creighton 提出。最初的护士能级进阶体系是在1982年 Benner 提出的临床护士"从新手到专家"的5级模式基础上形成的,该5级模式将护士分为见习护士、初级护士、合格护士、熟练护士和护理专家,世界多个国家均据此对护士进行分层级管理。

（二）护士分层培训

美国护理学会（American Nurses Association,ANA）提出,护士在职培训是为了增强护士理论知识、操作技能和工作技巧,提升其护理实践、护理教育、护理科研和护理管理等能力,有计划、有组织开展的学习过程,最终目的是改善民众健康。而护士分层培训,则指以能级进阶模式为基础,依据能级对应原则,对不同层级护士在履行职责时所需专业知识与护理技能给予相应培训的有效方法,不同层级护士所需培训内容根据其能力差异和工作中承担责任的不同而有所差异,以使其能胜任本层级岗位的工作,不断提高业务能力,最终向更高层级发展。

（三）分层管理实施现状

根据《卫生部关于实施医院护士岗位管理的指导意见》及优质护理服务要求,我院制订了《护士分层管理制度》,指导实施护士分层管理。根据护士的专业能力、工作年限、职称、学历等因素对其进行综合评估与考核,将其分为5个层级,从下往上依次为:试用期护士（CN0）、初级护士（CN1）、适任护士（CN2）、专业护士（CN3）及护理专家（CN4）,并编写了各层级护士的岗位说明书,以确定各层级护士的岗位职责、任职资格及工作质量标准等。我科根据护理部相关文件,分别制订了《妇科护士分层管理制度》与《妇科各层级护士岗位说明书》,并按照护理部要求,对各层级护士实施进阶动态管理,达到规定任职资格、工作年限、能力,并完成规定培训后的护士可于每年6月申请进阶。妇科各层级护士任职资格基本要求如下:①CN1:担任 CN0 工作至少1年,完成相应培训经考核合格者。②CN2:大专及本科学历,护师职称,担任 CN1 工作3年及以上,完成相应培训经考核合格;本院规培毕业,护师职称,担任 CN1 工作2年及以上,完成相应培训经考核合格;硕士毕业,护师职称,担任 CN1 工作1年及以上,完成相应培训经考核合格;博士毕业者。③CN3:大专及本科学历,主管护师及以上职称,担任 CN2 工作 5 年及以上,完成相应培训经考核合格;硕士毕业者,担任 CN2 工作 4 年及以上,完成相应培训经考核合格者(本规定适用于 2022 年新入职护士及 2022 年 7 月 1 日以后取得硕士研究生毕业证者);博士毕业者,担任 CN2 工作 2 年及以上,完成相应培训经考核合格。④CN4:本科及以上学历,副主任护师及以上职称,担任 CN3 工作 5 年以上,完成相应培训经考核合格;硕士学历,副主任护师及以上职称,担任 CN3 工作 4 年以上,完成相应培训经考核合格;博士学历,副主任护师及以上职称,担任 CN3 工作 2 年以上,完成相应培训经考核合格。

(四)分层培训实施现状

我院护士的培训主要由医院护理部和科室负责,包括全院护士继续教育的计划、组织和实施,以及护士实际能力提升的追踪、评价和改进。科室设置培训督导,并采用导师制,配合护理部完成培训需求统计、培训计划拟定、计划实施等。妇科病房根据上述制度,修改制订了《妇科护士岗位培训及考核制度》。

培训内容主要包括新入职护士岗前培训和在职护士岗位培训两大部分。其中,新入职护士岗前培训的公共知识部分主要由人力资源部及护理部组织培训,专科知识部分则由各科室负责培训。岗位培训内容则包括护理部、大科和科室三个层面。

二、分层管理的目的和意义

1. 分层管理目的

(1)优化护士:使护士能胜任本层级的岗位工作,激发其工作积极性,不断提高业务能力,向更高层级发展,充分体现护士的专业价值。

(2)优化护理工作:优化护理人力资源管理,充分落实分级护理,提升护理质量。

(3)有益患者:提升优质护理服务水平,改善患者临床结局和体验,提高满意度。

2. 分层管理意义　不同层级的护士从事不同的护理岗位工作,能达到根据护士的能力充分利用人力资源的目的,在一定程度上可以解决护士短缺的问题。此外,采用能级进阶模式对护士实施分层管理,不仅能有效提高护理工作的质量,还能提高护士的满意度,降低护士流失率。培训的质量直接影响护理质量。然而,不同层级护士需培训的内容不尽相同。研究显示,绝大多数护士均认为应该接受在职培训,但不同工作年限的护士对培训内容的需求差异较大,低年资护士更倾向于基础护理、专科操作等培训,而高年资护士更倾向于提升自己的科研、教学等能力。分层培训能根据护士自身发展特点制订具有针对性的培训方案,从而提升护士参与培训的热情,并保证培训的效果。因此,以能级进阶模式为基础的分层培训更符合护士的培训需求。

三、分层培训实施

1. **分层培训计划**　在护理部《基于"洋葱模型"的妇幼专科医院护士岗位胜任力模型》基础上,结合科室护理理念,充分考虑收治患者情况与特点、护士特点、培养角度,制订了洋葱模型与 BEST-WISH 优质护理模式的分层培训计划。内容在分层级制订的基础上,细化到各层级中的每个年级,内容深度和难度依年级和层级的递增而逐级递增,真正体现了分层培训。

2. **分层培训实施**　以下从培训筹备、过程实施、培训巩固、质量保证 4 个方面进行阐述。

（1）培训筹备:我科在每月计划的指引下,以专人筹备的形式,完成每月培训计划的实施追踪和动态提醒。通过纸质计划入册、微信和面对面沟通等方式保证月计划的按时和完整实施。

（2）培训过程实施:根据目前的科室护理工作现状,在充分考虑护士意愿和培训环境的基础上,采用线上和线下相结合的混合式分层培训形式完成培训内容的传递。同时通过互联网平台延续培训内容的培训时限,以达到培训覆盖率100% 的目的。此外,在培训形式上,我科采用多样化的培训方式,针对不同特点的培训内容采取最适宜的培训方式,以达到最佳的培训效果。例如采用情景演练的形式完成急救培训,采用操作演练的形式完成操作培训等。

（3）培训巩固:为保证培训效果的延续性,帮助护士巩固学到的内容,采用互联网平台将每月内容集中放置,令护士可以做到随时随地的零星复习,利用碎片化时间完成巩固。

（4）培训质量保证:为保证培训质量,针对每月培训计划中的重点内容,要求护士长全程参与督导。同时,采用科室自制的《培训授课评价表》和《培训内容评价表》,从教和学两方面完成培训的考评,并及时反馈给培训者和被培训者,帮助提升培训质量。

3. **分层培训评价**　采用多方检验、分类评价的分层培训评价方式,从各个阶段、各个方面完成评价。主要概括为授课质量评价、形成性评价和结果评价。

（1）授课质量评价:针对培训者的授课质量,采用科室自制的《培训授课评价表》和《培训内容评价表》分别就培训者的授课技巧和教学内容设计两个方面进行评价,并及时反馈评价结果,帮助培训者提升授课能力和质量。

（2）形成性评价:采用《迷你临床演练评量（Mini-CEX）》和《操作技能直接观察评价表（DOPS）》,从形成性评价的角度检验被培训者的学习效果。

（3）结果评价:采用护士长 - 培训督导 - 导师三级抽查检验体系,按照护理部要求的考核频率,从护士长、培训督导和导师三个层面分别完成结果评价。评价内容具体包括知识、技能、能力和职业素养 4 个方面,分别采用科室自制的评分表完成评价：①知识：采用《理论考核评分表》进行评价，包括语言表达、熟练程度、作答条理性、题意理解和回答完整性5个方面内容。②技能：采用《妇科护理技术操作考核表》进行评价，包括操作前准备、操作过程、操作效果、理论提问4个方面内容。③能力：采用《妇科护士能力考核评分表》进行评价，包括临床护理能力、科研与评判性思维能力、组织与沟通能力、伦理与法律实践能力、教学教育能力、职业发展能力。④职业素养：采用《妇科护士职业素养考核评分表》，包括职业形象、职业情感、职业伦理3个方面内容。

4. 分层培训质控 我科采用护士长 - 培训督导 - 导师三级督查质控体系：①护士长质控：针对每月培训计划中的重点内容、培训重点环节和培训质量进行质控，要求面面俱到、质量把关。②培训督导质控：按照质控计划完成每月分层培训质控内容，针对并记录于《培训督导督查记录表》。要求质控全面细化、计划与技巧并重。③导师质控：完成所负责低年资护士本月所有培训计划中重点内容的抽查，并及时反馈，帮助低年资护士提升能力。

5. 分层培训激励办法 为激励科室护士积极完成培训任务，自觉提升培训质量。我科每月从抽查结果、培训质量、手册质量、培训完成情况4个方面对科室每位护士进行评分，对得分最高的护士予以表扬和奖励。

四、妇科专科分层培训

结合妇幼专科医院特色，建立了基于洋葱模型的护士岗位胜任力模型。洋葱模型是在冰山理论基础上由美国学者理查德·博亚特兹所提出的，该模型将胜任力由内向外概括为层层包裹的结构，越向外层，越易于培养和评价，越向内层，越难以评价和习得。

1. 一、二级指标体系及内涵 基于洋葱模型，可以从表层、中间层和核心层三个层次构建分层培训体系的整体架构（文末彩图2-1），从而为分层培训计划的制订、考核标准设定及岗位层级进阶管理提供依据。其表层为知识、技能，是护士岗位胜任力所需具备的基本要求，该层容易了解和测量，易于通过培训得到提升，但不能区分绩优者与一般者；中间层为能力，是区分优秀护士的潜在特征；核心层为职业素养，是最里层的胜任特征，是内在的、难以测量的部分，最难以改变和发掘，但它们是识别表现优异者的决定因素。

在知识、技能、能力、职业素养4个一级指标下，经三轮专家咨询，共计设置了18个二级指标，各级指标及其内涵见表2-1。

2. 三级指标体系 在二级指标体系下，根据各层级护士特点制订了三级指标体系，三级指标在不同层级护士中有所不同，如CN0、CN1层级的培训重点在基础知识、基础理论和基本技能，不涉及教学、科研、管理知识，而CN2和CN3层级的培训内容中逐渐增加管理、教学、科研相关知识，基础知识越来越少，甚至不再进行单独培训，而是通过培训低层级护士而得到自我提升。

表2-1　妇科分层培训指标体系及其内涵

模型分层	一级指标	二级指标	内涵
表层	知识	基础知识与基本理论	从事护理专业工作所应具备的基础知识和基本理论
		专科知识	从事专科领域工作所必须具备的专科医学、护理知识等
		专业相关知识	从事护理专业工作所具备的包括自然科学、社会及人文科学、预防保健等其他相关学科知识
		急救与应急	医护人员在从事医疗护理工作中抢救生命、改善疾病状况和预防并发症、防止发生次生损伤时所采取的紧急医疗救护措施,还包括突发公共卫生事件的应急相关知识
		规章制度	护士在从事医疗护理工作中需要掌握的法律、法规与相关制度
		院感防控	预防患者或医务人员在医院内获得感染的措施;特定职业从业人员,遵循机构规章制度,并采取相应措施,避免在工作中遭受物理、化学、生物致病因素损害的过程
		管理知识	有效地利用人力和物力资源,以促进护士为患者提供高质量护理服务的过程所需具备的知识
		护理教育	护士运用科学的教学方法,完成教学/人员培训计划,探求教育/人员培训事务的真相和性质,摸索和总结其教育规律,并取得科学结论的研究活动过程
		护理科研	用科学的方法反复地探索、回答和解决护理领域的问题,直接或间接地指导护理实践的过程
	技能	操作技能	护士所掌握的完成护理工作所具备的操作技术,包括基本技能与专科技能
		急救技能	医护人员在从事医疗护理工作中对急危重症患者采取的急救措施及护理等,包括急救护理评估、急救操作技能、急救仪器的使用、急救护理措施和与其他医护人员配合的技能等

续表

模型分层	一级指标	二级指标	内涵
中间层	能力	专业实践能力	护士将专业理论知识和技能转化为给患者提供护理措施的能力
		临床思维能力	护士在临床实践中对患者主诉、体征、症状、检查检验与治疗的分析、逻辑推理,及时正确作出判断和决策力以解决问题的能力
		沟通协调能力	护士在日常工作中妥善处理人际关系,能够调动各种资源积极开展工作的能力
		职业发展能力	护士在护理实践中不断地调整职业目标和规划,并通过多种途径适应职业角色、提高职业能力、实现职业理想的过程
核心层	职业素养	职业形象	护士在护理职业活动中表现出来的外表、思想、言行、知识、能力的综合形象,不仅包括了自然仪表、风度、言谈、举止等外在形象,更多体现护士的道德品质、业务能力等内在素养,是内在心灵美和外在仪表美的有机结合
		职业情感	人们对自己所从事的职业所具有的稳定的态度和体验。护理职业情感是侧重于护士在护理活动中的情绪状态和情感体验
		职业伦理	从事专业工作应具备的道德态度和行为能力,它是在工作中所体现出的道德修养。护理职业伦理素养是护士在工作中体现出来的道德修养,是护士从事临床护理须具备的基本素养

以妇科 CN1 层级护士为例,在上述三级指标体系下,根据该层级护士特点,结合教材、临床及新进展等即可构建更为具体的培训内容和年度培训计划。其中,共性知识由护理部统一组织培训,而专科相关知识、技能、能力则由妇科自行完成。

五、妇科专科分层考核

根据护士的专业能力、工作年限、职称、学历等因素对其进行综合评估与考核。我科在医院分层考核制度与要求的基础上,完善与完成科室的分层考核。

(一)分层考核的管理与类型

我科分层考核实行护理部—大科—科室三级管理,护理部、妇产科及妇科按要求组织培训和考核。对培训后考试（考核）不合格者再次进行培训并考核,仍不合格者与绩效考核和晋级挂钩。

1. 妇科新入职护士岗前培训考核   护理部岗前培训结束后对新入职护士进行理论考试及护理操作技能考试,均合格后方可进入妇科培训。妇科岗前培训结束后由科室培训督导组织理论和技能考核并记录。试用期结束后由妇科护理管理小组按照《新护士综合表现评分表》对其进行理论、操作以及职业素养、学习态度、劳动纪律、人际关系等综合考核,决定是否留用。

2. 在职护士岗位培训考核   在医院各类分层考核要求上制订妇科在职护士岗位培训考核要求。

（1）三基考核:考核对象主要为妇科的 CN0、CN1 和 CN2 护士,考核方式包括理论抽查、小讲课、护理查房、操作抽查、以抽代培等。

（2）层级考核:对妇科在职护士进行层级培训及考核,不同层级护士的培训及考核内容不同。

（3）护理部考核:妇科所有层级护士,必须按要求完成护理部层面的考核,即每年举办一次在线理论考试（合格线为 60 分）,并根据上年度抽查情况及日常质控中发现的问题,每年抽考 20% 护士的操作技术（合格线为 90 分）。

（4）科室考核:在科室内部,对妇科 CN1 护士每季度、CN2 及 CN3 护士每半年,分别抽考理论和操作技术各 1 项（合格线为 80 分）,每年对科室所有层级护士进行 CPR 考试。

（二）分层考核要求

1. 考核方式   根据护理部《基于洋葱模型的分层培训与考核体系》,我科的分层考核方式主要包括知识考核、技能考核、能力考核、职业素养考核,此外,针对护士承担的不同岗位工作,还加入了患者管理、教学能力和管理能力等方面的考核。针对不同层级护士考核方式侧重有所不同。

（1）知识考核:包括抽查、笔试、在线考试等。

（2）技能考核:包括日常操作抽查和操作考试。

（3）能力考核:主要针对临床护理能力、科研与评判性思维能力、组织与沟通能力、伦理与法律实践能力、教学教育能力、职业发展能力进行考核,形式包括以抽代培、护士长日查房等。

（4）职业素养考核:主要针对职业形象、职业情感、职业伦理进行考核,形式包括护士长日查房、日常各类评分等。

（5）患者管理:主要是日常检查妇科患者整体护理的质量,包括八知道、非正式查房等形式。

（6）教学能力:主要针对制订妇科护理教学计划的能力、指导学生实践的能力、教学结果反馈和总结的能力、学生评教和满意度调查情况等进行考核。

（7）管理能力:根据科室安排任务的完成情况进行考核。

2. 考核频率及要求

（1）考核频率

1）考试/考核：科室所有护士每半年至少完成知识、技能、分管患者考试/考核各1次。

2）抽查考核：护士长及培训督导按照护理部要求的频率对科室护士完成抽查与考核，并记录在《护士日常考核记录表》中。具体为：①知识、技能：建议至少达到各层级同岗位培训及考核要求的频率（CN0至少每个月各一次，CN1至少每季度各一次，CN2和CN3至少每半年各一次）。②能力：建议CN0入职前半年（试用期）每月一次，试用期满考核合格后至少每季度一次；CN1至少每半年一次，CN2/CN3至少每年一次。③素养：建议CN0至少每季度一次，CN1每半年一次，其余层级至少每年一次。

（2）考核要求：考核内容应与科室为各护士制订的培养计划相吻合，并采用科室制订的各项考核内容评分细则，如理论与操作评分标准，让考核评分有标准可依，考核结果具有客观性与可比性。

（三）分层考核的分析

我科在医院护理部制订的《四川大学华西第二医院护士分层岗位培训手册》内容基础上，将其修订为妇科适用的《妇科护士分层岗位培训手册》，并按手册要求完成妇科护士的各类分层培训考核分析。妇科护士分层培训考核分析主要包括三类，护士培训分析、护士考核分析和护士培训/考核年终总结分析。

1. **护士培训分析** 按照CN0护士每月、CN1护士每季度、CN2和CN3护士每半年的频率对妇科各层级护士相应周期内的培训情况进行总结和分析，具体包括：培训内容及参与情况汇总、培训前后成绩统计与分析、知识点掌握情况、培训优点和不足、培训人员分析、培训改进措施等。

2. **护士考核分析** 采用《护士日常考核记录表》详细记录妇科各层级护士的各类日常考核情况，按照CN0护士每月、CN1护士每季度、CN2和CN3护士每半年的频率，由妇科护士长及培训督导对各层级护士相应周期内的各类考核情况进行总结和分析，包括科室考核完成情况、考核成绩统计与分析、考核方式分析、存在问题及考核改进措施等。

3. **护士培训/考核年终总结分析** 针对妇科所有层级护士，在每年末进行年终培训与考核的总结与分析，具体包括：年度培训/考核汇总、全年培训实施情况汇总、本年度培训的亮点与不足、全年考核情况汇总、主要问题及改进措施、下一年培训考核重点等。

（幸 露 郭秀静 邓 雪）

第三节　绩效考核

2022年4月29日国家卫生健康委制定的《全国护理事业发展规划（2021—2025年）》中提出要加强护士队伍建设，健全完善护士队伍激励机制，实施科学的护士评聘考核和绩效考核。规划指出绩效考核结果与护士岗位聘用、绩效分配、奖励评优等挂钩，向临床一线护士和基层护士倾斜，多劳多得、优绩优酬，充分调动护士的积极性。在分析医院内外环境的基础上，医院运营管理部和护理部共同执行了护理绩效改革，通过测算、讨论、方案拟定和反复调整，实现了护理绩效的垂直管理。

一、护理绩效考核的组织架构

护理部是护理系统薪酬分配的执行主体，护理部与医院运营管理部共同负责全院护理单元的绩效管理。护理部制订护理绩效分配的指导原则，各科室在护理部指导原则下制订二级分配细则和绩效考核细则，形成了医院—护理部—科室—护理单元的管理构架。运营管理部负责护士的绩效核算，科护士长、正/副护士长等护理管理人员的绩效由护理部审核和调整，一线护士的绩效由各护理单元的经管小组根据当月绩效考核情况审核和调整。

二、护理绩效考核的原则

1. **客观公正的原则**　对工作人员的考评严格按照考评的程序、方法、标准，以客观事实为依据，坚持求真务实，客观公正地考评被考对象。

2. **民主公开的原则**　改变以往考核中存在的单纯由上级实施考核的模式，实行上级、同级和下级共同参与考评的立体考评方法；并适时公开考评结果，以利于群众的参与和监督。

3. **注重实绩的原则**　落实绩效考核以提高临床护理质量为最终目标，侧重考核护士的实际工作能力，包括护理工作数量、质量、技术难度、患者满意程度等。

4. **科学合理的原则**　细化量化考核指标，将绩效考核结果与护士的收入分配、职称晋升、学习进修、奖励评优等结合，充分体现多劳多得、优绩优酬。充分调动护士积极性，保证工作持久开展。

三、护理绩效考核的动态管理

护理部和医院运营管理部根据工作负荷、责任风险、技术难度、工作环境等对护理单元进行定档定级；根据岗位、职称、工作年限等对护士进行定岗定级。护士的层级变动每年调整一次，护理单元的层级变动每两年调整一次。目前临床护理岗位从CN0到CN4共分为五层12级，护理管理岗位按职位、任职届数、职称、管理系数等进行分层。

1. **护理管理岗位人员的绩效**　根据组织部任命，核定护士长的护理单元层级、职务层级、院龄和职称,制订相应的系数,并核算护士长的总系数。科护士长对护士长进行月绩效考核,护理部和运营管理部共同审核发放护士长绩效。

护士长系数 = 个人系数 × 吃缺系数 × 工作量系数 + 管理系数

其中,个人系数 = 层级系数 × 院龄系数 × 科室系数。

注:管理系数不仅考虑了职务类别如科护士长、正 / 副护士长,还考虑了其任职届数。

2. **临床护理岗位人员的绩效**　临床护理岗位人员的绩效与其层级、院龄、科室层级及效益相关。个人绩效的 70% 由运营管理部根据每个人的绩效系数计算,一般不可调整;30% 科室可根据工作具体安排、绩效考核结果等进行调整,每项调整均需注明理由,并交护理部和运营管理部审核。

护士系数 = 护理单元系数 × (人员层级系数 × 院龄系数 + 贡献系数)

注:护理单元系数和院龄系数同护理管理人员,贡献系数是考虑刚卸任护士长对医院的贡献,参照相关政策,对卸任护士长增加贡献系数 0.5,有效期为一届。

四、护理绩效考核的实施

1. **制度建设**　绩效考核包括对护理单元和护士个人的考核,考核结果与绩效收入等挂钩。因此,护理部建立了相应的绩效考核制度,如护理单元绩效考核制度、护士长绩效考核制度、护理绩效二级分配指导原则等。

2. **考核频次与结果应用**　护理绩效考核包括月绩效考核和年终绩效考核,月绩效考核每月进行,考核结果与当月绩效挂钩;年终绩效考核结果分为优秀、合格、基本合格、不合格 4 个等级,考核结果与护士的职称晋升、学习进修、奖励评优等挂钩。

3. **考核内容**

(1) 护理单元绩效考核:基于平衡记分卡设计,护理部按护理单元核心质量设计一级、二级和三级指标,制订不同的考核表,分为病房类、门诊类、急诊类、手术室类、消毒供应中心类、麻醉类。一级指标为学习与发展、业务流程、患者满意度、成本效益,一级指标各护理单元相同,但各指标的权重不同。二级指标和三级指标则根据科室的性质和护理工作重点各有侧重。以妇科病房为例,二级指标有 10 项,三级指标共 27 项,详见表 2-2。

表 2-2　护理单元绩效考核细则

一级指标	二级指标	三级指标
学习与发展	1. 岗位培训 / 考核	1. 培训完成率 100% 2. 考核完成率 100% 3. 护士三基 / 急救知识与技能掌握 90% 以上
	2. 持续质量改进	1. 上月质控问题有改进 2. 护理有创新（加分项）

续表

一级指标	二级指标	三级指标
业务流程	3. 患者身份识别 ※	1. 患者腕带佩戴规范
		2. 护士查对方法正确
		3. 无查对不到位导致不良事件
	4. 用药安全	1. 毒麻 / 高危药品 / 冰箱药品管理规范
		2. 药物配制 / 使用符合要求
	5. 医院感染	1. 无菌物品管理规范 ※
		2. 适时手卫生
		3. 职业暴露防范措施落实
		4. 传染患者隔离措施落实
	6. 医务人员有效沟通	1. 医嘱执行正确
		2. 患者交接符合要求
	7. 不良事件	1. 无瞒报或漏报不良事件
		2. 发生不良事件后进行 PDCA
		3. 当月患者无非预期压力性损伤 / 烫伤 /ICU 内的跌倒
		4. 上报隐患 /Near Miss 并进行 PDCA（加分项）
	8. 整体护理	1. 基础护理 / 分级护理 / 健康教育合格率
		2. 无因护理文件书写问题致乙级 / 丙级病历
		3. 抢救物资完好率 100%※
患者满意度	9. 患者满意度	1. 无有效投诉
		2. 患者满意度
成本效益	10. 成本效益	1. 设备、物资管理符合要求
		2. 床位使用率 / 周转率 / 平均住院日

※：指核心条款。当月违反核心条款时，护理单元绩效人均扣 50 元，再次发生时加倍扣除。

（2）护士绩效考核：包括护士长和护士的绩效考核。

1）护士长的绩效考核：由护理部制订考核内容，科护士长组织考核。病区只有 1 个护士长时，一级指标为行政管理（20 分）、质量与安全管理（50 分）、学科建设（15 分）、教学管理（15 分）及科室当月绩效考核成绩。病区两 2 个护士长时，正护士长一级考核指标为行政管理（30 分）、质量与安全管理（50 分）、学科建设（20 分）及科室当月绩效考核成绩；副护士长一级考核指标为行政管理（30 分）、人员培训（35 分）、教学管理（35 分）及科室当月绩效考核成绩。二级指标和三级指标则根据护士长的工作重点、岗位职责各有侧重。年终考核包括病区考核成绩(60%)、个人考核成绩(40%)两部分。病区年终考核为病区月绩效考核平均分和病区教学、科研成果得分,个人年终考核包括个人月绩效平均分、个人教学及科研成果得分。考核结果与护士长的职称晋升、学习进修、奖励评优等挂钩。医德医风考核不合格者,按医院规定处理。

　　2)护士的绩效考核:由各护理单元根据专业特点,在护理部绩效考核基础上制订自身的绩效考核细则,护士长组织护理单元绩效考核小组进行考核。以妇科为例,具体考核内容包括临床护理工作的数量/质量/难度(40%)、劳动纪律及仪表(5%)、协作精神与参与管理(10%)、病房质量控制(30%)、临床带教(10%)、医德医风(5%)。此外,还有加分项目,如加班、应急时服从安排、杜绝差错等。扣分项目则为因查对不到位发生差错或投诉属实。月考核80分合格,加、减分项目进行单项奖励或惩罚,考核结果与当月绩效挂钩,年度先进个人从绩效考核优秀个人中产生。

(陈　静)

第三章　护理教学管理

第一节　妇科教学组织架构与品牌建设

临床护理教学是护理教育中的一个重要环节，是帮助学员将理论知识转化为临床实践能力的关键阶段。在临床护理教学管理工作中，科学合理的教学管理架构与教学品牌建设不仅可以帮助学员巩固专业理论知识，还可以提高学员的临床操作能力和素质，帮助学员更好地参与到临床护理工作中。

一、教学组织架构

科学合理的教学组织架构可以起到分工高效、权责明确的目的。四川大学华西第二医院妇科的教学组织架构见图3-1。分管教学的副护士长在护士长的指导下开展工作，并根据学习任务将临床护理学员交给培训督导，护士长对各种类型的学员进行不定期的教学督导和抽查，培训督导协助副护士长指导带教老师对各种类型的学员进行临床培训并完成相应教学文件书写和管理。临床护理学员可以分为以下四类：实习护生、规范化培训护士、进修护士和专科护士。不同层次的学生具有不同的特点，带教老师在实施临床教学时应注意因材施教，按需施教。

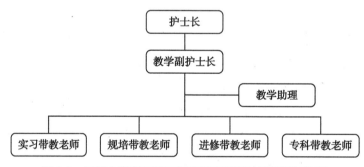

图 3-1　四川大学华西第二医院妇科护理教学组织架构图

二、妇科教学品牌建设

教学品牌指的是大众对教师或临床带教老师的教学能力、教学水平、教学质量以及教学价值等要素的一种评价和认知。开展教学品牌建设，简而言之就是教师或临床带教老师对其自身的教学特色进行定位与设计、构建与维护、传播与延伸的行为与努力，核心目的是让学校或科室的教学行为以良好的形象留在学员心中，从而提升教学知名度、影响力、美誉度和忠诚度。

（尹亚楠）

第二节 教学实践

20世纪20年代，美国贝尔实验室开发了PDCA循环，这是一个全面质量管理所遵循的科学程序，由于得到戴明博士的大力推广，所以又称"戴明循环"或"戴明环"。PDCA循环包括计划制订P（plan）、具体实施D（do）、质量检查C（check）和总结处理A（action）四个阶段，且这四个阶段环环相扣、周而复始、衔接紧密，呈阶梯式上升。PDCA循环符合人们认识事物的客观规律，即认识-实践-再认识-再实践；且PDCA的每一个步骤中，都存在一个完整的PDCA循环，即大循环套小循环的形式，层层推动促进问题解决。每完成一个PDCA循环都要进行经验总结，提出新的目标，并进行下一个PDCA循环，使质量不断得到提升。

随着近年来教学体系的重大变革，教学工具、教学技术、教学模式以及学校形态都发生了变化，PDCA循环作为全面质量管理体系的基本方法和思想基础，完美契合现代教学改革方向，为医院临床带教工作提供了改进的方法和依据。与传统临床带教方法比较，PDCA循环下的教学模式通过定期的理论和操作考核能及时了解学生掌握情况，并检测教学质量，查找总结师生双方的不足之处，指导修订教学计划。PDCA循环实现了全过程教学质量管理，不仅提高了带教老师课程设计的积极性和创造性，还减少了临床教学的盲目性和随意性，不断完善教学过程，规范教学工作，持续提高教学质量。

一、教学计划

教学计划（plan）是临床教学实施的第一步，一般在学员入科前一周完成，需要完成以下几个方面的内容：

1. **组织架构** 各科室设有负责教学的护士长和培训督导，负责管理科室的教学工作，并根据规培、进修、实习和专科护士等学员类型选拔、培养不同的带教老师，各带教老师需熟练掌握专科知识和临床操作，并且具有临床带教的能力。

2. **师资配置** 各科室设有负责教学的护士长和培训督导根据规培、进修、实习和专科护士等学员类型配置不同的带教老师，安排教学工作。

3. **教学资源** 主要包括教具、教学模型、授课场地以及临床操作涉及的仪器设备等，需以完好状态备教学所用。资料准备包括学员欢迎卡、教学进度表、教学任务清单、学员排班、教学制度以及教学课件和教案。其中学员欢迎卡是科室人文关怀的体现，通过一张温馨有爱的学员欢迎卡，写上一段简短的介绍，附上一张生活气息满满的照片，使学员充分感受到来自科室的热情和关爱。带教老师需提前完成教学进度表，以周为单位制订教学内容、负责人以及完成形式。

教学任务清单也由带教老师完成,分为计划、实施、检查和处理四个部分,每个部分均包括不同的教学内容、执行时间以及执行人,目的是为带教老师提供工作指引,防止遗漏。

4. **接收学员表**   适用对象是实习同学和规培学员,当学员转科时由上一个科室的带教老师填写,便于下一个临床科室的带教老师快速了解即将到来的这批学员特点。学员表即 SBAR 表由四个部分组成,学员现状(situation)、学员既往实习表现(background)、学员存在的特殊问题(assessment)以及教学建议(recommendation)。学员现状包括所有实习同学的姓名、学校、学历、联系电话、两轮转科室的轮转时间和带教老师的联系电话。学员既往实习表现分为三个等级:表现优秀、符合要求和未达要求,由上一个轮转科室的带教老师分别填写,并记录学员请假情况。当学员存在特殊问题时可记录在 assessment 一栏中,方便下一个科室的带教老师掌握学员思想动态。最后是教学建议,由上一个轮转科室的带教老师勾选,包括端正学习态度、关注思想动态、规范工作行为、加强理论学习和强化操作训练。在学员入科前建立教学微信群,群成员包括各层级学员、教学护士长、培训督导和带教老师,方便进行信息交流。

二、教学实施

1. **制订教学计划**   教学计划的制订应按照临床路径的要求,有计划、有目的、有明确的时间性,具体包括教学内容和考核内容的计划与安排。

(1)教学内容及安排:教学内容应参考该类学员的学习大纲,并结合个人需求综合考虑和制订。参考成功能力模型(ASK 模型),教学目标应包含三个方面的内容:态度(attitude)、技能(skill)和知识(knowledge)。

(2)考核内容及安排:在教学计划中明确写明考核时间、考核方式以及各考核方式所占比例,方便学员备考。

(3)学生需求评估:带教老师负责评估即将入科学员的教学需求,一般通过电子调查表的形式如金数据或问卷星等完成。评估内容包括学员基本信息、兴趣爱好、学习类型、已轮转的科室、新科室的学习挑战、个人特长和不足、喜欢的教学方式和学习建议等,为下一步制订学习计划提供参考。

2. **入科培训**   入科培训在入科当天完成,主要目的是使轮转学员短时间内了解科室概况、人员结构、工作流程等,对学员的教学活动、考勤管理和生活需求进行安排,使学员快速进入工作角色,是一项重要的教学活动。

(1)环境介绍:环境介绍包括病房布局、常用医疗物资、消防通道的位置数量等,帮助学员迅速掌握病房布置及安全通道。

(2)人员介绍:人员介绍包括医护人员、带教老师和工勤人员的介绍,附上相关人员的照片能够让各层级学员增加亲切感,使其更快速融入新科室。

(3)专科介绍:专科介绍是入科介绍中最重要的环节,主要包括护理概述、疾病特点和患者特点,能够让新入科学员初步了解科室的护理特点和专科特色。

（4）教学制度：教学制度是教学活动中需要遵守的规章制度，能够保证教学有序进行，使教学管理有"章"可循，有"法"可依。在入科介绍时告知新入科学员相关制度，能够有效制约学员的行为，保障教学的效果。

3. **实施教学计划** 教学计划的实施可以采用多种形式相结合的方式，如线上＋线下。线上模式包括微信学习群、网页链接以及学习 APP 如钉钉等，线下模式包括操作示范、小讲课、教学查房、管理查房、情景模拟和思维导图等。无论哪种教学模式，带教老师都应注重学员职业素养、理论知识、操作技能和整体护理四个方面的技能提升。

（1）职业素养：学员的职业素养包括两个方面的内容：工作认真负责以及仪表礼仪规范。带教老师在临床教学过程中应注意培养学员热爱护理事业、热爱本职工作、传承为人类健康无私奉献的敬业精神；同时还应该培养学员掌握护理礼仪和仪表规范，帮助其以良好的精神面貌、积极乐观的生活态度面对复杂的工作环境。

（2）理论知识：专科理论知识的讲授是带教老师的工作重点之一，为帮助学员快速掌握专业相关理论知识，带教老师可以采取形式多样的教学方式，如知识竞赛、思维导图、翻转课堂等，让知识"活"起来，让学员"动"起来，让课堂"热"起来，让教学效果"好"起来。

（3）临床技能：护理是一门应用性极强的学科，提高各层级学员的临床操作能力是临床护理教学的重中之重。可采取的教学方法有观摩示范、情景模拟、技能比拼等，在临床带教过程中，带教老师需切实做到"放手不放眼"，既保证学员有充足的锻炼机会，还要保障临床患者安全。

（4）整体护理：实习同学的实习大纲中明确要求每位学生分管病床 3~4 张，同时在带教老师的指导下对患者进行整体护理；规培护士、进修学员以及专科护士的培训手册中也有相应要求。为提高各层级学员对患者的整体护理能力，临床常用的教学方法有教学查房、整体护理查房等。

三、教学评价

教学质控检查实施护理部 - 大科 - 病房三级质控管理模式，采用追踪方法学进行教学质控检查，教学质量评价要求"以学生为主体"，教学活动全程动态管理，对于发现的问题持续追踪并改进，实现检查 - 反馈 - 改进 - 建设 - 检查的闭环工作模式。追踪方法学包括个案追踪和系统追踪，个案追踪主要评价带教老师对各种教学质量管理制度与流程的执行力、教学工作连贯性以及科室的综合教学能力；系统追踪则侧重评价临床带教的内涵质量及各种教学规章制度的落实与执行情况，包括教学规章制度制订和遵循、教学资源管理（人员、设备、场所）、教学计划的制订与组织实施、多环节的教学质量保证体系、教学记录及资料存档管理。

教学质量评价指标采用多维度评价的方法，具体包括学生满意度、教师满意度、教学不良事件发生率、教学优良事件发生率和教学文件书写合格率等。质控检查后通过鱼骨图、控制图、柏拉图以及试卷分析等方法分析存在的问题并持续改进。

1. **入科考核**　入科考核在学员入科当天完成，题型一般以选择题为主，目的是帮助带教老师掌握学员的基础理论水平。

2. **过程考核**　包括月质控检查、平时表现、临床技能和整体护理。月质控检查包括对师资配置、教学计划、学生考核、教学文书和不良及优良事件的检查；平时表现可以发生在临床带教的任意时间，没有时间、地点的限制，考核结果记录在《日常考核记录表》中，分为平时表现（40分）、整体护理（20分）、临床技能（20分）和专科理论（20分），其中平时表现又分为劳动纪律（10分）、职业素养（5分）、学习态度（5分）、沟通协作（5分）、患者满意度（5分）以及执行教学计划（10分），日常考核可多次进行，最终成绩取平均分。

3. **出科考核**　出科考核在学员轮转的最后一周进行，包括专科理论和满意度和学生胜任力。岗位胜任力考核主要适用于实习同学，共五个评价维度：岗位胜任力及工作质量（20分，重点评价个人独立工作能力及质量，工作正确性、慎独、一贯工作效率）、合作性和创新（20分，对工作、同事及他人合作的态度，是否乐意尝试创新）、工作知识和技能（20分，对本职工作的要求、方法、系统理论的掌握程度）、主动性和责任性（20分，在无人监督下的工作情况及在无人指示下的工作能力）、勤勉和出勤（20分，贡献于工作的程度及工作纪律）。

四、总结处理

1. **手册记录及资料归档**　临床带教老师完成教学手册的记录，按照PDCA的顺序将资料归档，便于查阅。

2. **教学工作会议**　该批学员出科后，对应的临床带教老师应召开教学工作会议，完成教学反思和教学总结的记录，重点分析教学方法、教学效果等内容。

3. **出科座谈**　出科前科室负责教学的护士长、培训督导、带教老师和全体学员均应出席座谈会，在座谈中每个学员都要分享自身成长经历和收获，以及对科室的意见或建议，教学护士长认真记录并一一反馈。

4. **SBAR表**　带教老师填写SBAR表，并交给下一个轮转科室的临床带教老师。

（尹亚楠）

第四章 护理科研管理

护理研究是通过系统的科学探究,解释护理现象的本质,探索护理活动的规律,产生新的护理思想和护理知识,解决护理实践、护理教育和护理管理中的问题,为护理决策提供可靠的、有价值的证据,以提升护理学科发展水平的系统过程。护理研究的最终目的是形成、提炼或扩展护理领域的知识,从而提高护理实践的科学性、系统性和有效性。具备一定的护理研究和创新能力,是现代护士,尤其是高学历护士所必备的一项技能。

第一节 妇科护理研究现状及趋势

一、妇科护理研究的重要性

2021 年 9 月,国务院发布了《中国妇女发展纲要(2021—2030 年)》,提出支持妇女充分发挥"半边天"的作用,建立妇女全生命周期健康管理模式,并完善保障妇女健康的制度机制。我国各级卫生行政机构和广大妇科医护工作者积极响应,在妇女保健和护理等相关领域取得了瞩目的成就。然而,受经济水平等因素的影响,我国妇科护理的发展水平并不均衡,城乡、区域和群体之间的妇女健康发展存在差距,农村特别是欠发达地区妇女健康保障力度还需加大。随着国家和社会对妇科护理的发展及建设提出更高的要求,妇科护理队伍也在不断提高自身知识储备、操作技术能力和人文素养水平,做到以临床为基础,以科研为翅膀,加快妇科护理学科建设,为妇科护理科研的发展指明方向,为妇科护理人才培养注入新鲜血液。

二、妇科护理研究类型

妇科护理研究宏观上可以分为两大类:质性研究和量性研究。

(一)妇科护理质性研究

20 世纪 70 年代,质性研究在社会学和教育学领域兴起,90 年代由国外引入我国。质性研究(qualitative research)通过系统且主观的方法对生活体验进行描述并赋予其含义,主要以文字叙述为基础材料、以归纳法为论证步骤、以构建主义为前提。质性研究的特点是以反实证主义为基础,兼顾主体的旨趣及其他主观因素的影响,具有通过被研究者的眼睛看世界、描述现象的独特特点。质性研究在行为科学和社会科学中已经被普遍应用,并被用来分析和了解人类社会所具有的独特的、整体的、变化的特征和本质。常用的质性研究方法包括现象学研究、行动研究、人种学研究和扎根理论研究。

目前,妇科护理领域的质性研究开展得如火如荼,发文量也呈现逐年递增的趋势。妇科质性研究的主要内容包括恶性肿瘤患者的自杀风险识别及需求管理、妇科术后淋巴水肿患者的真实感受和症状体验、恶性肿瘤幸存者延续性照护的需求评价、宫颈癌术后患者的生育忧虑和妇科恶性肿瘤患者的 PICC 真实体验等。以上研究的特点是研究设计较为灵活,可以在资料收集过程中实时进行调整;收集资料的方法也多种多样;研究的本质是非干预研究,只关注特定的现象和社会背景;研究属于整体性研究,目的是深入探索事物的内涵和实质;研究者深入研究情景,并会停留一段时间;质性研究最终形成的是与研究现象或情景相匹配的模式或理论。

妇科护理质性研究的基本步骤,以宫颈癌术后患者真实体验的质性研究为例:

1. **确定研究目的**　调查和了解宫颈癌术后患者在治疗期间内心深处的真实体验和感受,为护士进一步提供心理护理提供基础数据。

2. **研究参与者**　收集某段时间内符合纳入标准的宫颈癌术后患者。纳入标准中的所有研究对象应能够充分、准确地表达自己内心真实感受。

3. **资料收集方法**　可采用面对面、半结构式和深度访谈的方法。访谈内容应该是完全开放的问题,可以围绕如何发现和确诊疾病、手术后对工作和生活的影响、放化疗期间的生理和心理感受以及对未来生活的态度等。

4. **资料收集步骤**　首先应签署知情同意书,随后与研究对象约定访谈的时间和地点,谈话内容可进行录音。

5. **资料整理和分析**

(1)将录音以及观察资料记录下来;

(2)反复阅读访谈记录;

(3)找出有意义的部分进行反思和分析;

(4)对有意义的内容进行编码和分类;

(5)根据编码和类别提炼主题;

(6)寻找各主题之间的联系。

6. **研究结果**　最后可归纳总结出的主题包括震惊与接受、受苦与死亡、夫妻关系的变化和生命价值的体验等。

(二)妇科护理量性研究

量性研究(quantitative research)指的是通过一定的方法收集资料,并通过对资料数据的分析来研究现象中各变量间的因果关系。量性研究的特点是将人的属性用可以测量的方式来表示,收集的资料多是客观且可量化的生理及心理变量,资料分析方法往往依据统计推论,研究结果多是根据概率统计,以达到验证某一研究假设的目的。量性研究包括实验性研究和非实验性研究。

妇科护理领域的研究大部分都属于量性研究,研究内容非常广泛,如情景式教学在妇科护理临床带教中的应用效果研究、精细化管理在妇科护理中的应用效果研究、妇科护士对宫颈癌根治术后膀胱管理的认知研究、PDCA 管理法在妇科护理带教中的应用效果研究、优质护理在妇科护理工作中的应用效果研究等。量性研究的优点是可以提供量化的结果,便于更好地理解研究结果,并可以比较不同变量间的关系,更容易实现检验假设,可以提供跨越距离、时间和文化的精准的研究结果等。

妇科护理量性研究的基本步骤,以 PDCA 管理法在妇科护理带教中的应用效果研究为例:

1. **形成问题** 结合临床工作与相关文献回顾,探讨在妇科护理带教中应用PDCA 管理法的效果和价值,提出研究假设。

2. **设计计划** 根据研究问题选择最适合的研究设计方案,制订干预计划。选取 100 名实习同学为研究对象,随机分为两组,使用 PDCA 教学法的组别为观察组,进行常规教学方法带教的组别为对照组,比较两组实习同学考核成绩、自我评价能力得分和满意度的差异。

3. **实施阶段** 在实施阶段研究者主要完成收集资料和整理数据的工作。研究者如实纳入研究对象并进行实际干预,干预结束后收集所有实习同学的考核成绩、自我评价能力得分和满意度调查结果。

4. **分析阶段** 对收集到的资料进行相应的统计分析并解释研究结果。研究采用卡方检验和 t 检验进行统计学分析,以 $P<0.05$ 为差异有统计学意义。

5. **传播阶段** 进行研究报告或将研究结果应用于临床,改善临床工作。通过统计学检验发现两组实习同学的考核成绩、自我评价能力得分和满意度的差异均有统计学意义,且观察组优于对照组,说明 PDCA 管理法能够有效提高妇科护理实习同学的考核成绩和自我评价能力,并提高其对教学工作的满意度,具有推广应用价值。

三、妇科护理研究现状和发展趋势

近年来,随着高等院校培养的护理学硕士和博士进入临床,极大地推动了妇科护理研究的发展。具体表现为妇科护理的发文量不断增加,护理研究接受资助的比例增加,护理研究的主题多样化,合作课题增加以及质性研究迅速发展。尽管妇科护理研究取得了一些成就,但是仍然存在不足之处,在质性研究中存在研究的深度和广度不够深入的问题,量性研究则存在研究设计欠规范、资料收集方法单一、数据处理不恰当和研究结论过于武断等问题。

妇科护理研究随着社会人口学结构、女性生活方式以及社会科学技术的进步也不断发展和外延。随着中国老龄化问题的加剧,在医院、家庭和社区为老年女性患者提供整体护理是未来研究的热点;妇科循证护理可以更审慎、明确和明智地应用最佳证据,用批判性思维为患者提供最佳护理行为,该观念被不少护士接受,相关研究也方兴未艾;妇科肿瘤疾病严重威胁患者的生命和生存质量,与肿瘤相关的治疗、护理以及并发症预防受到越来越多护士的重视。除此以外,人工智能建模、大数据平台建立、临床转化和真实世界研究等新的研究类型也是妇科护理研究需努力前进的方向。

(尹亚楠)

第二节　妇科护理研究选题

一、妇科护理研究选题原则

妇科护理科研选题需要符合创新性、实用性、科学性、可行性及伦理原则,每个原则在科学研究中的过程中都有其极其重要的角色:创新性要求研究内容有所发明、有所发现或者有所创造,可以基于前人的研究基础,进行借鉴和移植,或进行多学科交叉研究;实用性要求研究题目必须着眼于社会实践的需要或者科研本身的需要,排除无价值或者对社会无实际意义的题目;科学性原则要求所选课题必须有科学依据或事实根据,课题本身应该是科学和正确的;可行性则要求该选题必须有实现的可能,包括专业知识、技术水平、文献查阅、资金设备、研究期限等;伦理原则是科研的基础,要求所有研究内容必须充分保护患者的隐私、尊重患者的个人利益和生命财产安全。

二、妇科护理研究方向

妇科护理研究根据研究内容可以分为临床研究、教学研究和管理研究等方向;根据疾病类型可以分为恶性肿瘤患者、良性肿瘤患者和生殖道畸形患者等;根据研究对象的年龄可以分为未成年患者、育龄期患者、更年期患者和老年患者等。妇科护理研究者可以根据临床实际需求选择不同的研究方向。

(一)妇科护理临床研究方向

1. **恶性肿瘤患者**　妇科恶性肿瘤的发生率呈逐年上升趋势,研究热点主要集中在治疗过程中并发症的预防和护理,如深静脉血栓、淋巴水肿、便秘、骨髓抑制、PICC护理、恶心呕吐和焦虑抑郁等。

2. **良性肿瘤患者**　妇科良性疾病多见于子宫肌瘤和卵巢囊肿,研究重点多关注对生育力的影响、术后快速康复(ERAS)和心理护理等。

3. **生殖道畸形患者**　生殖道畸形患者多于青春期月经初潮后就诊,护理的重难点是术后泌尿系统感染和正确使用阴道模具的指导。

4. **未成年患者**　未成年患者的妇科疾病类型以生殖细胞肿瘤、卵巢囊肿和生殖道畸形为主。

5. **育龄期患者**　育龄期妇女是妇科疾病的高发人群,常见的研究方向包括子宫内膜异位症术后患者的药物和心理护理、子宫内膜癌患者的保育治疗及护理、子宫全切术后对夫妻生活的影响等。

6. **更年期患者**　更年期患者的护理热点集中在延续性护理、健康教育管理、家庭支持和心理护理等。

7. **老年患者**　妇科的老年患者护理重点是并发症的预防和处理,包括早期康复护理、跌倒和压力性损伤的预防及护理、切口感染的护理和精细化护理等。

除以上需关注的问题之外,热灌注治疗、输液港护理、营养支持、SBAR 交班、中医护理等均为妇科护理研究可以选择的方向。妇科护理科研人员应大力去探究新的护理方法、护理工具以及护理理论,不断提升护理服务能力和水平。

(二)妇科护理教学研究方向

妇科护理教学的研究内容有教学方法、课程设置、护士在职教育、教学评价和继续教育等方面的问题。创新教学方法,如以案例为导向的 CBL 教学法、以问题为导向的 PBL 教学法、以团队为导向的 TBL 教学法、翻转课堂、情景模拟、思维导图和小班化教学的共同点是从以教师为中心转变为以学生为中心,重视理论与实践相结合,锻炼学生临床批判性思维,有效提高学生的评估能力、沟通能力、协作精神和综合分析能力。因材施教、因地制宜,根据不同的教育环境选择最适宜的教学方法是未来妇科护理教学的热点。

(三)妇科护理管理研究方向

妇科护理管理的研究内容包括领导方式、行政管理、工作考核、护士配置、人才流动和护理质量控制等方面的问题。除此以外,护士的心理素质、业务素养、自身发展和工作满意度等也是妇科护理研究的重要组成部分。

三、妇科护理研究的科研诚信和学术道德

科研诚信(scientific integrity)指的是科学研究人员和科研管理人员在从事科学研究活动中弘扬以实事求是、追求真理、开放协作、崇尚创新为核心的科学精神,恪守职业道德,遵守相关法律法规和行为规范。科学研究的本质是认识客观规律的过程,因此应去伪存真,不得有半点虚假和欺骗。

2009 年我国科技部等十部委联合发布的《关于加强我国科研诚信建设的意见》中指出:

1. 应充分认识并加强科研诚信建设的紧迫性和重要性;

2. 明确科研诚信建设的指导思想、原则和目标;

3. 进一步推进科研诚信规范和法制的建设;

4. 完善科研诚信的管理规范和制度;

5. 加强科研诚信相关的教育,提升职业道德素养;

6. 完善监督机制,有效遏制科研不端行为;

7. 加强组织和领导,共同营造良好的科研诚信环境。

　　杜绝学术不端行为不仅需要相关的规范和制度,更需要科研人员的自律,在进行科研活动的过程中不断检视自己的行为,严格遵守科研道德和行为规范,维护风清气正的学术风范。

（尹亚楠）

第五章 特色护理

第一节 妇科全病程个案管理实践

一、全病程个案管理的基本概念

全病程个案管理（health care case management，HCCM）以跨区域、跨团队（医生、护士、个案管理师、社工、营养师、康复师、药师、管理人员）全程协作管理方式，从入院前准备、出院准备、双向转诊、出院追踪随访到远程健康管理环节，为患者提供连续性整合照护的全程闭环管理模式。

个案管理（case management，CM）在全程闭环管理模式中针对个案（患者）的疾病特点及个体不同需求，通过评估、计划、执行、协调、监测与评价不同选择和服务的过程。通过充分交流以及合理选择可用资源，提高医疗服务质量，降低医疗成本，满足患者的健康需求，以最小的费用得到高质量的医疗和护理。个案管理于19世纪末期萌生于社会工作领域，继而开始在美国的公共卫生、护理、社会工作等新兴学科中蓬勃发展。到了20世纪90年代，个案管理的工作方法已经在整个医疗保健、保险及社会服务行业流行开来。目前个案管理模式已经发展成为医疗保健行业相对成熟的管理模式，其能够为患者提供全程管理和无缝连接多种医疗服务，满足其院外长期照护需求，改善患者临床结局和生存质量。其中，个案管理师，最常见的是护士，致力于在正确的时间提供正确的医疗保健资源，协助患者在日益专业化、分散化的医疗体系中把握方向，实现无缝信息沟通、协调、患者参与和共同决策，确保患者在现有的医疗体系框架内体现连贯的、个体化的照护服务。近年来，个案管理模式已在国内外广泛应用，包括精神分裂症患者社区康复、糖尿病患者饮食管理、外科术后康复等。也陆续有研究报道个案管理在妇科恶性肿瘤术后康复及化疗全程中的应用，表明以护士为主导的个案管理实践，成为一种适应肿瘤多学科综合治疗的全新护理工作模式和护理服务理念，打破了医疗服务对于时间、空间的局限，体现了全程、专业化的护理服务内涵，与时俱进，适应现代精准医疗模式。对医疗知识的普及、提高患者出院后生活质量，以及在节省社会和家庭人力资源等方面有着重要的意义。

全病程个案管理通过专人将有限资源整合，给患者提供包括入院前准备、出院准备、双向转诊、出院追踪随访全病程的个性化管理支持，减少患者社会功能损害，最大限度地提高其对院外环境适应能力。这是一个共同参与的过程，促进个体对医疗护理服务的选择，以满足个体的健康需求，达到缩减不必要的服务，降低成本,同时提高医疗护理质量和效果的目的。主要目标是为有着多重需求的个体提供最高效最优质的服务,使得服务最优化。全病程个案管理不是停留在某一阶段,也不局限于某个场所,而是发生在持续提供服务的全过程,旨在不断满足个体的需求。全病程个案管理模式是近年来新出现的一种护理模式,能有效提高患者的治疗效果和药物依从性。通过全病程个案管理对患者的不良生活习惯进行干预,有效地向患者及其家属传输疾病的相关知识,为患者的用药和自我护理提供指导,从而减少并发症和药物毒副作用的发生,同时提高患者的自我认知,创造良好的自我管理环境。

二、全病程个案管理模式特征

(一)全程化

个案管理师为患者提供由确诊入院至出院康复期的全程医疗护理。

(二)个性化

针对患者病情、诊疗状况、心理状态、学历、经济状况,个案管理团队利用专业技能与交流方法给予个性化服务。

(三)专业化

大部分患者及家属专业知识不足,无法正确处理获得的消息,以致做出不准确的判断与决定。开展全病程个案管理,个案管理师能第一时间向患者提供饮食、诊疗与随访等专业化的指引。

三、全病程个案管理原则

(一)个案为中心

在全病程个案管理中整体考虑个案的需求,评估个案生理状况、心理状况、社会状况、宗教信仰、文化、价值观、生活方式、经济状况和医疗保险等全面评估。

(二)个案管理团队自我提升

追求专业知识,精益求精,不断提升个案管理和医疗保健能力。结合现有的和适用于业务环境和/或服务对象的循证准则,为患者提供最佳方案。

(三)安全

严格遵守国家及医院医疗法律法规及条例,确保患者及医务人员在全病程个案管理的整个过程的安全。

(四)服务整合

个案管理服务对象是有多重问题的需求者,通过连接跨机构或跨专业的可用资源,提供医院内或医院外整合的服务以减少服务的零散和重叠。

(五)连续性照顾

在全病程个案管理中评估个案需求,提供个案持续性的照护,建立持续合作关系,连接所需的社会资源网络。

（六）个案的赋能

重视个案的自我参与,强化学习动机,提供学习的机会和持续的支持,促进个案获得所需的帮助,提升个案疾病自我管理、自我照顾的能力。

1. **赋能** 整合患者健康照护者的经验,促进个案批判性思考与行动自主的能力,包含确认问题并关注确认问题所导致的情绪感受,建立具个人意义的目标,发展适合的方法,解决个人问题。

2. **赋能六要素**

（1）建立伙伴关系:个案与健康照护者共同建立相互尊重、信任、分享、平等和共同参与的伙伴互动关系。

（2）倾听:健康照护者倾听个案关注的问题,个案倾听自己的生活经验、需求与期望。

（3）对话:健康专业人员及个案间对话讨论,确认个案对问题的认识、现实的了解,厘清可用的资源与可行性。

（4）反思:鼓励个案透过反思,回顾自我管理的经验,学习批判思维与作出有利于自我健康的决策。

（5）行动:个案能拟定行动计划,在行动中彻底执行自我管理与行为的改变。

（6）回馈:在回馈分享中持续自我管理的动机与行为。

（七）照护质量结果评价

照护质量结果评价是以患者为中心的全面个体化评估,包括患者的健康、身心状态、安全、身体功能、适应性、健康知识、应对慢性病、参与度和自我管理能力。照护质量结果评价是个案管理一个重要部分,贯穿于整个服务的过程,他是执行个案管理的重要的目的和结果。

四、全病程个案管理工作步骤

（一）个案筛选

需要有一致性的筛选标准及执行程序,不同人员在不同时间执行,可使用同样的筛选标准。筛选标准可以有多项指标,主要依据各服务机构的服务宗旨目标或标准条件。患者知情并同意后确定纳入全病程个案管理项目。

（二）组建全病程个案管理团队

由主任护师/副主任护师、主管护师、责任护士组成全病程管理团队,团队成员均接受系统的培训,掌握疾病的治疗及护理策略,同时了解全病程个案管理的实施步骤与方法。由全病程管理团队根据患者的病情及需求,组建个案管理团队,小组组建后成员通过组织召开会议的方式讨论干预方案,指定一名责任护士（个案管理师）制订个案管理并负责该患者的全病程个案管理的实施（协助患者在全部诊疗时期第一时间、无误地转至科室或诊疗部门;联系各诊疗环节,即时评判、监督与修正方案;不间断跟进,根据需要协助患者转至其他科室就诊,顺利完成全程诊疗),疾病全病程管理团队负责监督和评价该疾病所有个案的全病程个案管理实施情况。个案管理师的资质条件:从事相关疾病临床护理工作≥5年;本科及以上学历;取得相应专科护士资格证书;经全病程个案管理培训考核并取得相应认证资格。

(三)评估确认需求

评估对象包括个案、家庭、照顾者,运用标准化工具,以确认其在医疗、认知行为、社会及功能等整体需求,评估正式或者非正式可使用资源,确认个案问题或需求。评估是一个持续的过程,贯穿整个管理过程,根据需要,间歇性地进行,以确定个案管理护理计划的有效性和个案在实现目标方面的进展。

1. **评估的原则**

(1)完整性与全面性:使用系统性、有组织的方式来进行评估,除个案个体外,与个案有关的周围环境、家庭状况、支持系统、有意义的他人及可以利用的健康资源等。

(2)持续性评估:有些健康问题不一定是持续存在的,但是心理及社会层面问题常是在使用调节适应中转变,或发生适应不良的时候才会出现。因此对健康问题需要不断进行评估,不能只集中于一个时间点的评估。

2. **评估的种类**

(1)基本资料的评估:个案的人口学资料、既往史、现病史及求医过程等,作为对个案的初步了解。

(2)整体功能性评估:评估内容包含身体、心理、社会文化及支持系统数据,全面、系统收集数据,主要了解个案目前的健康状况及生活形态两大方面的数据资料。

(3)问题焦点式评估:对存在问题深入评估,针对个案所陈述或评估者所观察到的健康问题,进行深入探讨,了解导致该问题的原因,找到确认护理问题的依据。

3. **评估资料来源**

(1)个案本身及重要亲友:个案是评估资料的主要来源者,其次通过重要亲友进行补充完善。

(2)病历资料:病历资料有助于护士对个案及健康问题有基本的了解,也可避免重复询问个案相关问题,以减少对个案的干扰及提升医疗服务质量。

(3)医疗团队的其他成员:主要指共同参与照护的医疗成员,主要包括医生、营养师、心理咨询师、其他的护士等,他们都可以提供对个案的照护经验以及他们所收集到的资料。

(四)个案管理计划

个案管理计划是一个结构化的、动态的工具,用于记录专业个案管理师在患者参与个案管理期间所提供的干预时机、干预措施和预期目标。清楚个案的需求、存在的问题以及个人能力和资源,制订原则是个案认为是最重要的,危及其生命安全,最容易达成,制订可评价、可测量的目标。

1. 确定的健康需求、障碍以及与患者/家庭和/或家庭照顾者以及跨专业团队成员合作的机会,以便提供更有效的综合护理。

2. **设立健康问题的优先级** 个案的健康问题绝不可忽视,但是健康问题可能不仅仅只有一个,因此需要判断哪一个健康问题对个案最重要、最急迫、最需要优先给予处理,问题优先级的判断要根据问题对个案健康的危险程度、马斯洛的人类基本需要层次理论以及个案对健康问题优先级的认同来排列。

3. **确立具体目标** 应明确地制订期望预防、解决或控制问题达到什么程度,以便有效地选择特殊性、个别性的护理措施。短期目标是指在较短的时间内可以达成的目标,时间通常少于1周;长期目标是指较长时间才能达到的成果,时间通常需要几个星期或几个月。

4. **制订健康干预措施** 健康干预的措施包括评估性措施、教育性措施、沟通协商性措施、治疗性措施。

（五）**计划执行与协调**

在全病程不同环节中实施计划,给个案提供直接医疗和护理服务,并且通过沟通协调使个案的需求和提供的服务高效配合,个案管理师通过联系资源不仅能满足个案的各种需求,还能在整个过程中提高个案运用资源的能力。

（六）**监测**

监测是一种提供全病程个案服务的后续追踪方法,监测全病程个案管理计划的合适性、个案或者家属接受服务满意度、照护目标的达成度、家庭功能的改变、社会支持功能改变、健康教育需求的改变以及照护流程、照护结果和照护成本的控制。最后确定是否需要对个案管理计划中健康需求、目标或干预措施进行修订或调整。

（七）**评价**

以患者的护理质量为出发点,评价指标为在特定时间内得到特定治疗、处置的速度以及死亡的发生率;营运收入/成本控制的评价指标为平均住院日、再入院率返急诊率;绩效方面评价指标为服务的个案数量、资源转介成功率。

（八）**结案**

当患者的功能和康复达到最高水平,取得最佳预期结果,或患者的需求和期望发生变化时,与患者达成共同的协议停止专业的个案管理服务。个案管理服务关系结束,是一种渐进式过程,包括调整医护与个案互动的频次,服务关系结束说明,处理个案负向心理感受。

五、以宫颈癌为例说明

（一）宫颈癌全病程管理意义

宫颈癌是最常见的妇科恶性肿瘤。2018年全球癌症研究中心研究数据结果显示,宫颈癌在全球女性癌症中发病率和死亡率均占第四位。在我国宫颈癌的发病率和死亡率分别位居于女性恶性肿瘤的第七位与第八位。每年宫颈癌病例新增约14万人,死亡约3.7万人。宫颈癌是威胁女性健康的重要疾病。目前宫颈癌疾病的治疗以手术和放疗为主,化疗为辅。虽然随着手术治疗、放射治疗、化学治疗的开展,宫颈癌患者的生命得到延续,但宫颈癌疾病本身及治疗给患者带来的副作用,仍影响了宫颈癌患者的生存质量及心理社会适应。

全病程管理以跨区域、跨团队（医生、护士、个案管理师、社工、营养师、康复师、药师、管理人员）全程协作管理方式,从入院前准备、出院准备、双向转诊、出院追踪随访到远程健康管理环节,为患者提供连续性整合照护的全程闭环管理模式。在该模式中个案管理护士协同宫颈癌患者共同解决健康问题,并通过沟通协调整合现有医疗资源来满足宫颈癌患者对于治疗方式的选择、信息的获取、心理支持等多方面的需求,目的是有效地改善宫颈癌患者的生存质量、提高宫颈癌患者心理社会适应能力。

（二）宫颈癌全病程个案管理标准流程

宫颈癌全病程个案管理标准流程见图5-1。

（三）宫颈癌全病程个案管理团队

1. 团队领导组织构架　该团队组长为科室主任,在宫颈癌全病程个案管理中主要职责为组织协调和质量评价,副组长为科室护士长,主要职责为科室内资源协调和照护质量过程监测。

2. 团队成员及职责分工

（1）医生:住院前,患者门诊就诊,门诊医生按照筛选标准筛选个案,对符合标准的个案,门诊医生转介给门诊个案管理护士;住院中,医生与个案协商制订宫颈癌治疗方案,按照方案实施疾病治疗,根据病情需要开具实验室检查项目,及时处理病房个案管理护士反馈个案需求及问题;出院后,根据个案手术中病理检查结果协商制订需要继续治疗方案,完成门诊个案定时疾病复查,并及时处理院后个案护士反馈个案的需求及问题。

（2）护士:住院前,个案管理护士对门诊医生转介的个案进行确认需求评估,根据评估情况制订个案计划,并提供直接的护理措施,沟通协调个案可用资源,建立个案管理健康档案,个案需求和问题向医生反馈;住院中,个案入院手术治疗前个案管理护士评价住院前目标达成情况,并进行确认需求评估,根据评估结果制订个案住院管理术前计划,个案管理护士通过沟通协调和护理措施,使个案的需求和问题达到高效解决。个案手术治疗后,个案管理护士评估个案需求和问题,向医生及其他成员反馈并制订计划,及时准确保证计划落实,促进个案

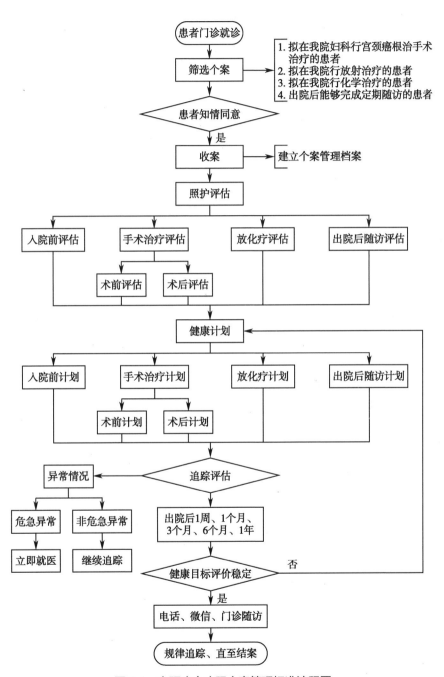

图 5-1　宫颈癌全病程个案管理标准流程图

康复。出院前对个案进行出院需求评估,制订个案出院后管理计划,为患者提交转诊申请;出院后个案管理护士负责个案电话/微信/门诊随访计划、完成随访记录表、存在问题及时与医生及其他成员沟通。

（3）病员中心:住院前,病员中心完成个案拟入院信息 His 系统录入,并通过医院网络平台给个案发送入院时间、入院用物准备、入院办理流程、入院注意事项及医院交通信息等提示信息;出院后,病员中心通过医院网络平台给个案发送康复健康宣教、复查时间等提示信息。

（4）盆底康复师:在住院间期进行个案肛门直肠感觉、肛门括约肌收缩功能及盆底功能评估,完成患者尿流动力学检查,根据患者情况进行盆底康复指导;出院随访期根据患者情况调整盆底康复方案。

（5）心理咨询师和营养师在住院间期进行个案心理和营养评估,心理放松训练和营养方案指导;出院随访期根据患者情况进行营养方案调整和心理问题评估或者转介。

（四）宫颈癌全病程个案纳入标准与结案标准

1. **个案纳入标准**　个案纳入标准为患者自愿参与并知情同意,拟在我院妇科行宫颈癌根治手术治疗、放射治疗、化学治疗的患者,且在出院后能配合完成定期随访,否则予以剔除。

2. **结案标准**　个案管理结束标准为转院随访、拒绝治疗、拒绝返诊、失访1个月及以上、死亡,达到结案条件时予结案。

（五）实施过程

1. **宫颈癌个案门诊诊断及入院前**

（1）个案评估:个案管理护士评估个案一般信息情况、疾病相关信息、心理状况、社会支持情况,心理状况使用医院焦虑抑郁量表（hospital anxiety and depression scale, HADS）进行心理测评;社会支持状况使用社会支持评定量表进行评估。

（2）个案管理计划:根据宫颈癌个案评估资料进行整合分析,针对其所陈述或评估过程中所观察到的健康问题,进行深入探讨,了解导致该问题的原因,并与宫颈癌患者确认问题与需求,然后根据存在问题的优先顺序,制订解决问题的相应计划,并且宫颈癌个案要认同该管理计划。

（3）个案管理措施

1）教育性措施

A. 一般常规护理:①注意个人卫生,穿纯棉内裤,勤更换,保持会阴部清洁干燥。②摄入高蛋白、高维生素、易消化饮食,戒烟酒。③保持大便通畅,避免腹泻、便秘的发生。④避免受凉,防止感冒,避免劳累,保证充足的睡眠。⑤术前最后一次月经干净后禁止性生活。⑥入院前用物准备。

B. 血栓预防措施:①低脂饮食,鼓励多饮水,每天饮水量至少 1 600ml。②避免坐或站立时间过长,做屈伸膝、踝关节内旋外旋运动。

C. 病情变化观察：有阴道出血者观察出血的颜色、性状、量，2~4 小时换卫生巾，出血多于月经量应及时就医。

2）治疗性措施：①血栓评估 3~4 分及以上穿梯度压力弹力袜。②专科用药指导。

3）沟通协商性措施：①心理评估异常、存在营养风险及其他问题的宫颈癌患者，个案管理护士与团队相应的心理咨询师、营养师、医生沟通协调完成转介。②沟通协调宫颈癌个案居住辖区医疗单位，个案在院外等候入院治疗阶段出现异常情况的处置等事宜。

2. 宫颈癌个案手术治疗期间

（1）个案评估：个案管理护士对宫颈癌个案进行院前个案管理计划评价，随后进行入院后手术前第一次评估，采用妇科入院患者健康评估单进行评估；手术后进行第二次评估；出院前进行第三次评估。

（2）个案管理计划：宫颈癌个案入院后个案管理护士在个案不同住院阶段对其进行评估，并且在不同阶段分别与个案管理团队医生、营养师、心理咨询师、盆底康复师、主管护士进行沟通了解个案情况，在个案住院不同阶段进行需求评估确认，然后对收集资料进行全面分析，以确定个案问题原因及优先顺序，制订不同阶段的管理计划。

（3）个案管理措施

1）教育性措施

A. 手术前措施：①病室消防安全措施，陪伴探视管理。②疾病基本知识、手术中的配合、手术后宫颈癌个案出现的症状及管理。③手术前肠道准备、阴道准备、着装规范及个人清洁配合。④避免受凉，防止感冒，保证充足的睡眠。⑤预防静脉血栓，下肢主动被动运动训练。⑥预防肺部感染，指导有效咳嗽、排痰及深呼吸训练。

B. 手术后措施：①饮食摄入类型、量、次数及目的宣教。②手术后取半卧位的作用、目的宣教。③手术后保持口腔、会阴部清洁卫生。④疼痛管理方法及作用。⑤妇科留置不同类型管道作用及注意事项。⑥床上活动及下床活动方式及预防跌倒措施。⑦各种治疗和用药的目的、不良反应宣教。

C. 出院措施：①宫颈癌个案实施间歇导尿者进行导尿方法、导尿用物选择、操作步骤、注意事项、导尿时机与频率、饮水计划、排尿日记、康复锻炼、并发症的预防与处理宣教。②宫颈癌个案实施带尿管出院者进行尿管固定、尿液量、颜色、性状观察宣教。③带尿管并发症的预防与处理宣教。④手术后性生活知识宣教。⑤术后复诊及随访内容、时间、方式、作用进行宣教。

2）治疗性措施：①药物过敏试验。②阴道冲洗、宫颈消毒处置。③术后使用抗生素、维生素、电解质、营养补充及抗凝治疗等。④促进肠功能恢复用药、预防尿路感染口服用药。⑤机械气压治疗、机械辅助排痰等处置。

3）沟通协商性措施：①个案管理护士在个案住院不同阶段分别与个案管理团队医生、营养师、心理咨询师、盆底康复师、主管护士进行沟通协调处理个案问题及需求。②沟通协调宫颈癌个案居住辖区医疗合作单位，个案出院后双向转诊连接及后续治疗。③沟通协调宫颈癌个案返家专车服务。

3. 宫颈癌个案出院后

（1）个案评估：个案管理护士按照出院制订的随访评估计划进行评估。

（2）个案管理计划：宫颈癌个案出院后个案管理护士根据宫颈癌个案管理计划评估收集个案健康资料，个案护士对健康资料进行分析，针对宫颈癌个案的健康问题通过电话、视频、微信、图片进行反复确认，以找到问题的真正原因，再制订解决问题的相应计划。

（3）个案管理措施

1）教育性措施

A. 一般常规护理：①摄入饮食多样化，保证膳食平衡，饮食清淡，适当增加食物蛋白和维生素食物的摄入，以促进伤口愈合。②保持大便通畅，避免便秘的发生。③生活规律，早睡早起，保证充足的睡眠，情绪稳定。④手术后淋浴采取防跌倒措施。⑤血栓预防使用梯度压力袜宣教。

B. 间歇导尿措施：①按照宫颈癌个案管理计划定时通过微信、电话、视频、门诊进行间歇导尿个案管理随访沟通和宣教。②宫颈癌个案出院后根据个案每次导出尿量进行间歇导尿方案调整，调整方案后对其饮水计划、排尿次数、间歇导尿次数进行宣教。③再次强调间歇导尿的意义、规范性操作的重要作用，并对个案的进步予以鼓励。

C. 留置尿管措施：①早晚用清水擦洗外阴，保持外阴清洁。②避免尿液反流，尿袋低于耻骨联合，尿管要保持畅通，不能弯曲或折叠，尿液及时倾倒。

D. 病情变化观察：①个案观察体温有无升高，伤口敷料有无渗血、渗液，尿液的颜色、量及性状；阴道有无流血和流液。②个案注意有无出现尿道口疼痛、尿频、尿急、尿痛等尿路感染症状；观察有无使用抗凝药物不良反应。

2）治疗性措施：①预防血栓抗凝用药治疗。②预防尿路感染用药治疗。

3）沟通协商性措施：①个案管理护士针对个案存在的健康问题和需求分别与医生、营养师、心理咨询师、盆底康复师、伤口治疗师、妇科肿瘤放化疗中心进行沟通协调完成转介。②沟通协调宫颈癌个案居住辖区医疗合作单位，处理个案健康问题医疗资源连接。③沟通协调宫颈癌个案返院专车服务。

4. 宫颈癌个案放化疗期间

（1）个案评估：个案管理护士对宫颈癌个案进行放化疗住院评估，采用妇科肿瘤放化疗入院患者健康评估单进行评估，心理状况使用医院焦虑抑郁量表（HADS）进行心理测评。

（2）个案管理计划：个案管理护士对宫颈癌个案健康评估资料进行整合并

分析,寻找个案存在健康问题的原因,共同制订个案管理计划。

（3）个案管理措施

1）教育性措施

A. 一般常规护理:①宫颈癌个案放化疗目的、意义进行宣教。②宫颈癌个案放化疗出现的毒副反应及处理措施宣教。③进食高蛋白、高维生素、易消化饮食,避免食用刺激性及坚硬食物饮食,少食多餐,菜色应尽量多样刺激食欲。④保持口腔、皮肤、会阴清洁预防感染。

B. PICC置管教育措施:①对经外周中心静脉置管的目的、意义、适应证、禁忌证及并发症进行宣教。②PICC置管操作步骤、操作过程中个案配合进行宣教。③PICC留置期间维护时间、方式及个案居家PICC护理注意事项宣教。

C. 化疗教育措施:①化疗会导致不同程度的骨髓抑制,表现为白细胞降低,白细胞下降容易引起免疫力降低,特别容易感染,应定期进行血常规检查,尽量避免去公共场所。②个案注意有无出血倾向,如牙龈、鼻腔出血、皮肤瘀斑、血尿及便血等。③化疗期间宫颈癌个案多饮水,以减轻泌尿系统的毒副反应,做好尿量记录。④用药期间个案注意有无药物引起心血管系统毒性、过敏反应等症状。

D. 放疗教育措施:①放疗前排空肠道,摘除金属物,避免与金属物质相邻的组织受量增加而造成损伤。②穿柔软宽松、吸湿性强的纯棉材质内衣。③保持照射野皮肤的清洁干燥,特别是多汗区皮肤,如腹股沟、外阴等处。照射野区域皮肤可用温水软毛巾清洗,禁用碱性强的肥皂、粗糙的毛巾搓洗;局部不可涂乙醇、碘酒以及对皮肤有刺激性的药物、化妆品等。④照射野局部用药后,宜充分暴露、切勿覆盖或包扎。避免冷、热刺激,不可使用冰袋和暖水袋等。冬季外出注意防寒保暖,夏季避免长时间暴露在强烈日光下。⑤避免照射野皮肤损伤。切勿粘贴胶布,剃毛发时宜用电动剃须刀,皮肤出现脱皮或结痂时,忌用手撕剥,以免损伤皮肤增加感染风险而导致伤口不愈合。⑥接受放疗范围内的毛发会有脱落,通常在治疗开始1~2周后逐渐出现,大部分只是暂时,一般治疗结束后毛发会逐渐生长出来。皮肤色素沉着不必进行特殊处理,放疗结束后逐渐恢复。

2）沟通协商性措施:①个案管理护士针对个案存在的健康问题和需求分别与医生、营养师、心理咨询师、妇科肿瘤放化疗专科护士进行沟通协调解决个案健康问题。②沟通协调宫颈癌个案居住辖区医疗合作单位,个案健康问题医疗资源连接。③沟通协调宫颈癌个案返院返家专车服务。

5. 宫颈癌个案院外随访管理

（1）个案评估:个案管理护士对宫颈癌个案治疗结束后定期随访评估。

（2）个案管理计划:个案管理护士对宫颈癌个案健康评估资料进行整合并分析,寻找个案存在健康问题的原因,共同制订个案管理计划。

（3）个案管理计划实施

1）教育性措施：个案管理护士按照宫颈癌个案治疗结束院外管理计划，定期对个案进行健康饮食指导，康复锻炼，目的在于帮助个案能独立自我照顾，回归社会。

2）沟通协商性措施：①个案管理护士在对宫颈癌个案定期随访中存在的健康问题和需求分别与个案管理团队相应成员沟通协调。②沟通协调宫颈癌个案居住辖区医疗合作单位，个案健康问题医疗资源进行连接。

（邓雪 幸露）

第二节　BEST-WISH 护理模式在妇科中的实践

一、基本介绍

国家卫生健康委印发了《全国护理事业发展规划（2021—2025 年）》，规划指出："持续深化优质护理，落实护理核心制度，做实责任制整体护理，夯实基础护理质量，强化护理人文关怀，优化护理服务流程，实现优质护理服务扩面提质，有效提升患者获得感。"我院护理部本着以护佑妇幼健康为使命，结合临床护士工作职责，构建了"1+3+4"的 BEST-WISH 优质护理模式，BEST-WISH 既是华西妇幼责任制整体护理模式，又是面向管理者和临床护士的工作清单。

"1+3+4"是 BEST-WISH 的基础由来，"1"是指患者安全，也是责任制整体护理的目标；"3"是指护理工作分类，即基础护理（basic nursing）、专科护理（special nursing）、心理护理（wellness of psychology）；"4"是指基于国家卫生健康委员会《综合医院分级护理指导原则（试行）》中责任护士职责，即病情观察（inspection）、治疗用药（therapy）、健康指导（education）、照护帮助（humanity）。护士通过履行 4 大职责（病情观察、治疗用药、健康指导、照护帮助），落实 3 项工作（基础护理、专科护理、心理护理），达成 1 个目标（患者安全目标）。BEST-WISH 是以上内容首字母缩写，同时也寄予了对患者的美好祝愿。

BEST-WISH 护理模式基于早期预警评分系统（national early warning system，NEWS）及患者自理能力评估，对妇科患者实施分级护理。同时，我院将 BEST-WISH 护理模式与医院信息系统及电子护理观察记录有机联动，实现了护理措施及护理记录的标准化、信息化及智能化。

BEST-WISH 护理模式囊括基本生命需要、疾病照护需求、患者安全需求及心理人文需求，强调疾病的全病程管理及全人文护理。对提高妇科患者满意度，保障临床护理质量与安全，规范护士临床实践具有重要意义。

二、BEST-WISH 护理模式的应用依据

在国家卫健委优质护理服务及分级护理要求下，临床护士需根据患者病情

等级及自理能力进行护理分级,并按照护理程序制订具有针对性、个体化的护理措施。在标准化病情评估方面,针对妇科患者,BEST-WISH 护理模式引入了早期预警评分系统 NEWS,对患者体温、呼吸、心率、血氧饱和度、意识等 7 个方面进行基础、快速的预警评分,并根据评分结果决定患者病情等级(表 5-1)。

表 5-1 早期预警评分系统(NEWS)

生理学参数	3	2	1	0	1	2	3
体温	≤35.0	—	35.1~36.0	36.1~38.0	38.1~39.0	≥39.1	—
呼吸频率	≤8	—	9~11	12~20	—	21~24	≥25
SpO₂	≤91	92~23	94~95	≥96	—	—	—
氧疗	—	有	—	无	—	—	—
收缩压	≤90	91~100	101~110	111~219	—	—	≥220
心率	≤40	—	41~50	51~90	91~110	111~130	≥131
意识	—	—	—	A	—	—	V、P、U

注:A:意识清醒;V:对声音有反应;P:对疼痛有反应;U:有反应;

病情分级:A 级:≥7 分;B 级:5~6 分或有单项为 3 分;C 级:1~4 分;D 级:0 分。

对于患者自理能力的评定,则使用 Barthel 指数(Barthel index,BI)评定量表,对患者进食、洗澡、穿衣等日常活动的依赖程度评分,并根据总分判定患者的自理能力等级(表 5-2、表 5-3)。在综合患者的病情等级和自理能力等级的基础上,确定患者的护理分级,分级标准详见表 5-4。

表 5-2 Barthel 指数(BI)评定量表

序号	项目	完全独立	需部分帮助	需极大帮助	完全依赖
1	进食	10	5	0	—
2	洗澡	5	0	—	—
3	修饰	5	0	—	—
4	穿衣	10	5	0	—
5	控制大便	10	5	0	—
6	控制小便	10	5	0	—
7	如厕	10	5	0	—
8	椅子转移	15	10	5	0
9	平底行走	15	10	5	0
10	上下楼梯	10	5	0	—

表5-3   患者自理能力等级评定标准

分级	自理能力等级	等级划分标准	需要照护程度
I	重度依赖	≤40 分	全部需要他人照护
II	重度依赖	41~60 分	大部分需要他人照护
III	轻度依赖	61~99 分	少部分需要他人照护
IV	无须依赖	100 分	无须他人照护

表5-4   护理分级标准

病情	自理能力				护理分级
	I	II	III	IV	
A	A+I	A+II	A+III	—	特级护理
B	B+I	B+II	B+III	—	一级护理
C	C+I	C+II	C+III	—	二级护理
D	D+I	D+II	D+III	D+IV	三级护理

针对患者护理级别制订个体化护理方案,并在实施过程中对每一个级别的每个护理任务进行梳理,实现护理措施的规范化管理。达到患者病情和自理能力决定护理分级,护理分级决定护理措施,护理措施符合患者个体化需求的良性循环。

三、BEST-WISH 护理模式的应用

BEST-WISH 护理模式的特点在于根据患者的护理分级确定临床护士的护理实践内容,达到针对性、个体化、规范性的护理照护。BEST-WISH 护理模式护理实践项目内容,详见表 5-5。

表5-5   BEST-WISH 护理模式

护士职责	护理项目	特级护理	一级护理	二级护理	三级护理
护理	基础护理 basic nursing	实施	实施	协助	指导
健康指导	健康教育 education	可提供	提供健康宣教	提供功能锻炼	出院宣教
护理	专科护理 special nursing	实施	实施	协助	指导

护士职责	护理项目	特级护理	一级护理	二级护理	三级护理
治疗用药	治疗用药 therapy	实施急救	治疗用药	治疗用药	治疗用药
护理	心理护理 wellness of psychology	可提供	心理护理	心理护理	倾听、共情
病情观察	病情观察 inspection	严密观察	每1小时巡视	每2小时巡视	每3小时巡视
照护帮助	患者安全 safety	风险评估预防	风险评估预防	确保安全	确保安全
	人文关怀 humanity	可提供	可提供	艺术/音乐治疗	艺术/音乐治疗

将医院信息系统护理电子观察记录与 BEST-WISH 框架进行整合,可构建 BEST-WISH 智能化护理信息系统。患者病情严重程度可通过预警评分系统进行判断,系统可以根据患者的生命体征进行自动预警评分及颜色提示,当出现明显异常指标时,可自动触发红色预警或黄色预警,信息后台可将评分与病情严重程度进行匹配,划分病情等级,再结合患者自理能力,对患者的护理分级进行动态提示。护士在系统中录入患者的生命体征,系统会自动提示护理级别及对应的护理项目,智能化指导护士正确实施和记录。根据医院需要,也可制作 BEST-WISH 方案每项具体措施的标准化视频,有助于实现护理操作的同质性。

（一）基础护理

基础护理(basic nursing)主要包括:①晨晚间护理,保持病室环境及床单位的整洁,协助患者进行头面部、手、足及口腔护理,妇科患者需进行会阴护理。②协助患者进食进饮,留置胃管患者则通过鼻饲进食。③根据患者活动能力指导休息及活动,卧床患者协助翻身及床上运动疗法。④保持患者大小便通畅,必要时留置尿管并注意预防尿路感染。⑤检查患者全身皮肤,保持皮肤清洁干燥,长期卧床患者根据需要选择合适敷料,预防压力性损伤。特级护理及一级护理的患者实施全面的基础护理,可利用 checklist 表及标准化护理操作 SOP 进行护理质量评价,二级、三级护理患者的基础护理,以患者自理为主,护士协助为辅,鼓励患者自我护理,保持肢体功能,必要时提供患者所需帮助。⑥评估患者住院期间睡眠情况,多角度进行睡眠质量干预,改善患者睡眠质量。

(二)健康教育

临床护士需为患者提供贯穿全住院周期的健康教育(education)。住院患者的健康教育包括:①入院时给予入院宣教,帮助患者快速熟悉病室环境、消防通道,指导床单位及相关配件、呼叫设备、安全防护设备等使用方法。②住院期间进行患者病情、治疗、护理、用药、饮食及活动等相关知识的宣教,必要时提供书面或电子宣教资料。③手术患者进行针对性术后护理宣教,正确评估患者的疼痛并给予镇痛措施,术后卧床患者注意床上活动,预防血栓,提供针对性功能锻炼指导。④出院患者应告知出院后活动与休息、饮食及出院带药的服用,按时复查及其他注意事项。⑤对患者依从性进行评价,评估患者对健康教育内容的依从性,查找原因,并不断改进健康教育的内容与方法,提高患者依从性。特级护理的患者在其意识清醒的情况下,可进行相关健康宣教;一级、二级护理的患者根据患者合作程度进行全面的健康教育。三级患者一般处于疾病恢复期,根据患者需要给予出院宣教。

(三)专科护理

除一般常规护理外,护士应根据患者病情及专科特点给予专科护理(special nursing)。专科护理措施包括:①妇科专科患者应注意治疗护理过程中动作轻柔,保护患者私密部位的隐私。②血栓预防与评估:评估患者血栓风险,手术患者术后使用气压治疗、运动疗法等预防静脉血栓,必要时遵医嘱给予抗凝药物。③术后并发症预防:积极使用机械排痰预防坠积性肺炎;超声治疗促进肠蠕动的恢复,预防术后肠粘连;术后康复期患者给予功能锻炼指导;积极预防淋巴水肿,开展淋巴水肿门诊治疗。④恶性肿瘤化疗患者需积极处理化疗药物副作用,减轻患者痛苦,对留置外周中心静脉置管的患者进行管道护理,预防感染。⑤营养指导:患者入院常规营养评估,评估患者营养情况,并给予个性化的营养指导与支持。

(四)治疗用药

药物使用是疾病治疗的重要内容,治疗用药(therapy)具体措施包括:①遵医嘱正确、及时给予药物治疗,用药过程中注意三查八对,抗生素、高危药品按照管理要求进行双人查对。②口服药给药时告知服药注意事项,并服药到口,如口服的肠道准备用药等需说明口服方法以及用药后的反应及处理。③静脉给药时,保证给药操作的连贯性,避免用药中断事件的发生,静脉配制药物及输注严格无菌操作,化疗药物可由静脉配制中心统一配制。④肌内注射或皮下注射的药物,注意注射部位的评估,长期用药的患者,合理更换注射部位。⑤阴道准备用药或治疗,护士在为患者进行阴道准备时,应注意操作规范、动作轻柔,减轻患者不适感,避免损伤患者阴道壁。⑥用药后观察药物疗效及不良反应,并做好记录。⑦特级护理的患者,还需日常配备急救药物及设备,准备随时抢救。

（五）心理护理

评估患者的心理状态,及时给予心理护理（wellness of psychology）。措施包括:①患者在入院初期由于环境及医护人员陌生容易出现紧张、焦虑等情绪状态,应耐心解答患者的问题,帮助患者尽早熟悉周围环境。②对于病情较重、病程较长或病情反复的患者,以及放疗、化疗或手术等特殊治疗的患者,容易出现失落、恐惧、抑郁、焦虑等情绪,护士应给予充足的疾病知识宣教,给予艺术治疗、正念干预等心理干预措施,另外,可组织同病种患者进行病友交流及团队心理辅导,增强患者治疗信心。③妇科患者在治疗护理过程中,常涉及腹部、会阴部等私密部位的诊疗,应关注患者感受,注意动作轻柔,保护患者隐私。④培养专科的心理咨询师,积极开展艺术治疗、三维舒缓疗法、芳香治疗等,为患者提供心理支持。

（六）病情观察

病情观察（inspection）是护士价值的重要体现,及时识别患者病情变化,为抢救和治疗赢得时间。具体内容包括:①根据患者护理分级的不同,护士巡视时间也有差异:特级护理的患者需严密观察,一级护理的患者需每小时巡视,二级护理的患者每 2h 巡视,三级护理的患者每 3h 巡视一次。②加强对患者的病情评估,关注患者的主诉症状和体征,以及检验、检查等客观资料。③特级护理患者进行心电、血氧饱和度、中心静脉压等指标监护。④注意观察患者心理改变及异常行为。

（七）患者安全

患者安全（safety）是护理工作评价的重要指标。具体措施包括:①特级、一级护理的患者应重视积极的风险评估,二级、三级护理的患者在充分告知安全事项的基础上保证患者的安全。②对于压力性损伤、跌倒等事件,采用基于循证的护理干预措施,形成高质量、标准化的护理手册,指导临床护士的护理实践。③严格遵守查对制度,避免用药错误的发生,保证正确的药物以正确的方式和剂量,在正确的时间,使用于正确的患者。④加强风险管理,制订应急预案,减少患者意外伤害事件的发生。⑤鼓励患者参与医疗安全活动。

（八）人文关怀

疾病本身及其治疗过程易造成患者身心负担,护士应重视患者住院体验,给予患者人文关怀（humanity）。具体措施包括:①对于特级、一级护理的患者,需根据患者的病情及意识状态选择合适的关怀措施,二级、三级护理的患者,护士可采用艺术治疗、音乐治疗等方式疏导患者的不良情绪,改善患者的就医体验。

②调查患者平时生活习惯和住院期间需求,采取相应的照护措施,尽量满足患者需求。③为患者提供耳塞、皮筋、眼罩等基本生活用品,开展患者生日祝福等活动。

(杨 弋)

第三节　表达性艺术治疗

随着传统生物医学模式向现代"生物 - 心理 - 社会"医学模式转变,关注患者心理状态在健康促进中的重要作用日益凸显。表达性艺术治疗为帮助患者应对压力、缓解负性情绪提供了一种新的途径。

一、表达性艺术治疗及其临床应用

(一)概述

表达性艺术治疗(expressive arts therapy)作为一个独立的专业实践领域,起源于 20 世纪 70 年代。国际表达性艺术治疗协会(IEATA)成立于上世纪九十年代,它鼓励教育者、艺术家和治疗师等成为其会员。目前国内外已有高校培养该专业的硕士。表达性艺术治疗发展至今,其技术多样,包括绘画、音乐、舞蹈、写作以及戏剧等。表达性艺术治疗与艺术治疗都是基于艺术创作的治疗方式,但两者有所不同。音乐治疗、舞动治疗等都属于艺术治疗,但均基于单一的艺术形式。而表达性艺术治疗的关键特征之一是将不同的艺术形式进行整合。

在表达性艺术治疗中,非语言的交流是重要的表达方式,而艺术创作的过程被认为是具有疗愈性的。人与生俱来都有创造能力。表达性艺术专注于创造过程,利用各种艺术形式,引导参与者在支持性的环境中,表达内心感受,从不同的角度探索情感或身体体验,帮助人们以适当的方式处理和整合创伤性感受,促进更深层的自我接纳与成长。而安全的空间与安全感是表达性艺术治疗中不可或缺的重要因素,使参与者能够放下掩饰或面具去表达和探索真实的自我。治疗师陪同这段内心旅程,了解参与者的困惑、悲伤、痛苦、愤怒及喜悦等内在感受和情绪,陪伴其艺术创作,见证个体成长。治疗师不去评判或解释艺术作品,作品都是受欢迎的。在团体形式的表达性艺术治疗中,参与者需要彼此尊重对方的作品。

表达性艺术治疗形式灵活,受空间影响不大,在病房内、病区示教室内都可以实施。使用简单的媒材也可开展,花费相对较少。应用广泛,对身体活动受限的患者也可有所帮助。

（二）表达性艺术治疗的临床应用

经过数十年的发展,表达性艺术治疗在世界多个国家和地区逐渐开展,不仅应用于病患,也适用于一般人群。目前,表达性艺术治疗已在不同临床领域进行实践,如:癌症、精神心理疾病、药物滥用、帕金森病、阿尔茨海默病、产后以及临终关怀等。相关研究表明,表达性艺术治疗有助于患者以更好的方式应对疾病或创伤。

二、表达性艺术治疗在妇科癌症患者中的实践

（一）妇科癌症手术患者心理状态值得关注

2018年全球癌症统计数据显示,癌症发病率和死亡率呈现上升趋势,妇科恶性肿瘤严重影响女性身心健康。例如,宫颈癌的发病及死亡情况均占女性恶性肿瘤第四顺位。除了与其他癌症患者一样经历疼痛、疲乏、脱发等问题外,妇科癌症还可能使患者面临绝经、性功能障碍、生育能力丧失等,给患者带来压力、焦虑、恐惧等不良情绪和心理问题。

手术是妇科癌症主要的治疗手段之一。作为一种强烈的应激源,手术可能对患者的神经、内分泌及循环系统产生影响。此外,因治疗需要可能切除子宫、卵巢、输卵管等女性特有器官或对器官造成一定损伤,引起生殖器官结构功能改变或功能丧失,这些都给患者的生理和心理造成负面影响,进而可能影响其生活质量和疾病预后。妇科癌症患者需要支持性护理,帮助其改善心理状态,积极应对治疗和疾病。研究表明,实施围手术期心理干预在改善患者的手术应激反应和预后方面是有效的。但是并非所有患者都愿意用语言交流的形式表达自己的内在情感、矛盾冲突等。表达性艺术治疗则为改善患者心理状态提供了一种新的方式。

（二）妇科癌症手术患者中的表达性艺术治疗实践

患者入院后,可采用医院焦虑抑郁量表等工具评估筛查患者的心理状况,结合临床工作中护患交流发现需要特别关注的患者。取得患者的知情同意后,在常规围手术期护理的基础上尝试开展表达性艺术实践。针对患者情况,可分别于手术前、手术后及出院前进行。具体形式包括团体或个人,也可以邀请患者家属共同参加。采用绘画、舞动、自由写作、音乐以及手工等不同形式和主题的艺术创作,让患者在安全的环境中,自由、自发地描述患病以及围手术期的真实感受,将内心深处的情绪、矛盾、愿望以及价值观等通过艺术创作的形式和过程投射到作品中,患者愿意时也可以进行分享,从而帮助其应对疾病及围手术期的负性情绪和压力。

（三）临床实施表达性艺术治疗中的问题与思考

在临床环境中实施表达性艺术治疗,有一些需要考虑的因素,如实施人员需经过相关的培训、在治疗师的指导下开展。此外,患者的参与意愿、常规治疗、身

体状况、活动能力以及医疗环境的限制等都需要在制订方案时加以考虑。如何更好地将表达性艺术治疗与临床医疗活动结合起来使患者受益,还需要不断的探索。此外,表达性艺术治疗所使用的传统媒材,如绘画材料、书写材料等需不断更换,且大部分材料和作品需要物理空间储存,而电子产品、创意软件和互联网等新媒介已开始应用于表达性艺术治疗。其优势包括:可随时保存创作过程及作品;方便查看作品,进行回顾及进度评估;节约存储作品的物理空间;易于与他人分享作品等。新媒介与音乐、舞蹈等艺术形式相结合,为实施表达性艺术治疗提供了新的视角(文末彩图 5-2)。

(刘　星)

第四节　三维舒缓疗法

一、概述

随着"生物 - 心理 - 社会"医学模式的发展,医疗护理的工作重心已经从"以疾病为中心"向"以健康为中心"转变,医疗护理服务的含义有了极大的延伸,不仅要为患者治疗疾病,也要关注治疗护理过程中的心理问题,改善患者的心理状态,促进患者身心康复。三维舒缓疗法是一种由心理评估、音乐疗法、正念减压三者构成的一种心理舒缓疗法。即在心理评估的基础上,以音乐疗法与正念减压为主要治疗方式,达到缓解患者的疼痛、焦虑、紧张等情绪的目的。

心理评估(psychological assessment)主要是采用人工或电脑软件的方式,应用心理测评量表对患者进行测评,识别患者存在的紧张、焦虑或抑郁情绪。音乐疗法(music therapy)是一种系统的干预过程,音乐治疗师在治疗过程中运用各种形式的音乐体验以及治疗中形成的关系,协助被治疗者改善心理状态。正念减压疗法(mindfulness-based stress reduction, MBSR)是正念疗法中的一种,旨在通过正念练习为患者缓解身心压力,提升患者积极情绪,其核心在于将注意力集中于当下,正面接纳内心负面情绪并予以阻断,进一步扭转对事物认知偏差,诱导良性情绪产生。三维舒缓疗法将以上三者有机结合,缓解患者负面情绪,提升就医体验。

二、三维舒缓疗法的内容

(一)心理评估

心理评估是三维舒缓疗法的启动步骤,也是音乐疗法、正念减压疗法的应用基础。心理评估的目的是识别患者存在的心理问题和负面情绪。各类心理状态评估量表是评估的重要工具。

焦虑和抑郁是住院患者常见的心理问题,也是临床护士关注重点,对于焦虑、抑郁的评估量表发展较为成熟,常用的有汉密顿焦虑量表(hamilton anxiety scale, HAMA)、汉密顿抑郁量表(hamilton depression scale, HAMD)、医院焦虑抑郁量表(详见第六章第二节健康评估的主要内容中的"妇科住院患者的心理筛查与评估")。自评式量表由患者自我评价,要求患者有正常的文字理解能力和叙述能力。他评式量表需要具有专业资质的护士、心理治疗师或医生进行评估。除患者心理状况的评估外,还需要对患者的病情和治疗状态进行基本的评价。三维舒缓疗法需在保证患者生命安全、病情平稳且避开治疗护理时间的状态下进行。

(二)音乐治疗

美国音乐治疗协会(American Music Therapy Association, AMTA)认为,音乐疗法是一种使用音乐或进行音乐相关活动来改善个体特定身体、情感、认知和社交需求等问题的方法。音乐疗法是目前感官艺术疗法中应用最广泛的方法,其效果也被广泛认可,适用性较高。音乐疗法是医学心理学与音乐相互交叉渗透的产物,以心理治疗的理论和方法为基础,运用音乐特有的生理、心理效应,达到消除心理障碍,恢复或增进心身健康的目的。人的耳蜗在接收到音乐信号后,会将其转化为神经信号,上传至杏仁核、大脑皮质,音乐本身有节律的声波振动频率与人体内部的生理节奏会产生共振,使患者产生某些积极的情绪反应,这些情绪反应又能影响到机体的自主神经系统和内分泌系统,刺激身体释放内啡肽,从而影响到人的情绪、血压、脉搏和呼吸,起到缓解焦虑、消除紧张等作用,放松身心和减轻疼痛感。目前音乐种类繁多,在进行音乐舒缓治疗过程中,音乐的选择和播放形式一般是根据患者喜好自己选定。民乐、轻音乐、流行音乐、戏曲、古典音乐等形式都可以作为选择对象,有研究表示,节奏舒缓平稳的音乐更有利于患者的症状缓解。对于播放音乐的形式,部分学者认为相比于耳机形式,采用外放形式的音乐疗法效果更佳。

已有研究表明,音乐疗法对围手术期疼痛管理、患者焦虑、恐惧及睡眠质量等方面有积极影响。此外,音乐治疗还可以帮助提高患者满意度、缩短手术时间、提高患者对医疗护理措施的配合度,使得医疗效率得到提高。

(三)正念减压疗法

正念减压疗法(mindfulness-based stress reduction, MBSR)是正念疗法中的一种,旨在通过正念练习为患者缓解身心压力,提升患者积极情绪。其核心在于将注意力集中于当下,正面接纳内心负面情绪,并予以阻断,而进一步扭转对事物认知偏差,诱导良性情绪产生。

正念干预的作用机制尚未完全清楚,目前主要认为包括心理机制和神经机制 2 种,正念干预的心理机制是使个体在出现负性情绪及应激性事件时,停止"行动模式"(指个体对内心感受、想法和躯体感觉的自动的、无意识的、习惯性的反应模式),而代之以思维的"存在模式"(即学会接纳并承认当下所有的客观体验,而无须立即改变消极的体验),在存在模式的状态下,个体跳出思维的局限性,摒弃不必要的思考,直接而经验性地感受世界和自己。正念干预的神经机制是长期正念训练会使练习者的交感和副交感神经功能发生变化,通过增加前额叶皮层的活动和调节杏仁核的活动降低情绪反应,使其心跳和呼吸频率减慢,血压下降,去甲肾上腺素和皮质醇水平降低,有利于保持躯体内环境的稳定。

正念减压疗法旨在通过目的、注意和态度 3 个步骤帮助患者应对疾病痛苦,缓解心理压力,最终促进其形成自我同情和自我接纳的心态。正念减压疗法是以平和的方式引导干预对象调动自身的能量和定力来关注自己当前的体验,不做任何评判,使躯体和内心在最大程度上得到放松,实现对压力的调节和管理,具体包括正念冥想、身体扫描、正念行走及正念瑜伽等训练技术。

研究发现,正念减压疗法有助于提升患者心理弹性,改善情绪状况和自我感受负担,缓解患者抑郁、焦虑、睡眠障碍,改善儿童注意力,提升患者主观幸福感和满意度。

三、三维舒缓疗法的实施过程

(一)准备阶段

1. 环境准备 三维舒缓疗法一般在温暖、安静、避免打扰、灯光和煦的房间内进行,住院患者可在病房内进行,但应注意避开疾病治疗护理的时间,尽量减少无关人员,避免舒缓治疗的中断。室内应配备舒适的躺椅、瑜伽垫或床,以满足不同体位的需要。另外,还需配备音响、耳机等音乐播放设备,准备不同风格的曲目供患者选择。

2. 人员准备 音乐治疗和正念干预不只是训练外在的行为,还包括深刻的思想内涵,干预过程中患者可能因为紧张而出现脉搏加快、血压上升、幻觉等不良体验。因此,三维舒缓疗法需构建专业的心理护理干预小组,组内应具有专业资质的护士、心理治疗师、音乐治疗师等人员的指导。

3. 患者准备 患者需处于病情稳定,避开治疗护理时间的情况下接受舒缓治疗。在接受三维舒缓治疗前,应充分知情同意,向患者解释三维舒缓疗法的目的、方法和注意事项,取得患者的配合。

(二)实施阶段

1. 心理评估 心理评估是舒缓干预的基础和必要环节,基于患者心理评估结果可识别患者主要的心理问题和情绪困境,使音乐疗法和正念减压的实施更具针对性和个体性。除量表的应用外,通过患者的语言、行为亦可获取患者的情绪信息。

2. **音乐疗法** 音乐疗法可贯穿整个舒缓治疗的过程中。首先,根据患者的喜好选择音乐类型,在患者没有要求曲目时,尽量选择节奏舒缓的音乐,调节音量 50~60 分贝,具体应以患者舒适为度,采用外放形式播放。指导患者在音乐播放时跟随音乐的节奏和旋律展开联想、调整呼吸,感知内心的真实情绪,允许患者的轻声哼唱或小幅度的肢体动作。治疗师应仔细观察记录患者的躯体、精神状况和微小反应。聆听结束后,充分引导患者说出自身的感受和体验。

进行音乐治疗时应注意充分考虑患者的个体性,但需注意避免中断事件的发生,导致患者情绪体验的大幅度变化。例如,由于音乐种类过于多样导致患者在听的过程中过度关注哪首歌曲好听,不断切换歌曲,从而影响预期效果。

3. **正念减压疗法** 在音乐治疗的基础上,由治疗师引导患者进行正念减压疗法,该方法共包含以下 6 个阶段:①正念呼吸:正念呼吸即自然呼吸,保持有正念的态度,只需专心地呼气和吸气,不需要去分析、计数、想象或控制呼吸,只需要正常地、自然地呼吸,注意吸进呼出的过程,来感受意识随呼吸在体内的游走。②正念内省:通过意识的联系去感受身体的感觉,把正念融入到日常生活中。例如通过练习正念吃葡萄干等来感受当下发生的事情,通过简短而有力的练习来察觉意识对身体、精神和情感是如何感受的,并帮助自己回到当下的时刻。其次还需回顾调整正念练习,让患者在练习中保持效率,察觉生活中的细节。③身体扫描:在前面练习的基础上,让意识依次从头顶、脸颊、眉毛、眼睛等去到身体的不同器官和部位,建立身心的联系。在练习中若遇到一些紧张的区域,通过意识去使其放松。④坐姿和步行冥想:坐姿时练习者需将注意力慢慢由呼吸转移到环境中,察觉周边的声音,注意其变化。步行时需专注脚踩在地上的感受和身体移动的方式,并感受当下的情绪。⑤正念瑜伽或太极:据情况选择瑜伽或太极进行练习,不需要关注自己的动作是否做到位,只是尽力去感受身体动作变化时手臂、脚掌或身体肌肉的变化。在练习过程中需要关注当下的情绪和身体的感受。⑥保持练习:回顾之前的练习,继续坚持并关注日常生活中的美好瞬间,感受生活。需牢记的是,如果经常沉溺于过去或未来,将错过此刻生活中的许多美好瞬间,活在当下,才是最真实和重要的。

为了保证正念减压治疗能够顺利实施,增强有益效果,在实施的过程中需要注意以下几点:①正念冥想过度紧张时可能出现脉搏加快、心脏和后背附近疼痛、易激惹、幻觉、耳鸣、失眠等,需要做好训练前正念相关知识的介绍,密切关注训练过程中患者的反应,及时提供帮助和指导。②鉴于患者个体和心理需求差异,需要灵活选择正念干预的类型,合理安排正念训练的内容、时间。③为了保证三维舒缓疗法的效果,需对舒缓治疗过程中的每个环节进行良好的质量控制。

（三）治疗结束阶段

三维舒缓治疗每次持续 15~30min，治疗频率一般为 2~4 次 / 周，也可根据患者需求调整。治疗结束时需引导患者平稳地恢复情绪，逐渐从冥想状态抽离。结束后鼓励患者倾诉自身感受和体验，并获取患者意见和建议，进一步完善下一次舒缓治疗方案。

（杨 弋）

第二篇

妇科健康评估与护理

第六章　健康评估概述

第一节　健康评估的基本概念和方法

一、健康评估的基本概念

健康评估是指系统地收集患者的健康资料,对健康资料进行分析和判断以明确其健康状况和存在的健康问题及其原因,确定其护理需求,进而做出护理诊断的过程。健康不仅指一个人身体上没有出现疾病或虚弱现象,还指一个人生理上、心理上和社会上的完好状态。因此,健康评估的内容也包括生理、心理和社会状态的评估。

二、健康评估的基本方法

收集健康资料的方法主要包括问诊、体格检查、辅助检查结果等。

(一)问诊

问诊是护士有目的、有计划、系统地与患者或知情者进行沟通,进而获得患者健康相关资料的过程。问诊的内容包含与患者健康状况相关的生理、心理、社会状况。目前临床上应用较多的模式为:生理 - 心理 - 社会模式,其主要内容为一般资料、主诉、现病史、日常生活状况、既往史、个人史、家族史、月经史、婚育史、心理 - 社会状况。

(二)体格检查

体格检查是指护士运用自身感官,或借助检查工具如体温计、血压计、听诊器、手电筒等来了解和评估患者身体情况的一组最基本的检查方法。

体格检查一般在采集完健康史后开始,其目的是寻找能进一步支持问诊中所获得的具有临床意义的症状和体征。体格检查的基本方法包括视诊、触诊、叩诊、听诊、嗅诊。体格检查内容包括全身检查、腹部检查、妇科检查三部分。

(三)辅助检查

辅助检查包括实验室检查、器械检查以及影像学检查等。实验室检查是指运用化学、生物学、免疫学、病理学等学科的实验技术,对患者的分泌物、排泄物、血液、体液、组织细胞等标本进行检测的一种检查方式。器械检查是指借助医疗器械进行检查的方法。主要包括心电图检查、肺功能检查、内镜检查、脑电图检查等。影像学检查主要包括超声检查、放射学检查和核医学检查等。

(何　华)

第二节　健康评估的主要内容

一、妇科疾病常见症状和体征评估

妇科疾病的常见症状有白带异常、外阴瘙痒、阴道流血、下腹部疼痛或肿块等。

(一)白带异常

白带是由宫颈管及子宫内膜腺体分泌液、阴道黏膜渗出液等混合而成,其形成与雌激素作用有关。正常白带呈白色稀糊状或蛋清样,黏稠、量少,无腥臭味,称为生理性白带。若生殖道出现炎症,如阴道炎、宫颈炎等,白带量显著增多且伴有性状改变,称为病理性白带,常见病理性白带包括透明黏性白带、灰黄色或黄白色泡沫状白带、凝乳状或豆渣样白带、灰白色匀质鱼腥味白带、脓性白带、血性白带、水样白带等。

(二)外阴瘙痒

外阴瘙痒多由外阴各种不同病变引起,外阴正常者也可发生外阴瘙痒,为妇科患者的常见症状。当瘙痒严重时,患者坐立不安,严重者影响生活与工作。

1. **原因**　包括局部原因和全身原因。局部原因包括外阴阴道假丝酵母菌病、滴虫阴道炎、细菌性阴道病、萎缩性阴道炎、阴虱、疥疮、蛲虫病、寻常疣、疱疹、湿疹、外阴色素减退性疾病等,药物过敏或护肤品刺激及不良卫生习惯等也可引起。全身原因包括维生素 A、B 族缺乏,黄疸,重度贫血,糖尿病,白血病,妊娠期肝内胆汁淤积症等。除局部原因和全身原因外,还有其他不明原因的外阴瘙痒。

2. **临床表现**　外阴瘙痒常见于阴蒂、小阴唇、大阴唇、会阴甚至肛周等部位。长期抓挠可出现抓痕、血痂或继发毛囊炎。外阴瘙痒常为阵发性,也可为持续性,通常在夜间加重。瘙痒程度因个体和疾病的不同而有明显差异。外阴色素减退性疾病以外阴瘙痒为主要症状,伴有外阴皮肤色素脱失。外阴阴道假丝酵母菌病、滴虫阴道炎以外阴瘙痒和白带增多为主要症状。蛲虫病引起的外阴瘙痒以夜间为甚。糖尿病患者尿糖对外阴皮肤产生刺激,并发外阴阴道假丝酵母菌病时,外阴瘙痒更严重。无原因的外阴瘙痒一般仅发生在生育期或绝经后妇女,外阴瘙痒症状严重,甚至难以忍受,但局部皮肤和黏膜外观正常,或仅有抓痕和血痂。维生素 A、B 族缺乏,黄疸,重度贫血,白血病等慢性疾病患者出现外阴瘙痒时,常为全身瘙痒的一部分。妊娠期肝内胆汁淤积症也可出现包括外阴在内的全身皮肤瘙痒。

（三）阴道流血

妇科患者最常见的症状之一。女性生殖道任何部位,包括阴道、宫颈、宫体及输卵管均可发生出血。虽然绝大多数出血来自宫体,但不论其源自何处,除正常月经外,其他均称为"阴道流血"。

1. **原因**　包括妊娠相关的子宫出血、生殖器炎症、生殖器良性病变、生殖器肿瘤、卵巢内分泌功能失调、异物、损伤和外源性激素、全身疾病等引起。

2. **临床表现**

（1）经量增多:月经量增多（>80ml）或经期延长,月经周期基本正常,为子宫肌瘤的典型症状,其他如放置宫内节育器、子宫腺肌病、排卵性异常子宫出血等均可有经量增多。

（2）不规则阴道流血:多为无排卵性异常子宫出血,但围绝经期妇女应注意排除早期子宫内膜癌。性激素或避孕药物引起的"突破性出血"也表现为不规则阴道流血。

（3）无任何周期可辨的长期持续阴道流血:多由生殖道恶性肿瘤所致,首先应考虑子宫颈癌或子宫内膜癌的可能。

（4）停经后阴道流血:发生于生育期妇女,应首先考虑与妊娠有关的疾病,如流产、异位妊娠、葡萄胎等;如发生于围绝经期妇女,多考虑为无排卵性异常子宫出血,但应首先排除生殖道恶性肿瘤。

（5）阴道流血伴白带增多:一般应考虑晚期子宫颈癌、子宫内膜癌或子宫黏膜下肌瘤伴感染。

（6）接触性出血:性交后或阴道检查后,立即有鲜血自阴道流出,应考虑急性子宫颈炎、宫颈癌、宫颈息肉或子宫黏膜下肌瘤的可能。

（7）月经间期出血:若发生在下次月经来潮前 14~15d,历时 3~4d 且血量少,偶可伴有下腹疼痛和不适,多为排卵期出血。

（8）月经期前后点滴样出血:月经来潮前数天或来潮后数天,阴道持续有极少量红褐色分泌物,可见于排卵性异常子宫出血或为放置宫内节育器的副作用。此外,子宫内膜异位症也可能出现类似情况。

（9）绝经多年后阴道流血:若流血量极少,历时 2~3d 即净,多为绝经后子宫内膜脱落引起的出血或萎缩性阴道炎;如阴道流血量较多、流血持续不净或反复阴道流血,应考虑子宫内膜癌可能。

（10）阴道间歇性排出血性液体:应警惕有输卵管癌的可能。

（11）外伤后阴道流血:常见于骑跨伤后,流血量可多可少。

除上述各种不同形式的阴道流血外,年龄对诊断有重要参考价值。新生女婴出生后数天有少量阴道流血,系因离开母体后雌激素水平骤降,子宫内膜脱落所致。幼女出现阴道流血,应考虑有性早熟或生殖道恶性肿瘤的可能。青春期少女出现阴道流血,多为无排卵性异常子宫出血。生育期妇女出现阴道流血,应考虑与妊娠相关的疾病。围绝经期妇女出现阴道流血,应考虑无排卵性异常子宫出血和生殖道恶性肿瘤。

（四）下腹部疼痛

下腹部疼痛为妇女常见症状,多由妇科疾病所引起。应根据下腹疼痛的性质和特点,考虑各种不同妇科情况。

1. **起病缓急**　起病缓慢而逐渐加剧者,多由内生殖器炎症或恶性肿瘤所引起;发病急骤者,应考虑子宫浆膜下肌瘤蒂扭转、卵巢囊肿蒂扭转或破裂的可能;反复隐痛后突然出现撕裂样剧痛者,应考虑输卵管妊娠破裂或流产的可能。

2. **疼痛部位**　下腹部正中出现疼痛,多由子宫病变引起;一侧下腹痛,多为该侧附件病变,如卵巢囊肿蒂扭转、输卵管卵巢急性炎症、异位妊娠等;右侧下腹痛还应考虑急性阑尾炎的可能;双侧下腹痛常见于盆腔炎性病变;卵巢囊肿破裂、输卵管妊娠破裂或盆腔腹膜炎时,可引起整个下腹痛甚至全腹疼痛。

3. **疼痛性质**　持续性钝痛多由炎症或腹腔内积液所致;难以忍受的顽固性疼痛,常为晚期生殖器恶性肿瘤所致;阵发性绞痛,常见于子宫或输卵管等空腔器官收缩;撕裂性锐痛,常见于输卵管妊娠或卵巢肿瘤破裂;下腹坠痛,常见于宫腔内有积血或积脓不能排出。

4. **疼痛时间**　在月经周期中间出现一侧下腹隐痛,常见于排卵性疼痛;经期出现腹痛,常见于原发性痛经,或考虑子宫内膜异位症;周期性下腹痛但无月经来潮,多见于经血排出受阻,常见于先天性生殖道畸形或术后宫腔、宫颈管粘连等。与月经周期无关的慢性下腹痛,可见于下腹部手术后组织粘连、子宫内膜异位症、盆腔炎性疾病后遗症、盆腔静脉淤血综合征及妇科肿瘤等。

5. **放射部位**　腹痛放射至肩部,应考虑腹腔内出血的可能;放射至腰骶部,常由宫颈、子宫病变引起;放射至腹股沟及大腿内侧,多由该侧附件病变所引起。

6. **伴随症状**　腹痛同时有停经史,多为妊娠合并症;伴恶心、呕吐,应考虑卵巢囊肿蒂扭转的可能;伴畏寒、发热,常见于盆腔炎性疾病;伴休克症状,应考虑腹腔内出血的可能;伴肛门坠胀,多由直肠子宫陷凹积液所致;伴恶病质,常见于生殖器晚期恶性肿瘤。

（五）下腹部肿块

下腹部肿块是妇科患者的常见体征。肿块可能是患者本人或家属无意发现,或因其他症状（如下腹痛、阴道流血等）做妇科检查或超声检查时发现。根据肿块质地不同,分为囊性和实性。囊性肿块多为良性病变,如输卵管积水、输卵管卵巢囊肿等或为膀胱充盈。实性肿块中妊娠子宫为生理情况,良性病变常见于子宫肌瘤、卵巢纤维瘤、盆腔炎性包块等,其他实性肿块均应首先考虑恶性肿瘤的可能。下腹肿块可能是子宫增大、附件肿块,也可能是肠道或肠系膜肿块、泌尿系肿块、腹腔肿块、腹壁或腹膜后肿块。

1. **子宫增大**　可能的原因有妊娠子宫、子宫肌瘤、子宫腺肌病、子宫恶性肿瘤、子宫畸形、宫腔阴道积血或宫腔积脓等。

2. **附件肿块**　附件包括输卵管和卵巢。输卵管和卵巢通常不能扪及,当附件出现肿块时,多属病理现象。临床常见的附件肿块有输卵管妊娠、附件炎性肿块、卵巢子宫内膜异位囊肿、卵巢非赘生性囊肿、卵巢赘生性肿块。

3. **肠道及肠系膜肿块**　包括粪块嵌顿、阑尾脓肿、腹部手术或感染后继发的肠管、大网膜粘连、肠系膜肿块、结肠癌。

4. **泌尿系肿块**　包括充盈膀胱、异位肾。

5. **腹腔肿块**　包括腹腔积液、盆腔结核包裹性积液、直肠子宫陷凹脓肿。

6. **腹壁及腹膜后肿块**　包括腹壁血肿或脓肿、腹膜后肿瘤或脓肿。

二、妇科住院患者的心理筛查与评估

世界卫生组织(World Health Organization,WHO)将健康定义为健康不仅是没有疾病,而且包括身体健康、心理健康、社会适应良好和道德健康四个方面,并提出"没有心理健康就没有健康"这一理念。心理健康是指个体在成长发展过程中,保持情绪稳定、认知合理、行为得体、人际和谐、适应变化的一种状态。随着现代生活节奏的加快和竞争压力的加剧,个体心理问题和由此引发的社会问题日益突出,有研究表明心理健康问题现已成为位列全球第二大疾病负担的重大公共卫生问题。有研究表明,我国综合医院中有25%~35%的患者存在不同程度的心理问题,患病率明显高于普通人,以焦虑、抑郁及躯体化症状为主要表现。人的生理和心理是一个统一的有机整体,躯体疾病与心理问题往往相互作用,互相影响。心理问题既能引起身心疾病,又能使原有的躯体疾病加重或恶化,而重大的躯体疾病也能引起患者心理应激,引发身心疾病。心理疾病不仅对患者身心健康、家庭和社会产生影响,亦可导致患者住院周期延长、经济负担加重、医患关系恶化等潜在风险。不仅会带来沉重的疾病负担,也可造成严重的社会后果,因此,将住院患者心理问题评估常态化,纳入入院常规评估,可早期发现心理问题,并及时干预。

(一)心理评估的定义

心理评估就是运用心理评估技术对人的心理特征和行为表现进行评估,将所获得信息加以整合,对评估对象形成一个评价、建议或分类诊断。

(二)常用的心理评估工具

国内常用的心理评估工具包括焦虑自评量表(self-rating anxiety scale,SAS)、抑郁自评量表（self-rating depression scale, SDS）、医院焦虑抑郁量表（HADS）、汉密尔顿抑郁量表（HAMD）、汉密尔顿焦虑量表（HAMA）、症状自评量表（symptom checklist 90, SCL 90）等。

1. **焦虑自评量表（SAS）和抑郁自评量表（SDS）**　由 Zung 编制，是一种分析患者的主观焦虑和抑郁症状的有效简便工具，两表联用评估患者住院期间或术前的焦虑抑郁状态。SAS/SDS 自评量表均包括 20 条，其标准为："1" 表示没有或很少时间有；"2" 表示有时有；"3" 表示大部分时间有；"4" 表示绝大部分或全部时间都有。在由患者自我评定结束后，将 20 个项目的各个得分相加进行换算便得到最终的得分。经过校准后，SAS 标准分的分界值为 50 分，其中 50~59 分为轻度焦虑，60~69 分为中度焦虑，70 分以上为重度焦虑。SDS 量表中抑郁严重程度指数 = 题目累计得分 /80，抑郁严重程度在 0.50 以下为无抑郁，0.50~0.59 为轻微至轻度抑郁，0.60~0.69 为中度抑郁，0.70 以上为重度抑郁。

2. **医院焦虑抑郁量表（HADS）**　由 Zigmond 和 Snaith 编制，是一种自评量表，该量表包括 7 个焦虑相关条目和 7 个抑郁相关条目，要求患者在 5min 之内回答完，焦虑和抑郁的总分均为 0~21 分，0~7 分为正常或没有焦虑 / 抑郁；8~10 分为轻度焦虑 / 抑郁；11~14 分为中度焦虑 / 抑郁；15~21 分为重度焦虑 / 抑郁。

3. **汉密尔顿焦虑量表（HAMA）、抑郁量表（HAMD）**　由 Hamilton 编制，是临床上评定焦虑、抑郁状态的常用量表。HAMA 分别对躯体性焦虑和精神性焦虑两部分进行评估，有焦虑心境、抑郁心境、心血管系统症状、呼吸系统症状、肌肉系统症状、感觉系统症状、胃肠消化道症状、与人谈话时的行为表现等 14 个条目，涵盖了躯体、情绪、行为的相关问题，采用 0~4 分的 5 级评分法。HAMD 包括焦虑 / 躯体化、体重、认知障碍、日夜变化、阻滞、睡眠障碍、绝望感 7 个因子 24 个条目，多数项目采用 0~4 分的 5 级评分法。由受训过的医师与患者进行交流时填写，在他评的过程中，评分者通过观察患者的认知功能、抑郁心境、会谈时的表现进行评分。HAMA 总分 0~7 分无焦虑，8~14 分可疑焦虑，15~21 分存在焦虑，22~29 分中度焦虑，>130 分重度焦虑。HAMD 总分 0~8 分无抑郁，21~35 分轻至中度抑郁，>136 分严重抑郁。

4. **症状自评量表（SCL-90）**　由 Derogatis 编制，包含 90 个项目，反映躯体化、强迫症状、人际关系敏感、抑郁、焦虑、敌对、恐怖、偏执、精神病性和其他（反映睡眠和饮食情况）10 个因子方面的情况，采用 1~5 分的 5 级评分法。SCL-90 由于填表时间过长，约 20min，在临床应用较少。大多采用简化版本。

以上心理评估量表均可应用于临床，其中 SAS、SDS 以及 HADS 为患者自评量表，HAMA、HAMD 须由医务人员进行评定，操作相对简单，通过设定评分标准即可进行评估，适合医院对大多数患者的心理筛查。自评量表往往会因为患者的有意识隐瞒而降低准确性，而医务人员评定量表往往又会因为主观判断或者因为不同人员对于同一问题的不同认识呈现完全不同的评价结果。因此，需根据患者和科室特点选择合适的量表,准确评估患者的不良情绪状态,并根据这一结果做好相应的心理干预,鼓励患者克服这些不良情绪,进而减轻患者住院期间疼痛的发生以及对镇痛药物的依赖,使患者能够平稳度过疾病治疗期或手术恢复期,减少并发症的发生。

三、妇科住院患者风险评估

(一)营养风险评估

妇科肿瘤是严重影响妇女身心健康的常见疾病之一,随着临床医学的不断发展和进步,很多妇科肿瘤患者生存时间得到延长,然而随着患者生存时间的延长,妇科肿瘤患者仍经历许多不适,如疼痛、恶心、呕吐、体重减轻、食欲减退等,致使患者营养摄入不足,营养不良几率增加,进而造成患者体重减轻,感染风险增加,住院日延长,抗肿瘤治疗的耐受性降低,生活质量降低以及存活时间缩短等。有研究提示 20%~50% 的肿瘤患者不是死于肿瘤本身而是营养不良,而妇科肿瘤的营养风险现患率为 60%,因此,妇科肿瘤患者的营养状况已成为临床关注的热点问题,如何准确筛查患者营养状况,进一步改善患者营养状况,改善生活质量,成为关注重点。

1. **营养风险相关定义**　2002 年,欧洲学者首次提出营养风险的概念,将营养风险定义为"现存的或潜在的与营养相关的导致不良结局的风险"。营养支持即补充患者实际摄入与预计摄入之间的差距,维持和改善患者的营养状态。只有存在营养风险的患者,营养支持才可改善其临床结局;而无营养风险的患者,营养支持反而会增加其发生并发症的风险。因此,2016 年美国肠外肠内营养学会、美国胃肠病学会和欧洲肠外肠内营养学会颁布的最新指南中均指出,进行营养支持前,应对患者进行营养风险评估。

2. **妇科肿瘤患者存在营养风险主要原因**

(1)肿瘤细胞代谢异常:蛋白质分解增加,葡萄糖和脂肪代谢升高,与正常细胞竞争有限的能量和营养,使机体处于营养不足的状态。

(2)妇科肿瘤组织和疾病本身如卵巢癌等:继发性引起患者恶心、呕吐、消化道吸收功能障碍甚至肠梗阻,从而引起厌食、消瘦等一系列恶病质症状。

(3)放疗和化疗引起恶心、呕吐、骨髓抑制等副作用:使患者摄入营养减少,合成代谢功能减弱,进而加重了患者的营养不良。

(4)手术治疗:也会使机体处于高代谢状态,同时伴有电解质失衡,导致机体出现代谢异常。

(5)妇科肿瘤患者一般伴随各种负性情绪:如焦虑、抑郁等情绪也会进一步影响食欲。

3. **营养筛查工具**　营养筛查是指应用量表化的工具初步判断患者营养状态的过程,是进行营养支持的第一步。目的在于评估患者是否存在营养风险或有发生营养不良的风险,以便进一步营养不良评定或制订营养支持计划。

　　NRS2002 评分（nutritional risk screening 2002, NRS 2002）是欧洲肠外肠内营养学会、美国肠外肠内营养学会和美国重症医学学会推荐的营养风险筛查工具，该工具被中国肠外肠内营养分会列为肠外肠内营养支持适应证的有效工具（A级证据）。

　　NRS 2002 适用于 18~90 岁住院超过 24h 的患者（包括肿瘤患者），不推荐用于未成年人。筛查宜在患者生命体征平稳，水电解质、酸碱平衡以及血糖基本正常的前提下开展。

　　NRS 2002 包括三部分，即营养状态受损评分、疾病严重程度评分和年龄评分。前两部分包括了 l~3 分 3 个评分等级，根据评分标准取最高分。最终得分为 3 项的总和，最高 7 分。如果评分≥3 分，即认为有营养风险（表 6-1）。

表6-1　营养风险筛查 2002

评分	内容
A. 营养状态受损评分（取最高分）	
1 分（任一项）	近 3 个月体重下降 >5% 近 1 周内进食量减少 >25%
2 分（任一项）	近 2 个月体重下降 >5% 近 l 周内进食量减少 >50%
3 分（任一项）	近 1 个月体重下降 >5% 近 1 周内进食量减少 >75% 体重指数 <18.5kg/m^2 及一般情况差
B. 疾病严重程度评分（取最高分）	
1 分（任一项）	一般恶性肿瘤、髋部骨折、长期血液透析、糖尿病、慢性疾病（如肝硬化、慢性阻塞性肺疾病）
2 分（任一项）	血液恶性肿瘤、重症肺炎、腹部大型手术、脑卒中
3 分（任一项）	重症颅脑损伤、骨髓移植、重症监护、急性生理与慢性健康评分（APACHE Ⅱ）>10 分
C. 年龄评分	
1 分	年龄≥70 岁

　　注：营养风险筛查评分：A+B+C；如果患者的评分≥3 分，则提示患者存在营养风险。

　　（1）营养状况受损评分

　　1）饮食减少的评价：饮食状态的评价是主观性较强的项目，目前临床常常根据患者或家属的记忆与描述推算饮食量的减少。可以考虑使用"餐盘法

（plate model）"即固定餐盘或食物容器,达到半定量的效果。

2）体重和身高的获得:基本条件是空腹,脱去帽子、外套、鞋,最好着统一的病员服。如果患者卧床无法测量体重时,可使用带体重测量的医疗床进行称重,或使用差值法,即患者目前体重 = 护士 / 家属抱患者称重的总体重—护士 / 家属体重。特别是询问体重变化时,应当尽可能获得患者或家属对日常体重的记录、体重开始下降的时间及下降程度。如果因为严重胸水、腹水、水肿等情况而无法获得患者的准确体重信息,应注明原因。

（2）疾病严重程度评分:疾病严重程度评分中提及的疾病种类仅有 12 类。无法涵盖所有疾病。推荐营养筛查护士与营养师、临床医师协作,按患者疾病严重程度结合其对营养素,尤其是蛋白质需求情况,共同研讨选择较相似的已经存在的疾病严重程度评分。也可按 Kondrup 的 2003 年文章中 NRS 2002 表格说明部分进行分析:因慢性疾病的并发症入院,非卧床,蛋白质需求轻度增加,但可通过强化膳食或口服营养补充满足,评为 1 分;由于疾病如大手术或感染,患者卧床,蛋白质需求增加,但仍可通过人工营养满足,评为 2 分;接受呼吸机支持、血管活性药物等治疗的重症患者,蛋白质需求明显增加,且无法通过人工营养满足,但营养支持可以减缓蛋白质分解及氮消耗,评为 3 分。

（3）年龄评分:年龄≥70 岁,评 1 分。

入院时筛查无营养风险患者（NRS 2002<3 分）,如果住院时间长,1 周后须再次筛查。临床医护人员应根据患者的疾病种类、疾病进展及营养状况,早期进行营养风险评估,通过营养筛查早期发现患者是否存在营养风险,进而制订针对性的干预措施,在此基础上进行科学的营养支持。

（二）血栓风险评估

静脉血栓栓塞症（venous thrombosis embolism, VTE）包括肺血栓栓塞症（pulmonary embolism, PE）和深静脉血栓形成（deep vein thrombosis, DVT）,是 VTE 在不同部位和不同阶段的两种表现形式,是围手术期威胁患者生命安全的首要因素。DVT 是指血液在深静脉内形成凝血块,使静脉管腔部分或完全堵塞,致使静脉回流障碍。DVT 多数发生于下肢,少数发生于上肢、肠系膜静脉或脑静脉。PE 为来自静脉或右心的血栓堵塞肺动脉及其分支,导致以肺循环障碍和呼吸功能障碍为主要表现的疾病,90% 继发于 DVT。我国妇科手术后无预防措施的患者中 DVT 的发生率高达 9.2%~15.6%,DVT 者中 PE 的发生率高达 46%。VTE 严重影响患者术后康复和生存质量,有证据显示,采取合适的预防措施,DVT 相对风险可降低 50%~60%,PE 相对风险降低近 2/3,准确评估患者 VTE 风险是采取预防措施的重要环节,是为患者提供精准预防措施的关键。

1. **危险因素**　任何引起静脉损伤、静脉血流瘀滞及血液高凝状态的原因均是 VTE 的危险因素。导致 VTE 的危险因素包括患者自身因素和手术相关因素。

（1）自身因素：①年龄：是 VTE 的独立危险因素，75 岁以上者每年 VTE 的发生率至少是普通人群的 10 倍。我国的数据显示，年龄≥50 岁患者术后发生 DVT 的风险为 50 岁以下患者的 2 倍，年龄每增加 10 岁，风险增加约 1 倍。②恶性肿瘤：恶性肿瘤患者 VTE 的发生率增加 2~3 倍。恶性肿瘤患者术后 DVT 的发生率高达 11.4%~30.8%。恶性肿瘤易发生 VTE 的原因为患者年龄大、手术复杂、手术时间长、术后卧床时间长；其次，肿瘤细胞可产生促凝物质，直接激活凝血，亦可释放促进炎症和血管形成的细胞因子，与血管内皮细胞、血细胞等相互作用，从而促进 VTE；最后，化疗、放疗以及中心静脉置管也会增加 VTE 的风险。③静脉曲张：美国妇产科医师协会（American College of Obstetricians and Gynecologists, ACOG）指南提出，静脉曲张是妇科手术后发生 VTE 的高危因素之一，因为静脉曲张引起的静脉瘀滞和血管壁损伤均有利于形成血栓。④VTE 病史：既往有 VTE 病史者极易复发，尤其是大手术后。

（2）手术相关因素：手术创伤及其引起的血流状态改变是术后发生 VTE 的重要因素。恶性肿瘤手术、手术时长≥3h、术后卧床≥48h、住院时间 >5d 等均可促进术后 VTE 的发生。腹腔镜手术在一定程度上减少了妇科手术后 VTE 的发生，我国的研究显示，在无预防措施时，妇科腹腔镜手术后 DVT 的发生率为 4.0%，显著低于开腹手术（17.5%）。

2. **血栓风险评估模型**　中国普通外科围手术期血栓预防与管理指南以及妇科手术后深静脉血栓形成及肺栓塞预防专家共识均推荐使用 Caprini 模型对妇科外科患者进行 VTE 风险评估，对恶性肿瘤患者根据临床情况选择 Caprini 风险评估模型或 Khorana 评分（KS）。

（1）Caprini 风险评估模型：最初由美国外科医生 Caprini 及其团队依据外科患者特点在 1991 年研制并持续修订，2005 年形成了包含 40 个评估项的通用版，因血栓评估效果明显得到国内外多个指南推荐。2010 年版 Caprini RAM 包括 4 个分区，涵盖了 45 项（3 项针对女性）住院患者所有可能发生 VTE 的危险因素，根据患者基本生理情况、基础疾病、实验室项目检查、手术类型及所服药物 5 方面评估得出，根据区域选项分别赋值 1 分，2 分，3 分，5 分。最后根据累计分数分为低危（0~1 分）、中危（2 分）、高危（3~4 分）、极高危（≥5 分）4 个等级，见表 6-2。

（2）Khorana 评分（KS）：是 2008 年由 Khorana 教授开发的一个用于评估门诊癌症患者 VTE 风险的评估模型。美国临床肿瘤学会（ASCO）指南及《肿瘤相关静脉血栓栓塞症预防与治疗指南（2019 版）》推荐 Khorana 评分≥2 分则需预防血栓治疗。

Khorana 评估模型的评估指标包括肿瘤的类型、血小板计数、血红蛋白水平、白细胞计数及体质指数 5 个简便易行的测量指标。根据评分结果分为：低危（0 分）、中危（1~2 分）、高危（≥3 分），见表 6-3。

表6-2　Caprini 风险评估模型

评分[a]	危险因素[b]
1分	年龄 41~60 岁 计划性小手术 近期大手术史（<1 个月） 静脉曲张 下肢肿胀 炎症性肠病病史 体质指数（BMI）>25kg/m^2 急性心肌梗死（<1 个月） 充血性心力衰竭（<1 个月） 败血症（<1 个月） 严重肺部疾病（包括肺炎）（<1 个月） 肺功能异常（慢性阻塞性肺疾病） 需卧床休息的内科疾病 下肢石膏固定 中心静脉置管 输血（<1 个月） 口服避孕药或激素替代治疗 妊娠或产后状态（<1 个月） 其他危险因素
2分	年龄 61~74 岁 大手术（手术时长 >45min）[c] 关节镜手术 腹腔镜手术（手术时长 >45min）[c] 恶性肿瘤 石膏固定（<1 个月） 限制性卧床（卧床时间 >72h） 中心静脉置管
3分	年龄 ≥75 岁 深静脉血栓或肺血栓栓塞病史 血栓家族史 其他的先天性或获得性易栓症 目前存在因子 V Leiden 基因突变 凝血酶原 20210A 阳性 血清同型半胱氨酸水平升高 狼疮抗凝物阳性 抗心磷脂抗体阳性 肝素诱导的血小板减少症 其他血栓形成倾向

续表

评分[a]	危险因素[b]
5分	择期下肢关节置换术 髋关节、骨盆或下肢骨折（<1个月） 脑卒中（<1个月） 多发性创伤（<1个月） 急性脊髓损伤或瘫痪（<1个月）

注：[a]指每项危险因素的评分值；[b]每项危险因素的评分值取决于其导致血栓事件的概率，例如恶性肿瘤为3分、卧床为1分，因为恶性肿瘤相对更容易导致形成血栓；[c]只能选择1项因素。

表6-3　Khorana评分

项目	分值
原发癌部位：	
极高危：胃、胰腺	2
高危：肺、淋巴瘤、妇科、膀胱、睾丸	1
化疗前血小板计数≥350×10⁹/L	1
血红蛋白水平<100g/L或10g/dl，或正在使用红细胞生长因子	1
化疗前白细胞计数>11×10⁹/L	1
BMI≥35kg/m²	1

　　将Caprini风险评估模型应用于妇科围手术期VTE预防，Khorana评分用于妇科肿瘤化疗患者VTE预防，均简单易掌握，医护人员可快速、准确地完成评估。通过动态评估患者的VTE风险，制订科学、有效的预防措施，并及时调整预防策略，协助和指导患者进行预防，可有效减少VTE的发生和危害。

（三）误吸风险评估

1. **目的**　规范临床患者误吸风险评估及预防措施实施，保障住院患者安全，提高护士误吸预防、识别及应急处理能力。

2. **定义**　误吸是指来自胃、食管、口腔或鼻腔的物质从咽部进入声门以下的气道，这些物质可以是固体，如食物或异物，也可以是液体如血液、分泌物或胃内反流物等。误吸可分为显性误吸及隐性误吸，显性误吸往往伴随进食、进水或胃内容物反流突然出现呼吸道症状；隐性误吸发生隐匿，常不伴有咳嗽、呛咳等典型临床症状，不便于发现。

3. **高危因素及风险评估**

（1）高危因素：①年龄≥60岁。②吞咽功能障碍。③中枢神经系统病变：

脑血管意外、颅脑病变、帕金森、痴呆、运动神经元疾病。④既往食管及胃部手术。⑤重症肌无力。⑥胃残余量过多：残余量 >1.5ml/kg。⑦腹腔压力过大：腹内压≥12mmHg，或腹胀明显。⑧使用安眠镇静剂、肌肉松弛药、抑酸剂。⑨气管插管患者拔管后初次进水进食前。

（2）排除因素：如患者存在以下因素，不进行评估：①不能保持清醒地完成测试。②由于既往已经存在的吞咽功能障碍不能饮入清水。③因病情需要处于强迫体位（床头抬高 <30°）。④存在气管切开管。⑤由于医疗或手术原因不能经口进食。

（3）评估工具：耶鲁吞咽筛查表（yale swallow protocol，YSP），由三部分构成，包括患者认知功能评估、口腔功能评估、90ml 饮水试验。评估流程见图 6-1。

（4）评估时机：具有高危因素和排除因素的住院患者在入院时进行误吸风险评估，根据评估结果指导进水进食及临床护理观察。对住院途中出现符合高

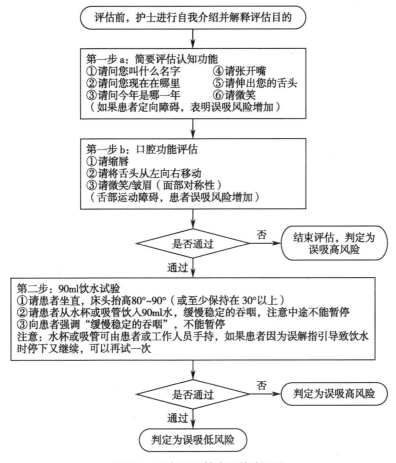

图6-1　耶鲁吞咽筛查评估流程图

危因素和排除因素的住院患者及时评估,入院时评估为高风险的患者在中断进食和进水后,应再次评估,并根据评估结果指导进水进食及临床护理观察。

（5）复评时机:认知或口腔功能障碍患者待病情稳定后、患者饮水试验失败24h 后、患者通过吞咽筛查但进水或进食时发生间歇性或持续性咳嗽时应再次评估。

4. 风险管理

（1）误吸高风险患者:护士在其床头张贴"误吸"高风险标识,通知临床医生,医生根据患者病情决定是否经口进水进食或需要静脉补液或鼻饲管喂养,同时需了解患者不能通过筛查的原因,如精神状态改变、发热、呼吸系统功能受损或是乏力,以决定复评的时机,待患者恢复稳定状态可复评其误吸风险;饮水试验失败患者 24h 后复评。

（2）误吸低风险患者:护士及时告知临床医生,医生需了解其住院前进食状况（独立进食、需要协助、完全不能独立）,并根据患者口腔牙齿完好度开具相应饮食医嘱,护士进行床旁指导。口腔牙齿脱落较多或无齿患者,建议经口进稀薄液体或泥状食物;口腔牙齿完好或有义齿存在者,建议经口进软食或普食,在患者经口进食过程中护士加强临床观察,一旦进食时发生呛咳或持续性咳嗽需要重新评估误吸风险,如果患者筛查结果为无误吸风险,在经口进水进食前,应指导进食体位、进食速度、进食量、单次吞咽量、尽量摄入单一稠度的食物。

5. 预防措施

（1）体位:保持患者床头抬高 30°~45°,经口进水进食或接受肠内营养时,保持床头抬高 90°。

（2）饮食指导:根据患者病情及误吸风险评估结果进行饮食指导。

1）口腔牙齿脱落较多或无齿患者,遵医嘱指导经口进稀薄液体或泥状食物;口腔牙齿完好或有义齿存在者,遵医嘱指导经口进软食或普食。

2）进食速度适宜,不宜过快。

3）进食量应考虑患者病情、食欲。

4）进食时建议单次仅摄入和吞咽一种性状的食物。

5）进食时,宜注意力集中,避免嬉笑打闹。

（3）持续监测:患者进水进食时密切观察是否出现咳嗽或呛咳,发现异常立即通知医生,及时处理,完善护理观察记录。

（4）误吸高风险患者:①在床头张贴误吸高风险标识。②班班交接,注意饮食指导。③如医嘱开具经口进水进食,进水进食时加强床旁监护。④保证吸引装置完好备用,快速可及。

6. 发生误吸后的处理

（1）患者发生误吸后,护士要尽快清除口、鼻、咽喉部异物,并观察患者的面色、呼吸、神志等情况。请旁边的患者或家属帮助呼叫其他医务人员。

（2）其他医护人员应迅速备好负压吸引用品（负压吸引器、吸痰管、生理盐水、开口器、喉镜等），行负压吸引，快速吸出口鼻及呼吸道内吸入的异物。

（3）患者出现神志不清、呼吸心跳停止时，应立即进行胸外心脏按压、气管插管、加压给氧、心电监护等抢救措施，遵医嘱给予抢救用药。

（4）给患者行持续胸外按压及人工正压通气，直至患者出现自主呼吸和心跳。

（5）及时采取脑复苏，给予头戴冰帽保护患者脑细胞，必要时遵医嘱给予患者脑细胞活性剂、脱水剂等。

（6）严密观察患者生命体征、神志、皮肤颜色、SPO_2 和瞳孔变化，及时报告医师采取措施。

（7）患者病情好转，神志清醒，生命体征逐渐平稳后，护士应给予患者以下护理措施：

1）清洁口腔，整理床单，更换脏床单及衣物。

2）安慰患者和家属，给患者提供心理护理服务。

3）在抢救结束后 6h 内，据实、准确地记录抢救过程。

4）向患者及家属详细了解发生误吸的原因，制订有效的预防措施，进行健康教育，尽可能防止类似的问题再发生。

（四）非计划拔管风险评估

1. **目的**　规范临床非计划拔管风险评估及预防措施实施，减少非计划拔管发生率，保障住院患者安全，提高护士非计划拔管风险识别、预防及应急处理能力。

2. **定义**　非计划拔管是指导管意外脱落或未经医务人员同意，患者将导管拔除，也包括医务人员操作不当所致拔管，分为故意拔管和意外脱管，其中以气管插管发生非计划拔管危害最大。

3. **高危因素及风险评估**

（1）高危因素：①年龄：年龄 ≥65 岁或 ≤6 岁。②精神状态：沟通障碍、意识改变、情绪不稳定、老年痴呆、智力低下。③治疗依从性差。④管道数量：留置管道数量 ≥2 根；⑤管道固定方式：胶布或贴膜固定。⑥行走步态：下肢无力、步态不稳、活动障碍。

（2）评估对象：除留置尿管、腹腔引流管、宫腔引流管患者。

（3）评估工具：非计划拔管风险评估及预防措施记录表（表6-4）由 10 个条目组成：年龄、意识状态、理解程度、情绪状态、合作程度、耐受程度、管道数量、管道类型、固定方式、活动，总分 10~30 分。低风险：10~18 分；高风险：19~30 分。

（4）评估时机

1）入院/转入评估：置管的患者在入院或转入时即使用《非计划拔管风险评估及预防措施记录表》进行非计划拔管风险评估。

表6-4　非计划拔管风险评估及预防措施记录表

评估条目	评估内容及分值			
	1分	2分	3分	4分
年龄	6~65岁	≤6岁或≥65岁	—	—
意识状态	中度昏迷/深度昏迷/深度镇静/中度镇静	清醒	嗜睡/浅昏迷/昏睡/轻度镇静	意识模糊/烦躁/谵妄
理解程度	理解	部分理解	不理解	—
情绪状态	稳定	有时稳定	不稳定	—
合作程度	合作	有时合作	不合作	—
耐受程度	能耐受管道	疼痛或不适但基本能耐受管道	疼痛或不适导致不能耐受管道	—
管道数量	1根	2~3根	>3根	
管道类型	□PICC	□股静脉置管 □锁骨下静脉置管 □胃/肠造瘘管 □可分裂导管 □心包引流管 □腹腔引流管 □膀胱及肾造瘘管 □肾周引流管 □宫腔引流管 □宫腔球囊压迫管	□气管切开导管 □胸腔闭式引流管 □外科留置尿管 □外科留置胃管 □鼻肠管 □双囊三腔管 □动脉置管 □颈静脉置管 □腰大池引流管 □脑室引流管及其他头部引流管 □颈部血浆引流管 □乳腺血浆引流管 □ECMO置管	□经口/鼻气管插管
管道固定方式	□缝合针	□固定器/水囊/气囊/绷带	□胶布/贴膜	
活动	□绝对卧床/完全自主活动	□使用助行器/行走不稳/需搀扶		
风险等级	□低　　□高			
基础预防措施	是			

续表

评估条目	评估内容及分值			
	1分	2分	3分	4分
年龄	6~65岁	≤6岁或≥65岁	—	—
高风险预防措施	□悬挂"非计划拔管"风险标识 □有效保护性约束	□班班交接 □遵医嘱使用镇静、镇痛药		
其他预防措施				
评估时间				
评估护士				
结果	□所有管道已拔出　□带管转科　□带管出院　□死亡			
结果填写时间				
护士签名				

基础措施包括:观察导管位置、深度、敷料及固定情况并记录;管路上有标识,包括名称、深度、更换日期;妥善固定;保持管路通畅,观察留置导管引流液的量、性质、颜色并准确记录;关注患者留置导管的不适主诉;做好相关导管的健康宣教。

2）再次评估:患者发生病情变化、拔出部分管道、新留置管道、管道固定方式发生变化时均需再次评估。

3）记录:入院/转入/再次评估时,主管护士需填写《非计划拔管风险评估及预防措施记录表》。"结果"在发生非计划拔管、所有管道拔除、转科、出院、死亡时填写。

4. 风险管理 高风险的患者床头悬挂"非计划拔管"高风险标识,并在腕带上粘贴"非计划拔管"高风险标识,护士在常规预防措施基础上,采取相应的针对性预防措施。

5. 预防措施 低风险患者需执行但不限于基础预防措施,高风险患者需执行但不限于高风险预防措施。

（1）基础预防措施:观察导管位置、深度、敷料及固定情况并记录;管路上有标识,包括名称、深度、更换日期;妥善固定;保持管路通畅,观察留置导管引流液的量、性质、颜色并准确记录;关注患者留置导管的不适主诉;做好导管相关的健康宣教。

（2）高风险预防措施:高风险患者床头悬挂"非计划拔管"风险标识;班班交接;有效保护性约束;遵医嘱使用镇静、镇痛药。

6. 发生非计划拔管后的处理

（1）发现非计划拔管后，护士应在床旁按照相应导管的应急处理将危害降到最低，同时让家属或其他医务人员通知医生。

（2）分析患者发生非计划拔管的原因，并针对原因制订防范措施。

（3）将患者发生非计划拔管的情况及处理措施记入病历和护理记录。

（4）按规定上报不良事件。

（5）对整改措施落实情况进行追踪。

（6）加强对非计划拔管高风险科室的管理。

（7）每半年对医院非计划拔管事件进行总结。

（五）围手术期评估

1. 术前评估

（1）入院评估：患者入院后进行入院护理评估，在24h内完成"入院护理评估单"填写。评估内容主要为：一般资料、身体状况、社会心理状况、睡眠活动状态、自理能力、出院预期状况等。

（2）生命体征监测：新入院患者每天监测体温、脉搏、呼吸4次，连续3d，正常者改为每天2次。高热者每天至少监测体温6次。每周监测血压1次，病情允许者每周测体重1次，每天监测大便次数，并记录于体温栏。

（3）自理能力评估：成人患者（除ICU患者）在入院时采用Barthel指数评定量表对日常生活活动进行评定，根据Barthel指数总分，确定自理能力等级。

（4）跌倒风险评估：所有成人患者在入院时首先使用"跌倒风险临床判定表"进行跌倒风险评估，当患者不符合表中任何条目时，宜使用"莫尔斯跌倒风险评估表（Morse fall scale，MFS）"进行跌倒风险评估；患者高危因素发生变化时再次评估。

（5）压力性损伤风险评估：患者入院时，根据科室情况选择风险评估量表进行压力性损伤风险筛查。成人患者使用Norton压力性损伤风险评估量表、Braden压力性损伤风险评估量表进行评估。对评定为高风险的患者应进行压力性损伤风险呈报。病情发生变化时再次评估。

（6）疼痛评估：入院时对患者的疼痛情况进行初筛，如果有疼痛，根据患者情况选择适合的评估工具，应给进一步评估并记录。入院时无疼痛者，发生疼痛时应再次评估。

（7）静脉血栓风险评估：根据专科特点选用合适的血栓风险评估量表进行评估。

2. 术中评估

（1）术晨应评估患者生命体征，发热者应及时通知医生，评估患者术前准备完成情况。

（2）按《手术安全核查制度》要求做好环境、物资和患者评估及身份识别。

（3）注意评估患者体位摆放,术中皮肤受压情况,协助医生做好术中出血量和生命体征评估。

3. 术后评估

（1）麻醉方式、手术方式及术中特殊情况评估。

（2）生命体征监测:术后 2h 内每 15~30min 监测 P、R、BP 及 SPO_2,2h 后每 1~2h 监测 P、R、BP 及 SPO_2,6h 后每 2~4h 监测 P、R、BP 及 SPO_2,直至停止一级护理和心电监护。如有异常,应及时汇报医生、处理并观察至生命体征正常。

（3）自理能力评估:在手术当日、术后第一天、出院时及病情变化时应再次评估患者自理能力。

（4）疼痛评估:据患者情况选择适合的评估工具进行评估并记录。

（5）风险评估:跌倒风险评估、压力性损伤风险评估、VTE 风险评估参见术前相关评估。

（6）管道评估:评估各种管道种类,是否通畅,是否固定妥当,引流液/尿量的颜色、性状及量。并做好非计划拔管风险评估。

（7）常见术后并发症:患者有无发热、恶心呕吐、腹胀等术后常见并发症。

（8）其他:切口敷料是否干燥;皮肤受压情况;阴道流血/流液的颜色、量及性质;肠功能恢复情况等。

（何 华）

第七章　女性生殖器官发育异常的评估与护理

第一节　女性生殖系统概述

女性生殖器（female genital organs）分为内生殖器（internal genitalia）和外生殖器（external genitalia）。其中内生殖器包括卵巢、输卵管、子宫及阴道，前两者合称为子宫附件（uterine adnexa）（图7-1）。女性外生殖器包括阴阜、大阴唇、小阴唇、阴蒂、前庭球、前庭大腺和阴道前庭等，统称为外阴（vulva）（图7-2）。

女性内、外生殖器官的血液供应主要来自子宫动脉、卵巢动脉、阴道动脉及阴部内动脉，女性生殖器官和盆腔具有丰富的淋巴系统，分为外生殖器淋巴与盆腔淋巴两组。外生殖器淋巴包括腹股沟深、浅淋巴结，盆腔淋巴包括髂淋巴组、骶前淋巴组以及腰淋巴组（也称腹主动脉旁淋巴组）。女性内、外生殖器官由躯体神经和自主神经共同支配，外生殖器的神经支配主要由阴部神经支配，内生殖器的神经支配主要由交感神经和副交感神经支配。女性骨盆（pelvis）是躯干和下肢之间的骨性连接，是支撑躯干和保护盆腔脏器的重要器官，同时也是娩出胎儿产道的骨性部分，其大小、形状直接影响分娩过程。骨盆底（pelvic floor）由多层肌肉和筋膜构成，封闭骨盆出口，承托并保持盆腔脏器（如内生殖器、膀胱及

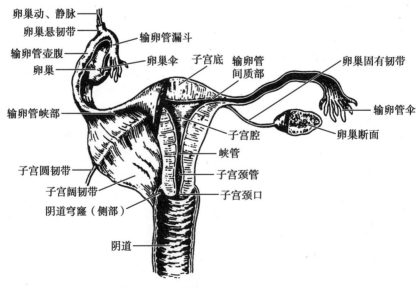

图7-1　女性内生殖器（后面观）

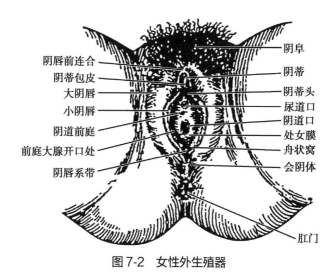

阴唇前连合
阴蒂包皮
大阴唇
小阴唇
阴道前庭
前庭大腺开口处
阴唇系带

阴阜
阴蒂
阴蒂头
尿道口
阴道口
处女膜
舟状窝
会阴体

肛门

图7-2　女性外生殖器

直肠等)的正常位置。若骨盆底结构和功能出现异常,可导致盆腔脏器膨出、脱垂或引起功能障碍;分娩可以不同程度地损伤骨盆底组织或影响其功能。女性生殖器官与输尿管、膀胱、尿道、直肠及阑尾相邻,血管、神经、淋巴系统也相互联系。当女性生殖器官出现病变时,常会累及邻近器官,增加诊断与治疗上的难度,反之亦然。

（何　华）

第二节　女性生殖器发育异常的评估与护理

女性生殖器异常主要因染色体、性腺或生殖器发育过程异常所致。染色体和性腺异常最常见的临床表现是外生殖器性别模糊和青春期后性征发育异常,而生殖器发育过程异常主要表现为解剖结构异常。女性生殖器与泌尿器官在起源上密切相关,两者的发育可相互影响,因此,生殖器异常常伴有泌尿器官异常。

一、外生殖器发育异常

外生殖器发育异常最常见的是处女膜闭锁(imperforate hymen),又称为无孔处女膜。系胚胎发育过程中,阴道末端的泌尿生殖窦组织未腔化导致。

【护理评估】

（一）健康史

查看妇科检查的相关资料,重点了解妇科 B 超结果,询问患者年龄,了解有无月经来潮、周期性下腹痛、肛门坠胀、外阴胀痛等症状。

（二）身体状况

1. **症状**　由于处女膜无孔，患者可表现为闭经，以原发性闭经为主。因阴道分泌物或月经初潮的经血排出受阻，积聚在阴道内，反复多次的月经来潮使积血增多，可发展为子宫腔、输卵管和盆腔积血（图 7-3），输卵管可因积血粘连而致伞端闭锁，经血逆流至盆腔易发生子宫内膜异位症。少部分处女膜发育异常可表现为小孔的筛孔处女膜和纵隔处女膜。青春期患者可出现周期性下腹坠痛，进行性加剧。严重者可引起肛门胀痛和尿频等症状。患者还可因经血逆流形成腹部包块。

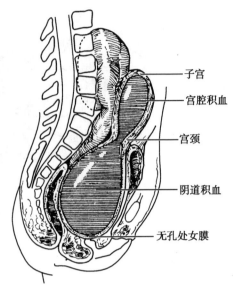

图 7-3　处女膜闭锁至阴道、宫腔积血

2. **体征**　检查时可见处女膜膨出，表面呈紫蓝色，无阴道开口。肛诊时可扣及盆腔囊性包块，积血较多时张力大，向直肠突出并有明显的触痛。阴道积血较多至宫腔积血时，腹部检查时可在耻骨联合上扣及肿块。

（三）辅助检查

B 超检查为首选的检查方法，盆腔超声检查可见阴道及子宫内有积液。

（四）心理 - 社会状况

由于处女膜闭锁患者多为青春期，应注意评估患者有无恐惧、自卑、焦虑、紧张等情绪，是否担心疾病预后等，评估其家庭和社会支持系统。

【护理措施】

处理原则：确诊后应及时手术治疗。先用粗针穿刺处女膜中部膨隆部，抽出陈旧积血后再进行"X"形切开，排出积血；常规检查宫颈是否正常，切除多余的处女膜瓣，修剪处女膜，再用可吸收缝线缝合切口边缘。

（一）心理护理

1. **疾病知识讲解**　护士应向患者及家属讲解处女膜闭锁相关知识，耐心解答患者及家属疑问，使其了解疾病病因、处理措施以及预后，取得患者及家属的配合。

2. 请家属增加陪伴时间，为患者提供家庭支持。

（二）术后体位及活动

术后一般采取头高足低或半卧位，利于积血排出；注意保持阴道引流通畅，防止创口边缘粘连；术后指导患者床上翻身活动，尽早离床活动。

（三）外阴护理

注意保持外阴的清洁、卫生，每天用碘伏棉球清洁消毒会阴部，直至积血排尽；如使用会阴垫或卫生巾，应指导及时更换，预防感染。

（四）出院指导

出院前，教会患者保持外阴部清洁、卫生的方法；1 个月后到门诊复查；嘱患者及家属注意下个周期月经来潮时经血是否通畅；若出现发热、下腹部胀痛及肛门坠胀等不适时，应及时就诊。

二、阴道发育异常

阴道发育异常由副中肾管（又称苗勒管）的形成和融合过程异常以及其他致畸因素所致，根据 1998 年美国生殖学会提出的分类法，可分为：①副中肾管发育不良，包括子宫、阴道未发育（MRKH 综合征），即先天性无阴道。②泌尿生殖窦发育不良，典型患者表现为部分阴道闭锁。③副中肾管融合异常，分为两种异常情况：垂直融合异常，表现为阴道横隔；侧面融合异常，表现为阴道纵隔和阴道斜隔综合征。

MRKH 综合征（mayer-rokitansky-kuster-hauser syndrome）几乎均合并无子宫或仅有始基子宫，卵巢功能多为正常。

知识拓展

MRKH 综合征分类

根据是否合并生殖道外的其他畸形，分为 Ⅰ 型：单发型（即单纯的无子宫无阴道）；Ⅱ 型：复杂型（合并有苗勒管不发育、肾脏畸形或颈、胸、腰椎畸形等），通常合并的畸形包括骨骼系统畸形、中耳发育畸形、肾脏发育畸形等，个别患者合并心脏发育畸形。据报道 40% 的 MRKH 综合征患者合并肾脏畸形；30%~40% 的 MRKH 综合征患者合并以脊柱发育畸形为主的骨骼系统发育畸形，少数患者合并面部骨骼发育畸形及肢端发育畸形。对于同时合并肾脏及椎体畸形的 MRKH 综合征又可称为苗勒管 - 肾脏 - 椎体畸形综合征，据报道，10%~25% 的苗勒管 - 肾脏 - 椎体畸形综合征患者可合并听力障碍或耳聋。

阴道闭锁（atresia of vagina）为泌尿生殖窦未参与形成阴道下段所致，发生率低，1/（4 000~5 000）。根据阴道闭锁的解剖学特点可将其分为：①阴道下段闭锁，阴道上段及宫颈、子宫体均正常。②阴道完全闭锁，多合并宫颈发育不良，子宫体发育不良或子宫畸形。

阴道横隔（transverse vaginal septum）为两侧副中肾管会合后的尾端与尿生殖窦相接处未贯通或部分贯通所致，据报道其发生率为 1/（2 100~72 000）。很少伴有泌尿系统和其他器官的异常,横隔位于阴道上、中段交界处为多见。阴道横隔无孔称完全性横隔,隔上有小孔称不全性横隔(图7-4)。

阴道纵隔(longitudinal vaginal septum)为双侧副中肾管会合后,尾端纵隔未消失或部分消失所致,常伴有双子宫、双宫颈、同侧肾脏发育不良。可分为完全纵隔(下端达阴道口)和不全纵隔(下端未达阴道口)。

阴道斜隔综合征(图7-4)可能为一侧副中肾管向下延伸未达到泌尿生殖窦而形成盲端。常伴有同侧泌尿系发育异常,多为双宫体、双宫颈及斜隔侧肾缺如。可分为无孔斜隔、有孔斜隔、无孔斜隔合并宫颈瘘管三种类型。

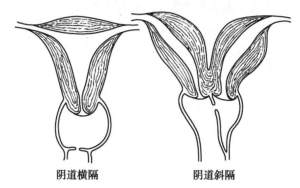

阴道横隔   阴道斜隔

图7-4　阴道异常

【护理评估】

(一)健康史

绝大多数患者表现为原发性闭经,少数伴有周期性下腹痛或痛经,已婚者有性生活困难及不孕史,有些患者仅因为产程进展缓慢而确诊。

(二)身体状况

1. **症状**　患者第二性征发育正常,青春期后表现为原发性闭经、性生活困难,可伴有周期性下腹部疼痛,分娩时可由胎先露下降受阻,而导致产程进展缓慢。

2. **体征**　妇科检查时先天性无阴道或阴道下段闭锁患者无阴道口,或仅在前庭后部有一浅凹;阴道横隔患者查见阴道较短,或仅见盲端,横隔中部可见小孔,可在直肠前方扪及包块;阴道纵隔患者检查时可见阴道被一纵向黏膜壁分为两条纵向通道,黏膜壁上端近宫颈;阴道斜隔综合征患者一侧穹窿或阴道壁可触及囊性肿物。

肛诊:阴道下段闭锁者肛诊时可扪及凸向直肠包块,位置较处女膜闭锁高;阴道横隔者肛诊时可扪及宫颈及宫体,在横隔上方可触及块状物。

(三)辅助检查

通过B型超声检查可发现阴道发育异常患者是否有子宫、卵巢及其发育情况。磁共振显像可协助诊断。

（四）心理 - 社会状况

一些患者在知道不能生育时，往往会感到绝望、自卑。担心丈夫或男友、周围人群不能接受；担心手术效果。因此，应注意评估患者心理状态、家庭及社会支持系统。

【护理措施】

（一）心理护理

1. 热情、诚恳地接待患者，主动进行自我介绍以及详细介绍病房的环境及医院规章制度，缓解患者对医院的恐惧情绪，建立良好的护患关系。

2. 疾病相关知识讲解　积极向患者及家属讲解疾病相关知识以及治疗的方式及效果，让家属（特别是丈夫）了解疾病发生、发展过程，积极面对现实，鼓励患者及家属参与手术方案的选择和制订过程。

3. 与家属做好沟通，鼓励家属多陪伴、安慰、支持患者，缓解其焦虑、自卑情绪。

4. 术后鼓励患者尽快恢复原来的工作和生活，积极参与集体活动，充分认识自己其他方面的才能，使其对生活充满信心。

（二）术前准备

1. **阴道模具准备**　根据患者的年龄选择适当型号的阴道模具，并为患者准备两个以上的阴道模具及丁字带，消毒后备用。根据手术方式进行腹部和 / 或会阴皮肤的准备。

2. **肠道准备**　对于涉及肠道手术如乙状结肠阴道成形术者应做好肠道准备。术前一般应给予流质饮食，口服抗生素及肠道准备药物，术前 1d 晚及术晨清洁灌肠，术晨禁食。

3. 其他术前准备同一般会阴部手术患者。

（三）术后护理

1. 术后一般护理与会阴部手术相同，乙状结肠阴道成形术者，需观察人工阴道的血运情况，分泌物的量、性状，有无感染，并控制首次排便时间。

2. 需使用阴道模具者应教会患者更换阴道模具的方法。放置模具时需在模具表面涂抹润滑剂，以减轻疼痛，阴道模具应每天消毒并更换。

3. **疼痛护理**　术后应及时评估患者伤口部位疼痛情况，遵医嘱及时给予止痛药，指导患者听音乐等转移注意力方式，有效缓解患者疼痛。第一次更换阴道模具时患者疼痛明显，可预防性使用止痛药，减轻患者疼痛。

4. 外阴护理同处女膜闭锁患者。

5. 阴道闭锁、阴道横隔、阴道纵隔患者的术后护理同处女膜闭锁。

（四）出院指导

1. 出院前评估患者是否掌握阴道模具的消毒及放置方法。鼓励患者出院以后坚持使用阴道模具并每天消毒更换。

2. 应避免穿紧身内裤,遇咳嗽、腹压增加时,可轻压阴部,以防模具脱出。模具脱出后,应消毒后再回纳。

3. 青春期女性应用阴道模具至结婚有性生活为止。要求结婚者术后应到医院复查,阴道伤口完全愈合后方可有性生活。

4. 嘱患者术后定期随访,以了解有无阴道狭窄或闭锁等。

（何　华）

第八章　女性生殖系统炎症患者的评估与护理

第一节　概述

【护理评估】

（一）健康史

询问患者年龄、月经史、婚育史、性生活史、哺乳史、生殖系统手术史、肺结核病史和糖尿病病史，了解有无输血史、吸毒史，是否接受过大剂量雌激素治疗或者长期应用抗生素；宫腔手术后、产后、流产后有无感染史，避孕节育措施，个人卫生以及月经期卫生情况；发病后有无寒战、发热、腹痛，有无阴道分泌物增多、阴道分泌物颜色及性质改变、排尿改变和排便改变；外阴是否瘙痒、疼痛、肿胀、有灼热感等，疾病治疗经过、效果和诱因。

（二）身体状况

1. **外阴**　询问有无外阴瘙痒、疼痛、灼热感等，其与活动、性交、排尿和排便的关系。

2. **阴道分泌物**　评估阴道分泌物的量、性状和气味。

3. **阴道流血**　评估阴道出血部位、量、出血时间、持续时间及伴随症状。

4. **炎症扩散症状**　炎症扩散至盆腔，可有腰骶部疼痛和盆腔下坠痛，常在劳累、性交后以及月经前后加剧。若有腹膜炎，则会出现消化系统症状；若有脓肿形成，则有下腹包块和局部压迫刺激症状。

5. **不孕**　询问不孕发生的时间，评估不孕的类型及其与生殖系统炎症的关系。

6. **全身症状**　可能出现精神不振、食欲减退、体重减轻、头痛、四肢疼痛和乏力等。

（三）辅助检查

1. **阴道分泌物检查**　在阴道分泌物中查找病原体，必要时做培养。

2. **宫颈分泌物检查**　检测包括淋病奈瑟菌和衣原体在内的病原体。宫颈分泌物可行白细胞检查。

3. **宫颈刮片和分段诊刮术**　有血性白带者，需做宫颈刮片，必要时行分段诊刮术。

4. **阴道镜检查**　有助于发现宫颈病变。

5. **聚合酶链反应（polymerase chain reaction，PCR）**　检测、确诊人乳头瘤病毒或淋病奈瑟菌感染等。

6. **局部组织活检**　可明确诊断。

7. **腹腔镜** 可直接观察子宫、输卵管浆膜面,并取腹腔液行细菌培养,或在病变处行活组织检查。

8. **B型超声** 了解子宫、附件和盆腔情况。

(四)心理-社会状况

了解患者的情绪和心理状态,评估有无不安、恐惧等情绪。

【护理措施】

(一)一般护理

1. **饮食与活动** 指导患者进食高热量、高蛋白、高维生素饮食,增加营养。发热时多饮水。急性炎症期嘱患者半卧位休息。

2. **病情观察** 严密观察患者生命体征,评估阴道分泌物的量、性状和气味等,观察用药反应,如有异常情况及时与医师联系。

(二)心理护理

护士应耐心解释,告知及时就医的重要性,鼓励患者积极治疗和随访。及时了解患者有无不安、恐惧等心理问题,主动解释诊疗的目的、方法、不良反应及注意事项,解除患者的不安、恐惧情绪。

(三)健康指导

1. **卫生指导** 指导妇女穿棉织品内裤,定时更换会阴垫,便后冲洗或擦洗会阴,保持会阴部清洁干燥。告知治疗期间勿去公共游泳池、浴池,浴盆和浴巾等定期消毒,禁止性生活。

2. **普查普治** 指导妇女定期进行妇科检查,以及早发现异常,积极治疗。

3. **用药指导** 教会患者用药的方法及注意事项,讲解药物的作用、不良反应。

(习春杨)

第二节 外阴部炎症的评估与护理

一、非特异性外阴炎

非特异性外阴炎(non-specific vulvitis)指非病原体因素造成的外阴部的皮肤与黏膜的炎症。

【护理评估】

(一)健康史

评估有无白带增多、经期长时间使用卫生垫、穿紧身化纤内裤等诱发因素;评估是否罹患尿瘘、粪瘘、糖尿病等;了解有无可能导致尿瘘、粪瘘的手术史。

(二)身体状况

1. **症状** 外阴瘙痒、疼痛、红肿和烧灼感,于活动、排尿、排便、性交时加重。

2. **体征**　查体可见局部充血、肿胀、糜烂，多有抓痕，严重者可形成溃疡或湿疹。慢性炎症患者，外阴局部皮肤或黏膜增厚、粗糙、皲裂等，甚至苔藓样变。

（三）辅助检查

血糖或尿糖检查：炎症反复发作、年龄较大者应行此检查。

（四）心理-社会状况

了解患者有无因外阴瘙痒、疼痛、烧灼感等影响其工作、生活和睡眠等，有无焦虑和烦躁不安等负性情绪。

【护理措施】

（一）治疗指导

教会患者坐浴。用 0.1% 聚维酮碘液或 1∶5 000 的高锰酸钾液坐浴，每天 2 次，每次 15~30min，5~10 次为一疗程。坐浴后涂抗生素软膏或紫草油。坐浴时将会阴部浸没于溶液中，月经期暂不坐浴。急性期患者可选用微波或红外线行局部治疗。

（二）心理护理

护士应对患者行心理疏导，安慰和关心患者，主动解释疾病相关知识，鼓励其积极配合治疗并自我护理，增强战胜疾病的信心。

（三）健康指导

1. **疾病知识指导**　外阴破溃者要预防继发感染，使用柔软无菌会阴垫。积极治疗阴道炎和糖尿病等。

2. **卫生指导**　告知患者穿纯棉透气内裤，勤换洗。保持外阴清洁干燥，勿用刺激性药物或肥皂清洗外阴，勿搔抓外阴皮肤。做好月经期、孕期、分娩期和产褥期卫生。

3. **饮食指导**　指导患者养成健康的饮食习惯，少食辛辣食物，勿饮酒。

4. **随访指导**　告知患者随访的时间、目的和联系方式。

二、前庭大腺炎

前庭大腺炎（bartholinitis）是指病原体侵入前庭大腺引起的炎症。

【护理评估】

（一）健康史

评估有无白带增多、大便刺激皮肤等诱因；询问性伴侣的健康情况。

（二）身体状况

1. **症状**　炎症多发生于一侧。发病时局部肿胀、疼痛，有灼烧感，行走不便，可致大小便困难。脓肿形成者出现发热等全身症状。

2. **体征**　局部皮肤红肿、发热，压痛明显，患侧前庭大腺开口处可见白色小点。脓肿形成时，疼痛加剧，其直径达 3~6cm，触及有波动感。腹股沟淋巴结增大。当脓肿内压力增大，皮肤变薄，脓肿自行破溃，若破孔大，可自行引流，炎症消退而痊愈；若破孔小，引流不畅，炎症则持续不消退，可反复急性发作。

（三）辅助检查

1. **病原体检查** 取前庭大腺开口处分泌物行涂片检查或细菌培养。

2. **血常规和 C 反应蛋白** 评估白细胞和 C 反应蛋白有无升高。

（四）心理 - 社会状况

评估患者有无烦躁不安、焦虑等心理问题。

【护理措施】

（一）一般护理

急性发作期嘱患者卧床休息,保持外阴清洁。遵医嘱予抗生素和止痛药。可选用蒲公英、金银花、紫花地丁、连翘等局部热敷或坐浴。

（二）围手术期护理

1. **术前护理** 告知患者手术的目的、意义和注意事项。评估患者心理状况,给予适宜的心理护理。完善手术区皮肤准备。

2. **术后护理** 嘱患者卧床休息,严密观察伤口有无出血、红肿等,监测患者生命体征,评估患者疼痛情况。脓肿切开术后放置引流条引流,引流条每天更换。用碘伏擦洗外阴,每天 2 次;伤口愈合后,用 1 : 8 000 呋喃西林液坐浴,每天 2 次。

（三）心理护理

护士应对患者进行心理疏导,关心和安慰患者,解释疾病相关知识、治疗和护理方法,鼓励其积极配合,增强战胜疾病的信心。

（四）健康指导

1. **疾病知识指导** 脓肿破溃者使用柔软无菌会阴垫,减少摩擦和感染的机会。

2. **卫生指导** 指导患者注意个人卫生,每天清洁外阴,保持外阴清洁干燥。告知患者不宜穿化纤内裤和紧身衣,内裤勤换洗。月经期和产褥期禁止性交,使用透气性好的卫生垫并勤更换。

3. **随访指导** 告知患者随访的时间、目的和联系方式。

三、前庭大腺囊肿

前庭大腺腺管开口处阻塞、分泌物积聚于腺腔,形成前庭大腺囊肿（bartholin cyst）。

【护理评估】

（一）健康史

了解患者有无先天性腺管狭窄或前庭大腺管损伤史、前庭大腺脓肿史。

（二）身体状况

囊肿多由小逐渐增大,多为单侧。若囊肿小且无感染,患者一般无自觉症状;若囊肿较大,可感外阴坠胀、性交不适。查体见囊肿大小不一,多呈椭圆形,位于外阴后下方,向大阴唇外侧突起。

（三）辅助检查

1. **病原体检查**　取前庭大腺开口处分泌物行涂片检查或细菌培养。

2. **血常规和 C 反应蛋白**　评估白细胞和 C 反应蛋白有无升高。

（四）心理 - 社会状况

评估患者有无恐惧、焦虑不安等负性情绪。

【护理措施】

护理措施同前庭大腺炎患者的护理。

知识拓展

手术治疗前庭大腺囊肿或脓肿的有效性和安全性

　　对于前庭大腺症状性囊肿或脓肿的治疗,目前没有专家共识。通过对 8 项随机试验、699 名患者的数据进行统计分析后发现,开放引流术与放置 Word 导管相比,虽然疾病复发风险较低,但差异无统计学意义;与置入硝酸银相比,疾病复发风险没有差异;与全囊肿切除术相比,效果无明显区别,但全囊肿切除术者没有复发;Word 导管与 Jacobi 环相比,在疗效和患者满意度方面没有区别。由此可见,目前的随机试验证据不支持使用任何单一手术干预治疗前庭大腺症状性囊肿或脓肿。因此,需要进一步研究来开发新的干预措施,包括更小、更舒适、更容易在造瘘过程中保持原位的装置。

（习春杨　雷岸江）

第三节　阴道炎症的评估与护理

一、滴虫阴道炎

滴虫阴道炎(trichomonal vaginitis)是常见性传播疾病之一,是由阴道毛滴虫引起的阴道炎症。

【护理评估】

（一）健康史

了解有无阴道炎病史,发病与月经周期的关系,了解疾病治疗经过,询问个人卫生习惯和性伴侣的健康情况,分析感染途径。

（二）身体状况

1. **症状**   主要症状是稀薄泡沫状阴道分泌物增多和外阴瘙痒，伴灼热、疼痛、性交痛等。分泌物可呈稀薄脓性、黄绿色，有臭味。瘙痒部位为阴道口及外阴。若感染累及尿道口，可有尿频、尿痛，可见血尿。滴虫能吞噬精子，影响精子在阴道内存活，导致不孕。

2. **体征**   查体可见阴道黏膜充血，严重时有散在出血斑点，甚至宫颈也有出血斑点，形成"草莓样"宫颈。少数患者阴道黏膜无异常改变，称为带虫者。

（三）辅助检查

1. 白带悬滴检查。

2. **培养法**   对悬滴法未能发现滴虫的可疑患者，可送培养。

（四）心理 - 社会状况

评估患者是否有烦躁情绪，有无接受盆腔检查的顾虑，性伴侣是否愿意同时治疗。

【护理措施】

（一）一般护理

1. **指导患者配合检查**   告知患者取分泌物前 24~48h 避免性生活、阴道灌洗和局部用药。分泌物取出后立即送检并注意保暖。

2. **饮食指导**   指导患者勿进食辛辣、刺激性食物，戒烟酒。

（二）用药护理

1. **用药注意事项**   告知患者用药方法。口服甲硝唑后偶见胃肠道反应或头痛、皮疹、白细胞减少等，一旦发现立即报告医师并处理。甲硝唑停药 24h 内或替硝唑停药 72h 内以及用药期间，禁止饮酒。甲硝唑用药期间及用药后 12~24h，替硝唑用药后 3d 内不宜哺乳。

2. **治疗失败者的处理**   治疗后无症状者不需随访。对甲硝唑 2g 单次口服、治疗失败且排除再次感染者，遵医嘱增加甲硝唑剂量及疗程。若为初次治疗失败，重复应用甲硝唑 400mg，每天 2 次，连服 7d；或替硝唑 2g，单次口服。若治疗仍失败，应用甲硝唑 2g，每天 1 次，连服 5d 或替硝唑 2g，每天 1 次，连服 5d。

3. **妊娠期治疗的注意事项**   妊娠期是否可用甲硝唑目前仍存在争议。治疗可用甲硝唑 2g 顿服，或甲硝唑 400mg，每天 2 次，连服 7d，用药前需取得患者和家属的知情同意。

（三）心理护理

护士应关心和安慰患者，向患者和性伴侣解释疾病病因、治疗护理方法和预防措施，鼓励患者和性伴侣积极配合治疗，增强战胜疾病的信心。

（四）健康指导

1. **卫生指导**   指导患者保持外阴部清洁干燥，避免搔抓外阴。治疗期间禁止性生活，勤换内裤，内裤、坐浴及洗涤用物应煮沸消毒 5~10min。

2. 性伴侣治疗　患者性伴侣应接受治疗,治疗期间禁止性生活。

3. 治愈标准及随访　每次月经后复查阴道分泌物,若 3 次检查均为阴性则治愈。告知患者随访的时间、目的及联系方式。

二、外阴阴道假丝酵母菌病

外阴阴道假丝酵母菌病(vulvovaginal candidiasis,VVC)是指由假丝酵母菌引起的外阴阴道炎症。

【护理评估】

（一）健康史

了解疾病发生发展、诊治经过及与月经的关系;评估有无长期应用抗生素、妊娠、糖尿病、穿紧身化纤内裤、大量应用免疫抑制剂或肥胖等诱发因素。

（二）身体状况

1. 症状　以外阴瘙痒、灼痛、性交痛和尿痛为主,部分患者阴道分泌物增多,分泌物白色稠厚,呈凝乳或豆腐渣样。

2. 体征　查体可见外阴红斑、水肿,伴抓痕,严重者可见皮肤皲裂、表皮脱落。阴道黏膜红肿,小阴唇内侧及阴道黏膜附有白色块状物,擦除后露出红肿黏膜面,急性期可见糜烂及浅表溃疡。

（三）辅助检查

1. 湿片检查　多采用 10% 氢氧化钾液,也可用生理盐水。

2. 假丝酵母菌培养　对于有症状但湿片法检查为阴性,或治疗效果不好的难治性 VVC,可采用培养法并行药敏试验。

3. pH 测定　若 pH<4.5,可能为单纯假丝酵母菌感染;若 pH>4.5,可能存在混合感染,尤其是合并有细菌性阴道病。

（四）心理 - 社会状况

评估疾病对患者日常生活、工作和家庭的影响,是否存在焦虑等心理问题;评估患者的文化水平,以及对疾病和治疗的了解和接受程度。

【护理措施】

（一）用药护理

向患者说明用药的目的和方法,取得其配合,指导患者按医嘱完成正规疗程。需阴道用药的患者于晚上睡前放置,洗手、戴手套后,用示指将药置于阴道深部。此外,可用 2%~4% 碳酸氢钠液坐浴,或阴道冲洗后用药,以提高用药效果。对复发性 VVC 者,应定期复查,监测疗效和药物副作用,一旦出现副作用应立即停药。

1. 局部用药　局部用药可选用栓剂,如咪康唑栓剂、克霉唑栓剂、制霉菌素栓剂等。

2. 全身用药　若患者不能耐受局部用药、未婚妇女和不愿局部用药者,可选用口服药,密切观察有无药物不良反应。

3. **单纯性假丝酵母菌病治疗**   以局部用药为主,也可全身用药。

4. **复杂性假丝酵母菌病治疗**   在单纯性 VVC 治疗基础上,延长治疗时间。

5. **复发性假丝酵母菌病治疗**   及时祛除诱因,避免复发。抗真菌治疗方案分强化治疗和巩固治疗,根据培养及药敏试验选择药物。当强化治疗达到真菌学治愈后,再予巩固治疗半年。

6. **妊娠期合并感染者**   以局部治疗为主,禁用口服唑类药物。

（二）**心理护理**

护士应关心安慰患者,做好解释,鼓励患者积极配合并坚持治疗,增强战胜疾病的信心。

（三）**健康指导**

1. **指导个人卫生**   指导患者培养良好的卫生习惯,注意保持会阴部清洁干燥,勿搔抓皮肤;注意性卫生,避免交叉感染。勤换内裤,内裤和坐浴用物应煮沸消毒 5~10min。

2. **性伴侣治疗**   无须进行常规治疗。若男性有龟头炎症,则行假丝酵母菌检查及治疗。性伴侣包皮过长者,应每天清洗,择期手术。症状反复发作者,需考虑是否有混合感染。

3. **随访指导**   建立患者健康档案,使患者明确随访的时间、目的及联系方式,强调治愈标准和随访重要性。

三、萎缩性阴道炎

萎缩性阴道炎（atrophic vaginitis）是由于雌激素水平降低、局部抵抗力下降引起的炎症。

【护理评估】

（一）**健康史**

评估患者的年龄和月经史,了解其是否闭经及时间,是否有卵巢手术史、盆腔放射治疗史、药物性闭经史。

（二）**身体状况**

1. **症状**   以外阴灼热不适和瘙痒为主。阴道分泌物稀薄,呈淡黄色,严重者呈脓血性。可伴有性交痛。

2. **体征**   查体见阴道上皮皱襞消失、萎缩、菲薄;阴道黏膜充血,伴有散在小出血点或点状出血斑,有时可见浅表溃疡。

（三）**辅助检查**

1. **白带悬滴法**   可检查有无滴虫和假丝酵母菌等致病菌。

2. **活组织检查**   血性白带者,应与生殖道恶性肿瘤鉴别。对阴道壁肉芽组织和溃疡者,与阴道癌鉴别,行局部活组织检查。

（四）**心理 - 社会状况**

评估患者对疾病的心理反应及家庭的支持系统,患者的文化水平和接受能力,对疾病和治疗方案的了解及接受程度。

【护理措施】

（一）用药护理

1. **补充雌激素**　可局部给药,雌三醇软膏涂抹局部,每天 1~2 次,持续 14d。也可全身给药,替勃龙 2.5mg 口服,每天 1 次,也可应用其他雌孕激素制剂连续联合用药。指导患者遵医嘱正确用药,不能随意增减药量或停药,注意观察用药疗效和不良反应。

2. **抑制细菌生长**　阴道局部使用抗生素如诺氟沙星 100mg,放于阴道深处,每天 1 次,持续 7~10d,观察用药疗效和不良反应。

（二）心理护理

护士应主动与患者沟通,了解患者心理状况,提供个性化心理疏导。解释疾病的病因、治疗方法和预防措施等,鼓励患者积极配合治疗和自我护理。尊重、关心患者,增强其战胜疾病的信心。

（三）健康指导

1. **卫生指导**　嘱患者保持外阴清洁干燥,每天清洗外阴,勤换内裤,勿搔抓皮肤。

2. **饮食指导**　指导患者进清淡饮食,多食富含纤维素的食物,忌食辛辣、油炸等刺激性食物,禁饮浓茶、咖啡等,戒烟酒。

3. **随访指导**　告知患者随访的时间、目的和联系方式,嘱患者症状持续或反复时及时复诊。

知识拓展

阴道微生态及其评价系统

阴道微生态是研究女性阴道内健康状态和疾病状况下微生物的结构、功能、与宿主相互关系的学科,是生命学的重要组成部分。女性阴道内有 300 多种微生物共生,其中有维持阴道微生态平衡的微生物,也有破坏阴道微生态健康者,微生物彼此制约、相互制衡,达到平衡状态。任何造成阴道微生态失衡的因素都可能引起宿主不适,如细菌性阴道病、VVC 等。阴道微生态临床评价系统是从形态学和功能学上对阴道微生态进行评价,包括对阴道内优势菌、多样性和密集度、病原菌、乳杆菌分级、白细胞、上皮细胞和功能学指标(如 pH 值、唾液酸酶、白细胞酯酶)等。阴道微生态临床评价体系能对阴道炎症进行准确诊断,为临床提供重要实验室诊断依据,指导临床有效治疗。

（习春杨　雷岸江）

第四节　婴幼儿外阴阴道炎的评估与护理

婴幼儿外阴阴道炎（infantile vaginitis）是由于婴幼儿外阴皮肤黏膜较薄、雌激素水平低以及阴道内异物等导致的外阴阴道继发感染。以 5 岁以下婴幼儿多见，多合并有外阴炎。

【护理评估】

（一）健康史

详细询问其监护人相关病史，了解患儿母亲有无阴道炎症。

（二）身体状况

1. **症状**　患儿阴道分泌物增多，呈脓性。大量阴道分泌物刺激外阴引起瘙痒、疼痛，患儿因此哭闹、烦躁不安或搔抓外阴。部分患儿合并有下泌尿道感染，出现尿频、尿急、尿痛。

2. **体征**　查体可见外阴、阴蒂、尿道口和阴道口黏膜充血、水肿，可见脓性分泌物自阴道口流出。严重者外阴表面可见溃疡，小阴唇粘连。小阴唇粘连后可遮盖尿道口和阴道口，粘连的上、下方各有一裂隙，尿液自裂隙排出。

（三）辅助检查

1. **阴道分泌物病原学检查**　用细棉拭子或者吸管取阴道分泌物来做病原学检查，明确病原体。

2. 细菌及真菌培养。

3. **肛诊**　排除阴道异物和肿瘤。

（四）心理 - 社会状况

评估患儿和家属对疾病的心理反应，评估患儿家庭支持系统。

【护理措施】

（一）一般护理

1. **病情观察**　严密观察患儿阴道分泌物的量、色及性状，有无下尿道感染症状或小阴唇粘连，有无排尿时尿流变细、分道或不成线，观察外阴有无抓痕、溃疡。

2. **用药护理**　针对病原体选择抗生素口服或用吸管将抗生素液滴入阴道。遵医嘱按时、按量正确用药。

（二）心理护理

护士应积极主动与家属沟通，解释疾病病因和治疗方法，鼓励患儿及其家属配合治疗。

（三）健康指导

1. **卫生指导**　嘱家属每天为患儿清洗外阴，勤换内裤，保持外阴清洁干燥，避免穿开裆裤。严禁搔抓局部，勿用刺激性药物或肥皂清洗外阴。患儿衣物单独洗涤，必要时消毒后再穿。

2. **随访指导** 告知家属随访的时间、目的和联系方式。

知识拓展

幼女小阴唇粘连

　　小阴唇粘连指小阴唇部分或完全相连，形成一层膜状组织遮盖部分或全部尿道口、阴道口，3个月至3岁的幼女高发。目前病因不明，一般认为与幼女低雌激素状态、外阴阴道炎症及物理刺激有关。多数幼女无症状，可表现为外阴红肿、阴道分泌物增多，严重时可有排尿困难、尿流变细、尿频、尿路感染、急性尿潴留等。轻度小阴唇粘连、无尿潴留、尿路感染等症状的幼女可保守治疗，定期随访，保持外阴清洁。轻中度粘连且有排尿困难、尿路感染等症状者，行药物治疗，如雌激素软膏和类固醇激素软膏。重度粘连、有排尿困难、反复尿路感染者，经药物治疗失败或拒绝药物治疗者可行徒手分离。

（雷岸江）

第五节　子宫颈炎症的评估与护理

　　子宫颈炎症是妇科常见疾病之一，包括子宫颈阴道炎症及子宫颈管黏膜炎症。临床上以急性子宫颈管黏膜炎多见，若急性子宫颈管黏膜炎未及时诊治或病原体持续存在，可致慢性子宫颈炎症。

一、急性子宫颈炎

　　急性子宫颈炎（acute cervicitis）指子宫颈发生急性炎症，局部充血、水肿、上皮变性、坏死，黏膜、黏膜下组织和腺体周围可见大量中性粒细胞浸润，腺腔中有脓性分泌物，又称急性宫颈炎。多种病原体、理化因素刺激、机械性子宫颈损伤或子宫颈异物伴感染，可导致急性子宫颈炎。

【护理评估】

（一）**健康史**

评估患者是否有分娩、流产和手术损伤宫颈史等。

（二）**身体状况**

1. **症状** 多数患者无症状。有症状者表现为阴道分泌物增多，呈黏液脓性,可引起外阴瘙痒和灼热感。还可出现月经间期出血、性交后出血等。合并尿路感染时,可出现尿频、尿急、尿痛。

2. **体征**　查体见子宫颈充血、水肿、黏膜外翻,附着有黏液脓性分泌物,甚至从子宫颈管流出,宫颈管黏膜质脆,易诱发出血。若为淋病奈瑟菌感染,可见尿道口和阴道口黏膜充血、水肿,有多量脓性分泌物。

（三）**辅助检查**

1. **白细胞检测**　宫颈管或者阴道的分泌物中白细胞增多,后者需排除能引起白细胞增多的阴道炎症。取子宫颈管脓性分泌物做革兰氏染色,见中性粒细胞 >30/ 高倍视野。阴道分泌物湿片检查可见白细胞 >10/ 高倍视野。

2. **病原体检测**　行沙眼衣原体、淋病奈瑟菌、细菌性阴道病和滴虫阴道炎的检测。

（四）**心理 - 社会状况**

患者常因阴道分泌物增多而致外阴不适、影响生活和工作,出现焦虑情绪。有接触性出血的患者,心理压力往往较大,容易出现恐惧、焦虑、抑郁等负性情绪。

【**护理措施**】

（一）**用药护理**

选择针对病原体的抗生素,指导患者遵医嘱及时、足量、规范应用抗生素。

1. 对于有性传播疾病高危因素者,如年龄 <25 岁,有多个性伴侣或与新性伴无保护性交,在未取得病原体检测结果以前,针对沙眼衣原体,予阿奇霉素 1g,单次口服,或应用多西环素 100mg,每天 2 次,持续 7d。

2. 取得病原体检测结果者,选用针对病原体的抗生素。

（1）单纯急性淋病奈瑟菌子宫颈炎:治疗原则为大剂量、单次给药。常用头孢菌素或头霉素类药物。前者如头孢曲松钠 250mg,单次肌内注射;头孢克肟 400mg,单次口服;头孢唑肟 500mg,肌内注射;头孢噻肟钠 500mg,肌内注射。后者如头孢西丁钠 2g,肌内注射,并应用丙磺舒 1g 口服;也可选择氨基糖苷类抗生素大观霉素 4g,单次肌内注射。

（2）沙眼衣原体感染所致子宫颈炎:四环素类为主要治疗药物,如多西环素 100mg,每天 2 次,连用 7d;也可用红霉素类药物,如红霉素 500mg,每天 4 次,连用 7d。由于淋病奈瑟菌感染者常伴衣原体感染,因此,治疗时还需选用抗衣原体感染药物。

（3）合并细菌性阴道病:应同时治疗,否则将导致子宫颈炎持续存在。

（二）**心理护理**

及时评估患者心理状况,关心和安慰患者,并进行针对性心理疏导,减轻和消除患者的心理负担,解释疾病病因和治疗方法,鼓励其坚持治疗。

（三）**健康指导**

1. **卫生指导**　嘱患者保持外阴清洁干燥,减少局部摩擦。

2. **随访症状持续存在者**　告知患者随访的时间和联系方式。对持续性宫颈炎症者,应协助医师进行全面评估,分析原因,必要时调整治疗方案。了解是否再次感染性传播疾病、性伴侣是否已接受治疗、是否持续存在阴道菌群失调等。

3. **指导妇科体检**　指导妇女定期进行妇科检查,及时发现,早期治疗。治疗前需行宫颈刮片细胞学检查,以排除癌变可能。

4. **性伴侣的处理**　告知由沙眼衣原体和淋病奈瑟菌导致的子宫颈炎患者,其性伴侣应行相应的检查和治疗。

二、慢性子宫颈炎

慢性子宫颈炎(chronic cervicitis),又称慢性宫颈炎,是指子宫颈间质内有大量淋巴细胞和浆细胞等慢性炎细胞浸润,伴子宫颈腺上皮及间质的增生及鳞状上皮化生。慢性子宫颈炎可由急性子宫颈炎迁延而来,或病原体持续感染导致,病原体与急性子宫颈炎相似。

【护理评估】

（一）**健康史**

评估患者是否有急性子宫颈炎病史。

（二）**身体状况**

1. **症状**　多数患者无症状,少数可有持续或者反复发作的阴道分泌物增多,淡黄色或者脓性,可出现性交后出血、月经间期出血,偶有分泌物刺激引起的外阴瘙痒或不适。

2. **体征**　查体可见子宫颈糜烂样改变,有黄色分泌物覆盖宫颈口或从宫颈口流出,或表现为子宫颈息肉或子宫颈肥大。

（三）**辅助检查**

宫颈刮片细胞学:用以排除子宫颈癌,必要时行阴道镜及活组织检查。

（四）**心理 - 社会状况**

因慢性宫颈炎病程长,阴道分泌物增多而致外阴不舒适,患者易出现烦躁、焦虑等情绪。部分患者因接触性出血,更容易产生恐惧、焦虑、不安等心理问题。

【护理措施】

（一）**物理治疗**

常用的物理治疗方法包括激光治疗、冷冻治疗、红外线凝结疗法和微波疗法等。一般治疗 3~4 周,若病变较深,延长至 6~8 周,宫颈恢复光滑外观。

注意事项:①治疗前应做宫颈刮片细胞学检查。②有急性生殖器炎症患者列为禁忌。③治疗时间选在月经干净后 3~7d 内进行。④治疗后每天清洗外阴2 次,保持外阴清洁,创面尚未愈合期间(4~8 周)禁性交、盆浴和阴道冲洗。⑤治疗后阴道分泌物增多,有大量黄水流出,术后 1~2 周脱痂时可有少许流血,若出血量多需急诊处理,局部应用止血粉或者压迫止血,必要时加用抗生素。⑥两次月经干净后 3~7d 复查,评估创面愈合情况及有无宫颈管狭窄。未痊愈者择期做第二次治疗。

（二）心理护理

对病程较长、病情反复不愈者，护士应及时评估其心理状况，主动关心和安慰患者，疏导其不良情绪，减轻和消除其负性心理。解释疾病病因和治疗方法，鼓励其坚持治疗。

（三）健康指导

1. **卫生指导**　指导患者每天清洗外阴，勤换内裤，保持外阴清洁干燥，减少局部摩擦。

2. **指导妇科体检**　指导妇女定期行妇科检查，及早发现，积极治疗。治疗前行宫颈刮片细胞学检查，以排除癌变可能。

3. **采取预防措施**　积极治疗急性子宫颈炎；定期接受妇科检查，若有急性宫颈炎症者应及时治疗，早日痊愈；提高助产技术，避免分娩或器械损伤宫颈；产后发现宫颈裂伤及时正确缝合。

知识拓展

支原体与子宫颈炎症

支原体是指一种无细胞壁、能够在无生命培养基中生长繁殖、最小的原核细胞型微生物。10 余种感染人类的支原体中，与泌尿生殖道感染有关的包括生殖支原体、解脲支原体、人型支原体以及穿透支原体。生殖支原体被认为是一种性传播疾病，多项研究结果表明生殖支原体与子宫颈炎症显著相关，是子宫颈炎症的独立危险因素。因生殖支原体检测难度大，故其致病性被人们长期忽视。解脲支原体可定植于阴道内，是条件致病菌，可导致非淋菌性尿道炎，其是否为子宫颈炎症的致病微生物众说纷纭，致病情况需进一步研究。人型支原体主要经性接触传播，可引起女性盆腔炎、慢性羊膜炎或细菌性阴道病等，研究证实，人型支原体可能是子宫颈炎的重要致病微生物之一。

（习春杨　雷岸江）

第六节　盆腔炎性疾病的评估与护理

盆腔炎性疾病（pelvic inflammatory disease，PID），指女性上生殖道的一组感染性疾病，包括子宫内膜炎、输卵管炎、输卵管卵巢脓肿及盆腔腹膜炎。炎症可局限于一个部位,也可累及多个部位,以输卵管炎、输卵管卵巢炎最为常见。

【护理评估】

（一）健康史

评估患者是否有盆腔炎或邻近器官炎症史、流产史及宫腔手术史。评估患者经期卫生习惯,有无不洁性生活史、多个性伴侣或性交过频等。评估患者的生命体征,疼痛的部位、性质及程度,阴道分泌物的量、色及性质。

（二）身体状况

1. **症状**　轻者无症状或症状轻微。主要症状为下腹痛和阴道分泌物增多。腹痛为持续性,于活动或性交后加重。病情严重者可出现发热,甚至高热、寒战、头痛、食欲减退等。经期发病者可出现经量增多和经期延长。腹膜炎患者出现恶心、呕吐、腹胀等消化系统症状。泌尿系统感染者可有尿频、尿急、尿痛。脓肿形成者可有下腹包块和局部压迫刺激症状。若有输卵管炎症状及体征,伴右上腹疼痛,应怀疑有肝周围炎。

2. **体征**　轻症者无明显异常发现,仅有子宫颈举痛、宫体压痛或附件区压痛。严重者呈急性病容,体温升高、心率加快,下腹部出现压痛、反跳痛和肌紧张,甚至出现腹胀、肠鸣音减弱或消失。查体可见阴道内有脓性臭味分泌物;穹窿触痛明显,子宫颈充血、水肿,子宫颈举痛;宫体稍大,有压痛,活动受限;子宫两侧压痛较明显。单纯输卵管炎者,可触及增粗的输卵管,压痛明显;输卵管积脓或输卵管卵巢脓肿者,可触及包块,压痛明显,不活动;宫旁结缔组织炎者,可扪及宫旁一侧或两侧片状增厚,或者两侧宫骶韧带高度水肿,并增粗,压痛明显;若有盆腔脓肿形成、位置低时,可在后穹窿或侧穹窿触及包块,并有波动感。

（三）辅助检查

1. **病原体检查**　取子宫颈管分泌物及后穹窿穿刺液做病原体检测,可帮助明确病原体。

2. **实验室检查**　血常规、C反应蛋白及红细胞沉降率等。

3. **超声检查**　了解盆腔内有无包块和脓肿形成。

4. **其他**　根据患者情况,可行盆腔电子计算机断层扫描（computed tomography,CT）或磁共振（magnetic resonance imaging,MRI）检查、腹腔镜检查等。

（四）心理-社会状况

评估患者有无焦虑、抑郁、怨恨、悲伤等负性情绪,以及患者及家属对疾病和治疗方法的认识和接受情况。

【护理措施】

（一）一般护理

1. **对症护理**　病情严重或经门诊治疗无效者应住院治疗。嘱患者卧床休息,予半卧位。指导进高热量、高蛋白、高维生素饮食,忌油腻、辛辣、生冷食物,遵医嘱纠正电解质紊乱和酸碱失衡。高热者指导物理降温,腹胀者行胃肠减压。为避免炎症扩散应减少不必要的盆腔检查。

2. **用药护理**　根据病原体的特点选择高效的抗生素,诊断后 48h 内及时用药可显著降低 PID 后遗症的发生。协助医师选择用药途径:①若患者症状轻、能耐受口服抗生素、有随访条件,可口服或肌内注射抗生素。②若患者病情重、不能耐受口服抗生素或门诊治疗无效等,宜静脉给药。用药期间,护士应定时巡视患者,使药液在体内保持有效浓度,观察有无用药不良反应。对药物治疗无效、脓肿持续存在或者脓肿破裂者,需手术切除病灶。

（二）心理护理

护士应主动关心和安慰患者,鼓励患者表达真实想法,解释疾病相关知识和及时、足量的抗生素治疗的重要性,消除患者的疑虑。告知患者经过积极治疗,绝大多数患者可以治愈,增强其战胜疾病的信心。

（三）健康指导

1. **卫生指导**　作好经期、孕期和产褥期的健康教育,促使妇女养成健康的卫生习惯;指导性生活卫生,月经期禁止性交。指导患者每天清洗会阴,勤换内裤。

2. **运动指导**　让患者坚持锻炼,以增强抵抗力。避免过度劳累。教会患者盆腔操,达到调理气血、疏通经脉,缓解盆腔粘连,促进盆腔炎症吸收的效果。

3. **防治后遗症**　严格掌握手术指征,遵循无菌操作规范,提供高质量的围手术期护理。及时诊断,积极治疗 PID。注意性生活卫生,减少性传播疾病。对有 P1D 后遗症者,要使其了解综合性治疗方案可缓解症状,以减轻其焦虑情绪。

4. **随访指导**　一般在开始治疗 3d 内,患者临床症状有所改善;若临床症状无改善,建议患者住院,评估治疗方案,必要时采用其他检查方法。沙眼衣原体和淋病奈瑟球菌感染者,应在治疗后 3 个月复查病原体。

5. **性伴侣治疗**　对于 PID 患者出现症状前 60d 内接触过的性伴侣,建议其进行淋病奈瑟球菌和沙眼衣原体的检测和治疗。若 PID 患者最后一次性交发生在症状开始或诊断前 60d 以前,则对最近性伴侣进行治疗。治疗期间禁止性生活。

（习春杨　雷岸江）

第七节　性传播疾病的评估与护理

性传播疾病（sexually transmitted diseases,STD）指主要通过性行为、类似性行为和间接接触传播的一组传染病。

一、淋病

淋病（gonorrhea）是指由淋病奈瑟菌（简称淋菌）引起的，以泌尿生殖系统化脓性感染为主要临床表现的性传播疾病。

【护理评估】

（一）健康史

了解患者性伴侣是否患有淋病，是否接触了污染的物品或医疗器械。若新生儿患病，则评估其母亲是否合并有淋病及分娩方式。

（二）身体状况

1. **急性淋病**　感染淋病 1~14d 后，患者出现急性尿道炎症状，白带增多呈黄色、脓性，外阴红肿、烧灼痛，继而出现前庭大腺炎和急性宫颈炎的表现。病变累及上生殖道时，可引起子宫内膜炎、急性输卵管炎和积脓、输卵管卵巢囊肿、盆腔脓肿或弥漫性腹膜炎，甚至中毒性休克。常表现为发热、寒战，恶心、呕吐，伴下腹两侧疼痛等。

2. **慢性淋病**　急性淋病未经治疗或者治疗不彻底可转为慢性淋病，表现为慢性尿道炎、尿道旁腺炎、慢性宫颈炎、前庭大腺炎、慢性输卵管炎或输卵管积水等。淋菌可长期潜伏于尿道旁腺、前庭大腺和宫颈黏膜腺体深处，导致反复急性发作。

（三）辅助检查

1. **核酸扩增试验**　检测宫颈拭子、阴道拭子和尿液标本等。若怀疑或证实治疗失败，行细菌培养和药敏试验。

2. **培养法**　有助于明确诊断，同时行药敏试验。

3. 检测其他性传播疾病。

（四）心理 - 社会状况

评估患者是否存在恐惧、焦虑、抑郁、自卑等心理问题，了解有无怨恨情绪，评估其社会支持系统。

【护理措施】

（一）急性淋病患者护理

嘱患者卧床休息，严格床边隔离。患者接触过的生活用品应严格消毒灭菌，污染的手需消毒液浸泡消毒，防止交叉感染。

（二）孕产妇护理

淋病高发地区的孕妇，首次产检应筛查淋菌。还可做淋病奈瑟菌培养，以早诊断、早治疗。做好解释工作，使孕妇及其家属了解妊娠期淋病不是剖宫产指征，减轻其焦虑情绪。

（三）新生儿护理

淋病产妇娩出的新生儿，应尽快应用 0.5% 红霉素眼膏以预防淋菌性眼炎。也可应用头孢曲松钠 25~50mg/kg，总剂量不超过 125mg，单次肌内注射或静脉注射以预防新生儿淋病。

（四）用药护理

指导患者遵医嘱正确用药。如单次肌内注射头孢曲松 125mg；或单次口服头孢克肟 400mg；不能耐受头孢菌素类药物者可单次肌内注射阿奇霉素 2g。孕妇首选头孢曲松钠加阿奇霉素 1g 顿服，或选用阿莫西林进行治疗。播散性淋病，可用头孢曲松 1g 肌内注射或静脉注射，24h 1 次，症状改善 24~48h 后改为头孢克肟 400mg 口服，每天 2 次，连服 7d。

（五）心理护理

关心和尊重患者，保护患者隐私，及时解答患者提出的问题，消除患者求医顾虑。向患者强调急性期及时、足量、规范用药的重要性及必要性，解释抗生素治疗的作用、效果，预防疾病转为慢性，增强患者战胜疾病的信心。做好家属的沟通和解释工作，促使家属关心并支持患者，以减少和消除患者的不良情绪。

（六）健康指导

1. **卫生指导**　嘱患者治疗期间严禁性交。教会患者消毒隔离的方法，其内裤、浴盆和毛巾等应煮沸消毒 5~10min，接触的物品及器具用 1% 苯酚溶液浸泡。

2. **随访指导**　无并发症淋病者治疗后无须随访，症状持续存在者，行淋病奈瑟菌培养及药敏试验。患者治疗结束后 2 周内、无性接触史时，符合下列标准即为治愈：①临床症状、体征全部消失。②治疗结束后 4~7d，取宫颈管分泌物做涂片和细菌培养，连续 3 次为阴性，才能确定治愈。

二、尖锐湿疣

尖锐湿疣（condyloma acuminata，CA）是指由人乳头瘤病毒（human papilloma virus，HPV）感染生殖器官及附近表皮而引起的鳞状上皮疣状增生病变。

【护理评估】

（一）健康史

评估患者初次性生活年龄是否较小，是否有多个性伴、免疫力低、吸烟和高性激素水平等高危因素。询问患者性伴侣是否感染 HPV，若新生儿患病，需评估其母亲是否感染 HPV。

（二）身体状况

潜伏期 3 周~8 个月，平均为 3 个月，以 20~29 岁年轻女性居多。

1. **症状**　症状常不明显，部分患者可有外阴瘙痒、烧灼痛或性交痛。

2. **体征**　初起为微小散在或簇状增生的粉色或白色小乳头状疣，质软，其上有细小指样突起，或小而尖的丘疹，质地稍硬。随病情进展，病灶增大、增多，相互融合成鸡冠状、桑葚状或菜花状，顶端可角化或感染溃烂。病变多发生在阴唇后联合、小阴唇内侧、阴道前庭或尿道口等外阴性交时易受损的部位。

（三）辅助检查

1. **HPV 检测**　对年龄 >30 岁的女性行宫颈癌筛查。

2. **活组织检查**　对于诊断不明确、标准治疗方案无效、治疗时病情加重、病变不典型、合并免疫性疾病或疣在醋酸试验中不着色、硬结、固定、出血、溃疡者，应行活组织检查。

（四）心理 - 社会状况

患者患病后，易出现自卑心理，又由于该疾病病程长，易反复发作，患者易出现紧张、焦虑、抑郁、恐惧等情绪。因此，应及时评估患者心理状态，了解家属对疾病的看法和态度。

【护理措施】

（一）患病孕妇护理

指导孕妇按医嘱及时正确用药。行物理或手术治疗的孕妇，术后要密切观察宫缩、阴道流血流液情况、胎心和胎动等。疣体切除术后，每天用络合碘棉球擦洗阴道和外阴，擦洗时应注意观察创面有无渗出、出血等。做好行剖宫产术孕妇的手术护理。

（二）心理护理

尊重和关心患者，保护患者隐私，向患者和家属介绍疾病相关知识，鼓励患者积极面对疾病，主动参与疾病治疗，帮助其树立治愈疾病的信心，提高治疗依从性。

（三）健康指导

1. **卫生指导**　保持外阴清洁，注重性卫生保健。污染的衣裤、生活用品及时消毒。告知患者不宜坐浴。解释尖锐湿疣传播途径，告知患者使用避孕套可阻断传播途径。

2. **性伴侣治疗**　配偶或性伴侣应接受尖锐湿疣的检查和治疗。

3. **随访指导**　尖锐湿疣的治愈标准为疣体消失，治愈率高，但有复发可能。患者应按时随访，接受指导。反复发作者应行活检以排除恶变。

三、梅毒

梅毒（syphilis）是指由苍白密螺旋体引起的慢性全身性的性传播疾病。

【护理评估】

（一）健康史

评估患者性伴侣是否患有梅毒，是否接触被污染的物品，是否曾经输入有传染性梅毒患者的血液。

（二）身体状况

潜伏期 2~4 周。临床表现：①一期梅毒：以硬下疳和硬化性淋巴结炎为主要表现。②二期梅毒：出现皮肤梅毒疹。③三期梅毒：表现为永久性皮肤黏膜损害，治愈后留有瘢痕。梅毒早期主要表现为皮肤黏膜损害，晚期可侵犯心血管、神经系统等脏器,造成劳动力丧失,甚至死亡。

（三）辅助检查

1. **螺旋体检查**　取病损分泌物做涂片,在暗视野显微镜下可见活动的梅毒螺旋体。

2. **血清学检查**　包括非梅毒螺旋体试验和梅毒螺旋体试验。

3. **脑脊液检查**　包括脑脊液 VDRL、白细胞计数、蛋白测定等。

（四）心理 - 社会状况

评估患者是否存在自卑、恐惧、愤恨、抑郁等心理问题,是否有内疚情绪。

【护理措施】

（一）孕妇护理

孕妇在初次产检时应做梅毒血清学筛查,必要时在妊娠晚期或分娩期复查,以明确诊断,及时治疗。向患者解释治疗方案、用药目的、原则和注意事项,取得主动配合。用药首选青霉素,若患者青霉素过敏,可用盐酸红霉素、多西环素或四环素。妊娠晚期患者可用红霉素进行治疗但不能防治胎传梅毒,可改用头孢类抗生素,若患者头孢类过敏,应采用脱敏法处理。

（二）心理护理

关心和尊重患者,保护患者隐私,向患者介绍疾病相关知识,及时、足量和规范治疗的重要性,鼓励患者积极面对疾病,主动参与治疗,帮助其树立治愈疾病的信心。

（三）健康指导

1. **性伴侣治疗**　性伴侣应接受梅毒的检查及治疗,治疗期间禁止性生活。

2. **随访指导**　治愈标准包括临床治愈和血清学治愈。临床治愈指各种损害消退、症状消失。血清学治愈指抗梅毒治疗 2 年内,梅毒血清学试验转为阴性,脑脊液检查为阴性。治愈后至少 2 年内不能妊娠。治疗后随访 2~3 年。第 1 年每 3 个月需复查 1 次,以后每半年复查 1 次,需做临床和非密螺旋体抗原血清试验。治疗后 6 个月内,若血清滴度未下降 4 倍,则治疗失败或再感染,应重新加倍治疗剂量、行脑脊液检查,并观察有无神经梅毒。大部分一期梅毒在 1 年内、二期梅毒在 2 年内,血清学试验转阴。少数晚期梅毒血清固定,即血清非密螺旋体抗体滴度持续 3 年以上低水平。

知识拓展

吉海反应

吉海反应（jarisch-herxheimer reaction, J-HR）是指梅毒、钩端螺旋体病等其他感染疾病患者,在抗菌治疗后 2~5h,出现以发热、寒战、头痛、肌痛和皮疹加重等为主的症状,一般在 24h 内消退。各期梅毒患者在治疗过程中均有发生 J-HR 的可能。研究显示,接受青霉素治疗的二期或潜伏期梅毒患者、合并 HIV 感染的梅毒患者、血浆 RPR 滴度高者,发生 J-HR 风险更高。J-HR 发病机制仍不完全清楚,可能与炎症介质有关。目前对梅毒治疗前采用糖皮质激素来预防或减轻 J-HR、低剂量低速给药预防 J-HR 是否有效尚不清楚。由于多数发生 J-HR 的患者在给予支持治疗、补充足够液体后,在几小时内能完全恢复,因此,及时发现 J-HR,予以正确护理,避免 J-HR 发生造成的意外损伤至关重要。

(习春杨 雷岸江)

第九章　子宫内膜异位性疾病的评估与护理

子宫内膜异位症和子宫腺肌病合称为子宫内膜异位性疾病,两者的共同点是均由具有生长功能的子宫内膜异位所致,且临床常常并存;但是两者的发病机制和组织学变化不全相同,其临床表现和对卵巢激素的敏感性也存在差异,如前者对孕激素敏感,后者不敏感。

第一节　子宫内膜异位症的评估与护理

子宫内膜异位症(endometriosis,EMT)是指正常的子宫内膜组织(包括腺体和间质)出现在子宫体以外的部位,简称内异症。异位内膜可以侵犯全身任何部位,如肺、胸膜、乳腺、肾、输尿管等,但绝大多数位于盆腔脏器和壁腹膜,其中以卵巢和宫骶韧带最为常见,其次是子宫和其他脏覆膜、直肠阴道隔等。

【发病机制】

关于子宫内膜异位症的发病机制尚无科学定论,目前主要相关学说如下:

1. **子宫内膜异位种植学说**　也称"经血逆流学说",指经血中的内膜组织(腺上皮和间质细胞)在经期随经血逆流,经过输卵管进入盆腔,种植于卵巢及邻近的盆腔腹膜,并继续生长、蔓延。

2. **体腔上皮化生学说**　该学说认为盆腔腹膜和卵巢表面上皮均是由胚胎时期的体腔上皮分化而来,由于体腔上皮具有高度化生潜能,在受到慢性炎症、经血或卵巢激素的反复刺激后,被激活化生为子宫内膜样组织。

3. **诱导学说**　本学说是体腔上皮化生学说的延伸,已有动物实验证实未分化的腹膜组织在内源性因素诱导下可进一步发展为子宫内膜组织,种植的内膜也可以释放化学物质,持续诱导未分化的间充质形成子宫内膜异位组织。

4. **其他因素**　遗传因素、免疫因素和炎症因素等。

【病理】

内膜异位症根据发生的部位不同,可分为不同的病理类型。

1. **卵巢型内膜异位症**　卵巢最容易被异位内膜所侵犯,约有80%的患者病变累及一侧,50%的患者为双侧卵巢病变,异位病灶可分为微小病变型和典型病变型。

2. **腹膜型内膜异位症**　分布于盆腔腹膜和各脏器的表面,因宫骶韧带、直肠子宫陷凹和子宫后壁的下段浆膜位于盆腔最低点,与经血接触较多,因此也是子宫内膜异位的好发部位。

3. 其他部位 直肠阴道隔、输卵管、宫颈、膀胱、阑尾、直肠等部位也可发生子宫内膜异位病灶。

【护理评估】

（一）健康史

询问患者的年龄、生育史和月经史，了解患者有无人工流产、输卵管通液手术史或剖宫产手术史。

（二）身体状况

1. 症状

（1）下腹痛和痛经：疼痛是子宫内膜异位症的主要临床症状，典型症状是继发性痛经以及进行性加重。疼痛部位多位于下腹部、腰骶部以及盆腔中部，有时可放射至阴道、会阴、肛门及大腿，常在月经来潮时出现，并持续整个经期。

（2）不孕：子宫内膜异位症患者的不孕率高达40%，原因复杂，可能与盆腔器官和周围组织广泛粘连、输卵管蠕动减弱、卵巢功能异常或黄体形成不良等有关。

（3）月经异常：15%~30%的患者可出现经量增加、经期延长、月经淋漓不尽或经前点滴出血的症状，可能与卵巢实质病变、黄体功能不足、无排卵或合并有子宫肌瘤和子宫腺肌病等因素有关。

（4）性交不适：多见于直肠子宫陷凹有子宫内膜异位病灶或局部粘连导致子宫后倾固定的患者，一般表现为深部性交痛，且月经来潮前的性交痛最为明显。

（5）其他特殊症状：如腹痛、腹泻、便秘以及周期性少量便血等。

2. 体征 一般患者腹部检查无异常。当卵巢子宫内膜异位囊肿较大时，可在腹部扪及包块。囊肿破裂时囊内容物流入盆腹腔可引起腹膜刺激征。

（三）辅助检查

通过临床症状和体征，可初步诊断子宫内膜异位症，但临床上仍需要借助辅助检查确诊。

1. B型超声检查 B超可以确定卵巢子宫内膜异位囊肿的位置、形状和大小，并判断其与周围脏器粘连情况。

2. 血清CA125值测定 子宫内膜异位症患者的CA125值可能增高，重症患者尤为明显，动态监测CA125值的变化有助于监测患者病情变化、评估治疗效果以及预测复发。

3. 腹腔镜检查 是目前国际公认的用于诊断子宫内膜异位症的最佳方法。通过腹腔镜看到大体病理所述的典型病灶或可疑病变进行活组织检查即可确诊，并可估计病变的大小、分布及临床分期。

（四）心理 - 社会状况

子宫内膜异位症属于良性病变,但伴随月经周期反复发作,痛经严重者对其生活和工作都有不良影响。目前,无论是药物治疗还是手术治疗都无法根治此病,且治疗时间长,大量耗费患者的时间和精力,使患者出现烦躁、焦虑、抑郁、失眠等精神心理问题。

【护理措施】

子宫内膜异位症治疗和护理的目标是"缩小和去除病灶,治疗和促进生育,减轻和控制疼痛,预防和减少复发"。

（一）药物治疗与护理

1. 期待疗法　仅适用于轻度子宫内膜异位症患者,采取定期随访的方法并对症处理病变引起的经期腹痛,可采用前列腺素合成酶抑制剂(萘普生、吲哚美辛、布洛芬等)等。有生育要求者一般不用期待疗法,应尽早促使其受孕。一旦妊娠,异位内膜病灶逐渐萎缩坏死,分娩后症状缓解且有望治愈。保守治疗期间若患者的症状和体征加重,应及时改用积极的治疗方法。

2. 药物治疗方案　由于闭经和妊娠可避免发生痛经和经血逆流,因此临床常采用使患者假绝经或假孕的性激素疗法。

（1）口服避孕药:是最早用于治疗子宫内膜异位症的激素类药物,其目的是降低体内垂体促性腺激素水平,使异位内膜萎缩、经量减少,造成类似妊娠的人工闭经,临床也称为"假孕疗法"。

（2）孕激素:单独使用人工合成的高效孕激素,通过抑制垂体分泌促性腺激素造成无周期性的低雌激素状态,与内源性雌激素共同作用,造成机体高孕激素性闭经和内膜蜕膜化,形成假孕。

（3）孕激素受体水平拮抗剂:米非司酮具有较强的抗孕激素作用,可造成闭经使病灶萎缩坏死,不良反应较轻,无雌激素样影响,也无骨质丢失的风险,长期疗效尚有待证实。服用剂量为每天口服 25~100mg。

（4）孕三烯酮:属于 19- 去甲睾酮甾体类药物,可有效降低体内雌激素水平,使体内异位内膜萎缩直至吸收,是一种假绝经疗法。

（5）达那唑:是合成的 17a- 乙炔睾酮衍生物,能够抑制卵巢甾体激素生成,使子宫内膜萎缩而闭经。该治疗方法又称假绝经疗法,适用于轻、中度子宫内膜异位症痛经较明显的患者。

（6）促性腺激素释放激素激动剂(GnRH-a):是人工合成的十肽类化合物,其作用原理与体内的 GnRH 相同,能够促进垂体细胞释放卵泡刺激素(follicle-stimulating hormone, FSH)和黄体生成素(luteinizing hormone, LH),达到抑制垂体分泌促性腺激素的目的,从而导致卵巢激素水平显著下降,出现暂时性的闭经,故此疗法又称为"药物性卵巢切除"。

3. 药物治疗的护理　无论是假绝经疗法还是假孕疗法,均需要长期服用药物。有些药物的不良反应在停药后 2~3 个月可减轻,有的在停药后即可恢复正常。护士应提前告知患者药物可能出现的不良反应,提醒患者不能随意停药,应谨遵医嘱,坚持服药。药物治疗虽然不能达到根治的效果,但是可以减轻临床症状,减少盆腔粘连,增加手术切除的机会。

(二)手术治疗和护理

适用于药物治疗无效、症状不缓解、生育功能未恢复以及卵巢子宫内膜异位囊肿大于 5cm 的患者。

1. 手术种类

(1)保留生育功能的手术:适用于药物治疗无效、年轻且有生育要求的患者。手术方式有开腹手术和腹腔镜手术,手术保留子宫、一侧或双侧卵巢,仅切除病灶,术后复发率约为 40%,因此术后应使用药物减少复发并尽早妊娠。

(2)保留卵巢切除子宫的手术:适用于临床症状明显且无生育要求的 45 岁以下患者。手术切除全部或部分子宫,剔除卵巢子宫内膜异位囊肿,保留一侧或双侧卵巢,术后复发率约为 5%。

(3)根治性手术:适用于 45 岁以上临床症状严重的患者。手术切除子宫、双附件以及盆腔内所有异位内膜病灶。术后不用补充雌激素治疗,几乎不复发。双侧卵巢切除后患者体内残留的部分异位内膜病灶也将自行萎缩直至消失。

2. 手术患者的护理　按腹腔镜手术或开腹手术常规进行术前准备,包括心理支持、术前指导、皮肤准备、消化道准备以及阴道准备,术后护理包括尿管护理、生命体征观察和记录、腹腔内出血的观察和预防,出院时指导术后性生活、伤口护理和随诊时间。有生育要求的患者在术后应采取积极的助孕方法,争取在术后 6~12 个月内完成受孕。

(三)卵巢巧克力囊肿扭转或破裂的护理

卵巢巧克力囊肿在剧烈运动或者过度充盈时会发生扭转或破裂。护士应指导患者进行盆腔 B 超随诊,密切观察巧克力囊肿的大小变化,若增大迅速,则需准备手术治疗。嘱患者避免剧烈运动,若突发剧烈的下腹疼痛,如绞痛、大汗淋漓等,可能是囊肿扭转,应及时就诊,做好手术准备。月经期巧克力囊肿过度充盈,张力增大,容易发生破裂,应嘱患者在月经期密切观察病情变化。若出现腹部压痛、反跳痛等腹膜刺激征表现,或伴随不同程度的休克,应立即手术。护士需立刻准备好抢救用物和药品,以备急用。紧急情况下,护士应迅速做好配血、备皮、建立静脉双通道等术前准备,为抢救患者生命赢得时间。

(四)疼痛及不孕的治疗与护理

月经期腹部疼痛严重者可给予前列腺素合成抑制剂,如布洛芬、吲哚美辛或双氯芬酸钠等药物缓解疼痛。有生育要求者应及时进行不孕症的相关检查,如子宫输卵管造影术或输卵管通液术,腹腔镜下行输卵管通畅试验,并松解输卵管的粘连,可以起到治疗作用。告知患者若保守治疗期间症状和体征持续加重,应及时调整为积极的治疗方法。

（五）预防

女性应注意避免或减少导致子宫内膜异位症的发病因素。在月经期应尽量避免剧烈的活动,防止腹压变化和体位改变引起经血逆流;避免在月经期进行宫腔内的治疗和操作;避免在月经期和月经刚干净时同房,预防脱落的子宫内膜经输卵管逆行进入盆腔。

（六）健康指导

子宫内膜异位症虽属于良性疾病,但是持续的痛经、不孕、复杂的治疗方案以及治疗后易复发等特点均造成了患者严重的身心痛苦。子宫内膜异位症患者的治疗方案比较复杂,且每个患者的治疗方法都不全相同。因此,护士应通过针对性、个体化的健康教育使患者充分知晓自己的疾病现状及治疗方案,树立治愈疾病的信心,以期达到最佳的治疗效果。同时护士还需要利用一切机会向患者讲解疾病的相关知识、药物治疗的方案及手术治疗的适应证和最佳时机,告知手术的方法和围手术期的注意事项。告知患者定期随访的目的、时间和意义。

（尹亚楠）

第二节　子宫腺肌病的评估与护理

子宫腺肌病(adenomyosis)是指子宫内膜腺体和间质侵入子宫肌层。该病的高发年龄是 30~50 岁,约有 15% 的患者同时合并有子宫内膜异位症。虽然与子宫内膜异位症的病因不同,但是两者均受雌激素的调节。

【病因】

子宫腺肌病患者的宫腔内膜与部分子宫肌层中的内膜病灶直接相连,故认为腺肌病是由基底层子宫内膜侵入肌层生长所致,人工流产、多次妊娠及分娩、慢性子宫内膜炎等均可造成子宫内膜基底损伤,与发病密切相关。

【病理】

少数腺肌病病灶呈局限性生长形成结节或团块,似肌壁间肌瘤,称为子宫腺肌瘤(adenomyoma),因局部反复出血导致病灶周围纤维组织增生所致,故与周围肌层无明显界限,手术时难以剥出。

异位子宫内膜在子宫肌层的生长方式有弥漫性和局限性两种。

1. **弥漫性**　较为多见。累及子宫后壁居多,子宫均匀性增大,前后径增大较明显,呈球形,一般小于 12 周妊娠子宫大小。

2. **局限性**　少数腺肌病病灶的生长呈局限性,形成团块或结节,似肌壁间肌瘤,称之为子宫腺肌瘤。

镜检特征是肌层内可见呈岛状分布的异位内膜的腺体和间质,对孕激素不敏感或无反应。

【护理评估】

（一）健康史

询问患者的年龄、生育史。评估其有无与子宫腺肌病密切相关因素:①人工流产;②多次妊娠和分娩;③慢性子宫内膜炎。

（二）身体状况

1. **症状**　主要症状为经量增多、经期延长及逐渐加重的进行性痛经,疼痛部位位于下腹正中,常于月经前1周开始,月经结束时止。

2. **体征**　妇科查体子宫呈均匀增大或有局限性的结节隆起,质硬伴有压痛,经期压痛更明显。

（三）心理 - 社会状况

患者常伴有焦虑、恐惧和担忧。

（四）辅助检查

可酌情选择影像学检查,确诊的金标准是病理学检查。

（五）治疗原则

治疗方法根据患者的年龄、症状和生育要求而定。

1. 症状轻、近绝经期或有生育要求的患者,可试用孕三烯酮、达那唑或GnRH-a治疗,均可使症状缓解,需注意用药后不良反应和停药后复发的风险。

2. 年轻或希望生育的子宫腺肌病患者,可试行病灶挖除术,有复发风险。

3. 症状严重、药物治疗无效或无生育要求的患者,可行子宫全切术。

【护理措施】

1. **根据医嘱用药,配合治疗**　对于服用孕三烯酮、达那唑或GnRH-a患者,应严格根据医嘱用药,向患者解释用药目的和方法,观察药物的治疗效果和不良反应。GnRH-a治疗的患者有骨丢失风险,应遵医嘱给予反添加治疗并补充钙剂。发现异常及时报告医生。

2. **手术患者护理**　做好围手术期的护理和术中配合。

知识拓展

卵巢子宫内膜异位囊肿的手术指征

对卵巢子宫内膜异位囊肿来说,目前的指南及观点认为:囊肿直径达到4cm以上可行手术。欧洲人类生殖及胚胎学会指南中指出,在辅助生殖技术之前,对于卵巢子宫内膜异位囊肿直径大于3cm的患者,建议临床医生仅以改善疾病相关的疼痛或增加取卵的可行性为目的进行囊肿剥除术。手术的优势是明确诊断、切除病灶、避免囊肿破裂的风险。

青少年子宫内膜异位症患者的病情常常呈进行性加重,且卵巢子宫内膜异位囊肿多与深部浸润型子宫内膜异位症同时存在,从而引起严重的疼痛症状或重要的器官压迫,手术能够减轻相应的疼痛和压迫症状,因此应早期进行手术干预。

(尹亚楠)

第十章　女性生殖系统肿瘤患者的评估与护理

第一节　外阴肿瘤的评估与护理

一、概述

【组织学分类】

外阴肿瘤指生长在外阴部的各种肿瘤,包括外阴良性肿瘤和外阴恶性肿瘤。外阴肿瘤的分类方法很多,目前最常用的是 WHO 制定的外阴肿瘤组织学分类法。

【流行病学】

目前,外阴鳞状上皮内病变(vulvar squamous intraepithelial lesion, VSIL)具体的发病率不详,据统计,我国 2013—2015 年 VSIL 占下生殖道上皮内病变的 4.52%,但 3 年间每年比例有所下降。在过去的几十年中,高级别鳞状上皮内病变(vulvar high-grade squamous intraepithelial lesions, VHSIL)的发病率呈上升趋势,增加了 1~4 倍,尤其是 50 岁以下的女性。VHSIL 的发病呈年轻化趋势。我国发病高峰年龄为 41~50 岁。

外阴癌约占女性生殖道原发恶性肿瘤的 3%~5%,常见于绝经以后的妇女,高发年龄为 60~80 岁,过去 15 年,其发病率增加了近 1 倍,但是发病中位年龄却有下降,发病呈年轻化趋势。

二、外阴良性肿瘤

外阴良性肿瘤较少见,主要有上皮来源的低级别鳞状上皮内病变、良性鳞状上皮病变(包括外阴乳头状瘤、脂溢性角化病、角化棘皮瘤等),外阴乳头状汗腺瘤、纤维腺瘤和腺肌瘤等腺体肿瘤,以及脂肪瘤、平滑肌瘤、颗粒细胞肌母细胞瘤、淋巴管瘤、血管瘤和神经纤维瘤等软组织肿瘤。

【临床表现】

初期部分患者无症状,症状通常无特异性,多表现为溃疡、阴部瘙痒以及皮肤破损。

【诊断原则】

对于外阴瘙痒、白斑、尖锐湿疣等外阴部疾病,经常规治疗无效,特别是有发生溃疡、小结节或乳头状赘生物等症状时,应警惕有发展或已成为外阴肿瘤的可能。因此,必须及时通过局部活组织检查,确定肿瘤性质,以明确诊断。

【护理措施】

(一)一般护理

对进行手术治疗的外阴良性肿瘤疾病患者,术后需要保持创面的清洁和干燥,每天行外阴擦洗2次,大小便后用同法清洁外阴。如患者出院后伤口还未完全愈合,仍需定时换药保持创面清洁。患者平卧位休息时,双下肢应保持屈膝外展位,以利于减少腹股沟及外阴部张力,促进伤口的愈合。

（二）心理护理

进行外阴良性肿瘤手术的患者,由于发病部位的隐私性以及伤口愈合较慢,患者心理负担可能会加重,应当予以疏导,并在准备手术过程中亲切温和地安慰患者,使其积极配合。医护人员应当有耐心地针对具体问题予以解释,并讲解手术相关知识,消除患者的紧张情绪,以及对手术和预后的恐惧与忧虑。同时做好家属心理护理,使其能为患者提供支持。

三、外阴恶性肿瘤

外阴恶性肿瘤以外阴鳞状细胞癌最常见,约占外阴恶性肿瘤的80%~90%。其他包括恶性黑色素瘤（2%~4%）、肉瘤、基底细胞癌、前庭大腺癌等。

【病因】

病因尚未完全清楚。近年来研究表明,病因与以下因素有关:①与单纯疱疹病毒2型（herpes simplex virus-2, HSV-2）、尖锐湿疣、淋病、梅毒和滴虫等性传播疾病有关。②与HPV感染有关。③与中高级别鳞状上皮内病变等慢性非瘤性黏膜病变相关。④免疫功能低下或被损害。⑤外阴白色病变。⑥与吸烟有关。

知识拓展

女性外阴白色病变发病的影响因素

研究发现,每天坐姿工作时间≥6h、辛辣饮食习惯、悲观消极情绪、免疫疾病、阴道炎或尿道炎、产伤、产次≥2次为女性患者发生外阴白色病变的相关影响因素。因此,个人应改变自身生活习惯,积极治疗阴道炎、尿道炎及相关免疫性疾病,保持良好心理状态,可降低发生外阴白色病变风险。

【转移途径】

不同种类的外阴恶性肿瘤转移途径有较大差异,转移发生的时间也可能不同。通常来说有以下三种转移途径:直接浸润、淋巴转移、血行播散。

【处理原则】

尽管近年来在外阴恶性肿瘤的治疗手段方面已发生了较大的变化,但是主要的原则依然是早期病例以手术为主,局部晚期肿瘤可手术联合放化疗,转移病例可采用对症支持治疗。

外阴恶性肿瘤治疗强调个体化,需要结合患者肿瘤的临床分期、原发部位、组织学特征、浸润深度、合并症,以及患者的健康状况和年龄等因素,尽量缩小手术范围,以保留外阴结构,改善术后生活质量。

【护理评估】

（一）健康史

外阴恶性肿瘤常发生于绝经后妇女。

1. **慢性病史**　如高血压、糖尿病、高血脂、冠心病等,应仔细评估患者合并症。

2. **外阴疾病史**　有无外阴瘙痒史、外阴赘生物史等。

3. **用药史**　注意患者正在服用的药物,是否有影响伤口愈合或产生并发症的风险。

4. **营养状况**　如肥胖或营养不良会对术后伤口愈合有负面影响。

5. **不良嗜好**　吸烟是导致伤口愈合延迟的重要因素;饮酒也是术后伤口并发症发生率增加的一个显著因素。在适当的时候,可以引入尼古丁替代疗法和术前戒酒干预。

（二）身体状况

在早期,患者可出现外阴灼痛、瘙痒或酸痛;外阴肿胀、肿块或溃疡;外阴可发生显著颜色变化或色素沉积;外阴局部出现凸起等不规则赘生物;疣状病变（尖锐湿疣在老年妇女中并不常见,疣状病变应视为可疑）等症状。此外,还需要观察是否有恶臭分泌物、排尿困难等伴随症状。

中晚期患者,若肿瘤已经转移至腹股沟淋巴结,可发生腹股沟淋巴结增大、质硬且活动度差。癌肿向深部浸润,组织质脆且容易脱落、溃烂、感染,有脓性或血性分泌物流出,感染后会出现红肿、疼痛。

（三）心理 - 社会状况

外阴恶性肿瘤患者由于受外阴症状、疼痛、分泌物异常等身体状况影响,术前常有焦躁情绪;同时由于缺乏相关知识,甚至会有恐惧心理。因此评估社会心理并发症的危险因素是外阴恶性肿瘤护理评估的重要组成部分。这些危险因素包括焦虑、抑郁以及与性和身体形象有关的问题。

【护理措施】

（一）术前宣教与术前训练

介绍手术方法,术前准备事项,术后可能的状况以及如何配合,如翻身、下床活动、有效咳嗽以及排便等;在术前需要评估患者吸烟、喝酒、肥胖以及营养不良等风险因素,向患者宣教这些风险因素可能会使术后并发症发生概率增大,对伤口愈合也会产生不利影响;需要关注患者心理状况,同时做好术前访视,通过对手术过程、注意事项的交流,减轻患者对医护人员的陌生感,减轻患者对手术的恐惧。

为了让患者适应术后生活习惯的改变,减少疼痛,术前需要重点训练患者床上排便,同时需要加强翻身、上肢活动、咳嗽、呼吸(胸式呼吸)等方面的训练。

(二)术前准备

协助患者完成术前常规检查,如血常规、肝肾功能、凝血时间、B超等。同时,由于患者多为老年妇女,需要注意高血压、冠心病、糖尿病等方面的检查,避免术后并发症的出现。进行外阴及阴道冲洗,清除肿瘤表面破溃处的分泌物,术前3d,每天用浓度为0.5%碘伏溶液进行坐浴2次,每次约15min。注意术前饮食,术前日晚和术晨需清洁灌肠。在行术区皮肤准备时,如有外阴需植皮的患者,应在充分了解手术方式的基础上对植皮区域进行剃毛、脱脂、消毒后用无菌治疗巾包裹。积极参与术前讨论,为术后护理和预防术后并发症做准备。

(三)术后护理

密切观察患者的意识、心率、血压、呼吸以及足背动脉搏动等情况;术后麻醉清醒后,患者需取平卧位,并屈膝外展,膝下垫软枕,以减轻伤口张力,促进愈合;会阴部神经丰富,患者疼痛感强,需遵医嘱给予积极止痛措施,如给予适量止痛药物、应用镇痛泵等,同时,利用音乐疗法等方式分散患者注意力,减轻不适;外阴恶性肿瘤患者因手术部位特殊、卧床时间长、年龄大等因素,容易发生切口感染,应密切观察切口有无渗血,皮肤有无红肿、发热、疼痛等,如存在切口感染征兆,伤口护士和医生将制订、应用或调整伤口管理计划;术后2天起,对切口进行红外线照射,每天2次,每次20min,以利于切口愈合;部分外阴部手术需要加压包扎,需要密切注意外阴切口敷料松紧程度,以防皮肤压伤;术后应密切观察引流物的量、色、味和性状,并保持引流通畅,如发现引流量减少、切口周围肿胀、引流管粘连或血块堵塞等情况,应及时通知医生进行处理;保持会阴清洁,每天用0.5%碘伏溶液进行会阴擦洗两次;观察尿液量、色和性质,保持尿管通畅,拔除尿管后根据病情鼓励患者适量饮水以自行排尿;术后指导患者合理进食,根据医嘱选择进食适量高纤维食物,以利于排便,必要时遵医嘱给予缓泻剂,以软化大便,便后做好会阴部清洁护理,以防污染切口;应加强巡视,同时鼓励患者上肢、躯干的活动以及踝泵运动,预防压力性皮肤损伤和静脉血栓栓塞症。

(四)心理护理

外阴恶性肿瘤患者由于对疾病整体认识不足以及对预后抱有怀疑态度,所以会处于焦虑、紧张的心理状态中;同时由于手术部位的特殊性,患者对术后的身体形象、伴侣关系和生活质量可能会产生怀疑,甚至是恐惧。针对上述心理特点,应通过确定共同的护理目标和拟定护理计划来解决他们对身体器官丧失、身体形象、隐私和社会关系等问题的担忧。外阴恶性肿瘤通常治疗时间较长、费用较高,患者可能会出现情绪低落、忧虑等一系列心理状况,护士需要关心并安慰患者,使其能树立战胜疾病的信心。

(五)出院指导

外阴恶性肿瘤患者术后并发症发生率较高,患者通常在手术伤口完全愈合之前就已出院,因此,需要在出院前根据患者的个体情况(例如活动能力、外阴情况、伤口情况、排尿困难和排便困难等),向患者和家属进行伤口护理、下肢淋巴水肿预防、自我护理及其他护理方面的教育。

告知患者在术后 1 个月,由医生和临床护理专家进行整体评估,包括外阴、骨盆和腹股沟区域,以全面评估其术后恢复情况,同时讨论下一步的治疗方案。

随访时间:第 1 年每 1~2 个月 1 次,第 2 年每 3 个月 1 次,第 3~4 年每 6 个月 1 次,第 5 年及以后每年 1 次。随访内容包括评估后续治疗效果、副反应及肿瘤复发的疑似症状等。

(陈澜玲)

第二节　子宫颈肿瘤的评估与护理

子宫颈肿瘤包括良性肿瘤和恶性肿瘤。本节主要介绍子宫颈上皮内病变和子宫颈癌。

一、子宫颈鳞状上皮内病变

子宫颈鳞状上皮内病变(cervical squamous intraepithelial lesion, SIL)是与子宫颈癌密切相关的一组子宫颈病变,多数为 HPV 感染后,子宫颈鳞状上皮内发生的一种形态学改变。大部分低级别鳞状上皮内病变(low-grade squamous in traepithelial lesion, LSIL)可自然消退,但高级别鳞状上皮内病变(high-grade squamous intraepithelial lesion, HSIL)具有癌变潜能。通过筛查发现 SIL,及时治疗高级别病变,是预防子宫颈癌的有效措施。

【病因】

子宫颈鳞状上皮内病变和慢性炎症、高危型 HPV 感染、多个性伴侣、吸烟、性生活过早(<16 岁)、性传播疾病、个人卫生状况低下、口服避孕药和免疫力低下等因素有关。

(一)HPV 感染

目前已知 HPV 有 160 多种亚型,可生存于人体皮肤、黏膜、口咽、肛门、生殖道中,有 40 多种与生殖道感染有关,其中有 13~15 种(包括 HPV16、18、31、33、35、39、45、51、52、56、58、59、68 型等)与 SIL 和宫颈癌发病密切相关。

(二)性行为及分娩次数

多个性伴侣或性伴侣带有病毒,初次性生活小于 16 岁,早年分娩,多产与子宫颈癌发生有关。

(三)其他

吸烟对健康的损害可增加 HPV 感染风险,同时也会对 SIL 的产生有刺激作用；淋球菌、单纯疱疹病毒（herpes simplex virus，HSV）等可增加对 HPV 的易感性，从而与 SIL 有关。

【分类】

SIL 既往称为宫颈上皮内瘤变（cervical intraepithelial neoplasia，CIN）。2014 年 WHO 女性生殖器官肿瘤分类，建议将子宫颈上皮内瘤变（CIN1、CIN2、CIN3）更新为二级分类。即 LSIL 相当于 CIN1；HSIL 相当于 CIN3 和大部分具有癌变潜能的 CIN2。

【宫颈癌的预防和宫颈病变的筛查】

（一）宫颈癌的预防

由于 HPV 持续感染是导致宫颈癌发生的主要因素，遵循 WHO 关于 HPV 疫苗接种的建议，预防的主要措施是对青少年女性预防性接种 HPV 疫苗，在有条件的情况下，建议绝经前妇女以及男性也进行 HPV 疫苗接种。

知识拓展

关于男性接种 HPV 疫苗的必要性

HPV 病毒感染是全身性的疾病，不仅能导致宫颈癌，还有生殖道疣、阴茎癌、喉癌、肺癌、食管癌、肛门癌等。有研究数据表明，大部分口咽部肿瘤（63%）、所有的尖锐湿疣和几乎所有的肛门癌也和高危型 HPV 的持续感染有关，男性阴茎癌也与 HPV 感染有关（40%~50%）。所以男性接种 HPV 疫苗，对自身有较好的保护作用。同时，由于 HPV 病毒的传染性很高，每次性交，男性传播给女性的传播率高达 40%~80%，所以男性接种 HPV 疫苗，也是对伴侣的保护。为了起到有效的防护作用，男性需要接种 4 价或 9 价 HPV 疫苗。

（二）宫颈病变的筛查

主要是为了早期发现，及时治疗 HSIL。主要的筛查方法如下：

1. **宫颈细胞学检查**   近年来主要推荐使用 TBS 诊断，传统巴氏涂片已较少使用，细胞学检查对于检测 HSIL，敏感度为 53%~81%，特异度 >90%。

2. **HPV-DNA 检测**   HPV 病毒感染是导致 SIL 和宫颈癌的最主要因素，目前国内外已将高危型 HPV-DNA 检测作为常规的宫颈癌筛查手段。

二、子宫颈癌

子宫颈癌（cervical cancer）是最常见的妇科恶性肿瘤。高发年龄为 50~55 岁。组织学类型主要是鳞状细胞癌，腺癌次之。近年来由于宫颈细胞学筛查的普及，早期宫颈癌和癌前病变得到及时的治疗,其发病率和死亡率下降明显。

【流行病学】

根据 2020 年全球癌症统计数据库报告,全球新发的宫颈癌患者人数约 60.4 万例,死亡患者人数约 34.2 万例,分别占全球新发女性恶性肿瘤病例的 6.5%,全球女性恶性肿瘤死亡病例的 7.7%,发病率为 15.6/10 万。居女性恶性肿瘤发病数第 4 位,死亡数第 4 位。

近年来,我国宫颈癌发病率呈较大程度的上升趋势。对照我国 1998—2015 年全国肿瘤登记数据显示,宫颈癌发病率由 1998 年的 2.99/10 万(中标率 1.73/10 万)持续上升,到 2015 年已经到 16.56/10 万(中标率 11.78/10 万)。

宫颈癌发病呈单峰状,并有一定的年龄趋势,在 0~24 岁处于较低水平,从 25 岁开始上升,50~55 岁到达发病率峰值后呈下降趋势。

【病因】

同"子宫颈鳞状上皮内病变"。

【病理特点】

（一）浸润性鳞状细胞癌

占宫颈癌的 75%~80%,巨检下可分为外生型、内生型、溃疡型、颈管型。

1. **外生型**　最常见。癌组织向外生长呈乳头状或菜花样,质脆易出血。常累及阴道。

2. **内生型**　又称为浸润型。癌灶向宫颈深部组织浸润,子宫颈表面光滑或仅有表浅溃疡,宫颈肥大呈桶状。常累及宫旁组织。

3. **溃疡型**　上述两种类型癌组织继续发展,坏死脱落后形成溃疡或空洞,形似火山口。

4. **颈管型**　癌灶发生于宫颈管内,常侵入子宫颈管和子宫峡部供血层后转移到盆腔淋巴结。

（二）腺癌

近年来宫颈腺癌的发生率有所上升,占宫颈癌的 20%~25%,巨检下来自子宫颈管内,浸润管壁;或来自宫颈管内向宫颈外口突出生长,常可侵犯宫旁组织;病灶向宫颈深部组织浸润,子宫颈外观可正常,但因子宫颈管膨大,如桶状。

【转移途径】

主要以淋巴转移和直接蔓延为主,血行转移极少。

（一）直接蔓延

最常见的一种转移途径,癌灶向邻近组织或器官扩散。向下可以累及阴道壁,极少向上由宫颈管累及宫腔。癌灶向两侧扩散,可以扩散到宫颈旁、阴道旁组织直到骨盆壁。癌灶压迫可以侵及输尿管,引起输尿管梗阻以及肾积水的情况。晚期还可以向前向后蔓延至膀胱与直肠,形成膀胱阴道瘘或直肠阴道瘘。

（二）淋巴转移

癌灶局部浸润后,可以侵入淋巴管而形成瘤栓,随着淋巴液引流进入局部淋巴结,在淋巴管内扩散。淋巴转移一级组包括宫旁、宫颈旁、闭孔、髂内、髂外、髂总、骶前淋巴结。二级组主要包括腹股沟的深浅淋巴结和腹主动脉旁的淋巴结。

（三）血行转移

少见,可以转移到肝、肺或者骨骼等。

【临床分期】

采用国际妇产科联盟(international federation of gynecology and obstetrics, FIGO)2018 年的临床分期标准(表 10-1)。临床分期应该在治疗前进行,治疗后不再更改。

表 10-1   宫颈癌分期(FIGO,2018 年)

分期	描述
Ⅰ期	癌灶局限在子宫(是否扩散至宫体可以不予考虑)
ⅠA 期	仅在显微镜下可见浸润癌,最大浸润深度 <5mm
ⅠA1 期	间质浸润深度 <3mm
ⅠA2 期	间质浸润深度 ≥3mm, <5mm
ⅠB 期	浸润癌浸润深度 ≥5mm(超过ⅠA 期),癌灶仍局限在子宫颈
ⅠB1 期	间质浸润深度 ≥5mm,癌灶最大径线 <2cm
ⅠB2 期	癌灶最大径线 ≥2cm, <4cm
ⅠB3 期	癌灶最大径线 ≥4cm
Ⅱ期	癌灶超越子宫,但未达阴道下 1/3 或未达骨盆壁
ⅡA 期	侵犯上 2/3 阴道,无宫旁浸润
ⅡA1 期	癌灶最大径线 <4cm
ⅡA2 期	癌灶最大径线 ≥4cm
ⅡB 期	有宫旁浸润,未达盆壁
Ⅲ期	癌灶累及阴道下 1/3 和 / 或扩展到骨盆壁和 / 或引起肾盂积水或肾无功能和 / 或累及盆腔和 / 或主动脉旁淋巴结
ⅢA 期	癌灶累及阴道下 1/3,没有扩展到骨盆壁
ⅢB 期	癌灶扩展到骨盆壁和 / 或引起肾盂积水或肾无功能
ⅢC 期	不论肿瘤大小和扩散程度,累及盆腔和 / 或主动脉旁淋巴结[注明 r(影像学)或 p(病理)证据]
ⅢC1 期	仅累及盆腔淋巴结

续表

分期	描述
ⅢC2期	主动脉旁淋巴结转移
Ⅳ期	肿瘤侵犯膀胱黏膜或直肠黏膜（活检证实）和 / 或超出真骨盆（泡状水肿部分为Ⅳ期）
ⅣA 期	转移至邻近器官
ⅣB 期	转移到远处器官

【临床表现】

（一）症状

早期常无明显症状和体征,宫颈可光滑或者难与宫颈柱状上皮异位区别。颈管型患者因宫颈外观正常易漏诊或误诊。随病变发展,可能出现以下表现:

1. **阴道流血** 早期多为接触性出血;中晚期可为不规则阴道流血。年轻患者可表现为经期延长、经量增多;老年患者常表现为绝经后不规则阴道流血。出血量与病灶大小、侵及间质内血管情况有关,若侵袭至大血管可引起大出血。一般外生型较早出现阴道流血且出血量多;内生型则较晚发生出血。

2. **阴道流液** 多数患者有阴道流液,呈白色或血性,可为米泔状或稀薄如水样,可伴有腥臭。晚期患者因组织坏死、感染,可能出现大量米汤样甚至脓性恶臭白带。

3. **晚期症状** 根据癌灶累及范围而出现不同继发性症状。如尿频、尿急、便秘、下肢肿痛、输尿管梗阻、肾盂积水及尿毒症等;晚期可出现贫血、恶病质等全身症状。

（二）体征

原位癌及微小浸润癌可无明显肉眼可见病灶,宫颈光滑或仅为柱状上皮异位改变。随着病情发展可出现不同体征。外生型可呈息肉状、菜花状赘生物,质脆易出血;内生型可表现为宫颈肥大、质硬、宫颈管膨大。

【处理原则】

根据临床分期、患者年龄、生育需求、全身状况等,综合考虑分析后制订个体化治疗方案。主要采用手术或放疗,辅以化疗的综合治疗方法。

【护理评估】

（一）健康史

宫颈癌常发生在 50~55 岁的中年妇女,近年来有年轻化趋势。在询问病史时应重点关注患者的婚育史、性生活史、慢性宫颈炎史、与高危男子性接触史、遗传因素等情况。

（二）身体状况

在早期，患者一般无自觉症状，多由体检发现。随病程进展可出现典型的临床表现，如接触性出血，出血量大小不一。患者可因长期慢性失血导致贫血，也可因病变部位感染引起恶臭的阴道流液，甚至因肿瘤组织浸润邻近器官导致瘘管形成。晚期患者则出现恶病质、发热等全身衰竭症状。

不同临床分期患者存在不同的体征：早期病变局部无明显肉眼可见的病灶，宫颈光滑或与柱状上皮异位改变无明显不同。随病程进展，不同类型的宫颈癌，局部表现不同。外生型癌组织呈乳头状或菜花样，质脆易出血，合并感染时表面覆盖灰白色渗出物。内生型宫颈肥大呈桶状，子宫颈表面却光滑或仅有表浅溃疡。溃疡型癌组织因坏死脱落后形成溃疡或空洞。

（三）辅助检查

宫颈癌早期病例应采用"三阶梯"诊断程序：①宫颈细胞学检查和 / 或高危 HPV-DNA 检测。②阴道镜检查。③子宫颈活组织检查。组织学检查为确诊依据。另外，根据患者具体情况进行超声检查以及 CT、MRI、PET-CT 等影像学检查综合评估病情。

（四）心理 - 社会状况

宫颈癌与其他恶性肿瘤患者一样会经历否认、愤怒、妥协、忧郁、接受等心理状况的改变。由于子宫切除手术后身体结构的改变，术前常有焦躁情绪；同时由于缺乏相关知识，会有恐惧心理。因此评估社会心理状况也是宫颈癌护理评估的重要组成部分。大部分宫颈癌术后患者生活质量和性功能均有下降，对癌症复发的恐惧与术后焦虑和低生活质量有关。

【护理措施】

（一）缓解疼痛

妇科术后患者常存在切口部位的疼痛，不同患者因既往疼痛经验、文化、性格的差异，对疼痛的感受程度不同。腹腔镜手术患者可出现肩背部的疼痛，是因为 CO_2 气腹对膈肌的刺激作用，该症状术后可逐渐减轻。疼痛体验常给患者带来负性情绪，如焦虑、烦躁，甚至引起睡眠减少、遵医行为差，对术后快速康复带来不利影响。因此，准确的疼痛评估，及时有效的止痛措施，尤为重要。常用的止痛措施包括：深呼吸、分散注意力、镇痛药物的使用等。镇痛泵是一种药液输注装置，它能够使患者在持续输注量的基础上通过自行按压增加一个额外输注剂量，符合疼痛感觉个体化差异的特点。此外，临床上还采用肌肉渐进式音乐放松练习缓解患者的疼痛感受。

（二）保留尿管的护理

宫颈癌根治术涉及范围广，导尿管常需保留较长时间，通常术后 7~21d。拔除导尿管后，护士应关注第一次排尿时间和量。无创性膀胱残余尿量测定仪，通过 B 超成像原理对膀胱内残余尿量进行扫描和计算，但测量结果的准确性受到患者盆腹腔积液情况及护士自身技术水平等的影响。若膀胱残余尿量超过100ml则需继续留置尿管或进行间歇性导尿训练,直至膀胱功能恢复,膀胱残余尿量在100ml以内。有条件的医院,可使用生物电反馈治疗仪预防和治疗术后尿潴留。

间歇性导尿训练是指在无菌或清洁的条件下,患者或家属定时将导尿管经尿道插入膀胱内,使膀胱能有规律地排空尿液的方法。它能够使膀胱达到周期性扩张和排空,方便患者活动,加速患者康复。患者施行间歇性导尿前,需制订严格的饮水和排尿计划,并做好记录。护士应按时对患者进行随访,了解患者排尿情况,调整饮水和排尿计划。

(三)预防感染

待患者胃肠功能恢复后,嘱患者食用高热量、高蛋白饮食,每天饮水不少于2 000ml,补充充足的维生素,提高自身抵抗力。早晚及排便后指导患者做好外阴部的清洁卫生。及时观察导尿管有无折叠、堵塞、脱落等,发现异常立即处理,无论患者体位如何,集尿袋放置位置应低于膀胱位置,避免尿液逆流。

(四)心理护理

宫颈癌术后患者常担心子宫切除术后对夫妻关系的影响。由于对疾病整体认识不足以及对癌症复发的恐惧,所以会处于焦虑、紧张的心理状态中,部分患者甚至存在病耻感。针对患者的心理特点,应鼓励同伴教育,引导患者积极参与到护理活动中来,通过共同的护理目标和计划设定,提升患者对回归家庭、工作的信心。另外,还应做好家属的健康宣教,良好的社会支持在患者的康复过程中起着不可替代的作用。

(五)出院指导

1. **休息与活动**　术后1个月以休息为主,3个月内避免提举2.5kg以上重物,以防影响腹部肌肉的恢复。

2. **饮食**　术后1个月内以清淡易消化饮食为主,避免辛辣刺激性食物。留置尿管期间饮水量应在2 000~2 500ml为宜。

3. **尿管护理**　保持外阴清洁卫生,避免使用消毒剂清洁尿道周边区域来预防泌尿道感染,每天可使用清水或生理盐水清洁导尿管表面。避免导尿管折叠、倒置及集尿袋高于膀胱位置。清空集尿袋中尿液时,要遵循无菌操作原则,防止尿袋开放活塞接触未灭菌的集尿容器。每周复查小便常规1次,发现尿路感染及时处理。指导患者按时回院拔除尿管。

4. **性生活**　经医生复查后方能恢复性生活,以防阴道伤口愈合不良或感染。

5. **异常情况**　若出现发热、阴道脓性分泌物、出血量超过月经量、导尿管堵塞或脱出等异常情况,应及时到医院就诊。

6. 复查　出院后 2 年内每 3~6 个月复查 1 次；3~5 年内每 6 个月复查 1 次；第 6 年开始每年复查 1 次。

（陈澜玲）

第三节　子宫肿瘤的评估与护理

子宫肿瘤包括子宫良性肿瘤和子宫恶性肿瘤。常见的子宫良性肿瘤有子宫肌瘤，常见的子宫恶性肿瘤为子宫内膜癌和子宫肉瘤。

【流行病学】

子宫体恶性肿瘤发病呈单峰状，发病率随年龄增长而升高，在 50~60 岁发病率达到高峰，之后呈下降趋势。我国子宫体恶性肿瘤发病率呈现逐年升高趋势，对照 2005 年与 2015 年数据，在女性恶性肿瘤发病数排位中，从第 9 位升到第 8 位，且发病存在年轻化趋势。有研究显示，随着子宫内膜细胞学检查（endometrial cytology test, ECT）等筛查和早期诊断的普及，近 20 年间发病率显著增加。同时，患者生存率有所提高，5 年生存率达到 81%，特别是 I 期确诊患者 5 年生存率达到了 96%。

一、子宫肌瘤

从子宫平滑肌细胞产生的肿瘤是女性生殖道最常见的肿瘤，其中最主要的是子宫肌瘤，它是子宫的良性病变。子宫肌瘤的患病率具有高度的年龄依赖性，在 >50 岁的妇女中，有 70%~80% 罹患过子宫肌瘤；在 35 岁以下妇女中，有 40%~60% 的患病率。

【病因】

子宫肌瘤的发病机制和病理生理学仍不清楚。通常来说子宫肌瘤好发于生育期，青春期前少见，绝经后萎缩或消退，所以其发生和生长可能与女性性激素长期刺激有关。

【分型】

子宫肌瘤通常按其生长的部位、位置、大小及数目不同，进行分型。传统的分类按照子宫肌瘤生长部位，分为宫体肌瘤及宫颈肌瘤，宫体肌瘤约占总数的 90%，尤为常见；宫颈肌瘤约占 10%。根据肌瘤在子宫肌壁的不同部位与关系，通常分为 3 类：肌壁间肌瘤（60%~70%）、浆膜下肌瘤（约 20%）及黏膜下肌瘤（10%~15%）。有时，几种类型的子宫肌瘤可以同时发生，此时称为多发性子宫肌瘤。

【肌瘤变性】

肌瘤变性是指肌瘤失去了原有的典型结构。常见的变性包括以下六种：

（一）玻璃样（透明）变

最为常见。肌瘤切面旋涡状结构消失,代之以均质透明状物。镜下见变性区域平滑肌细胞消失,为透明的无结构区。

（二）脂肪变

多见于绝经后患者,肌瘤剖面呈黄色,旋涡状结构消失。

（三）囊性变

常继发于玻璃样变,肌细胞组织坏死液化所形成。此时肌瘤内出现大小不等的囊腔,可为单房或多房,内含清亮液体或胶冻状物。镜检囊腔内壁无上皮覆盖。

（四）红色变

多发生于妊娠期或产褥期,是一种特殊类型的坏死,发生机制不清,可能与肌瘤内小血管退行性变引起血栓和溶血、血红蛋白渗入肌瘤有关。肌瘤体积迅速增大。临床上可有急腹症表现。肌瘤剖面呈暗红色,质软,腥臭味。病理检查可见瘤组织水肿和广泛出血,有小血栓形成。

（五）钙化

继发于脂肪变性,脂肪分解为甘油三酯,与血液中的磷酸盐、碳酸盐结合,形成钙化。多见于蒂部细小、血液供给不足的浆膜下肌瘤和绝经后妇女的肌瘤。

（六）肉瘤变

肉瘤变即肌瘤恶性变,通常来说肌瘤恶变为肉瘤非常少见,发生率低于1%,多见于绝经后妇女。肌瘤在短期内增长迅速,出现不规则阴道流血或绝经后肌瘤继续增大,应考虑有肌瘤恶变的可能。

【临床表现】

（一）症状

多无明显症状,仅在体检时偶然发现。症状与肌瘤部位、大小和有无变性有关,与肌瘤数目关系不大。常见症状有:

1. **经量增多及经期延长**　是子宫肌瘤最常见的症状,多见于大的肌壁间肌瘤及黏膜下肌瘤,肌瘤使宫腔增大,子宫内膜面积增加并影响子宫收缩,此外,肌瘤可能使肿瘤附近的静脉受挤压,导致子宫内膜静脉丛充血与扩张,从而引起经量增多、经期延长。黏膜下肌瘤伴有坏死感染时,可有不规则阴道流血或血样脓性排液。长期经量增多可继发贫血,出现乏力、心悸等症状。浆膜下肌瘤很少引起此症状。

2. **下腹包块**　肌瘤较小时在腹部触摸不到肿块,当肌瘤逐渐增大使子宫超过3个月妊娠大时,可从腹部扪到包块,清晨膀胱充盈时更加明显。较大的黏膜下肌瘤可脱出于阴道外,患者可因外阴脱出肿物就医。

3. **白带增多**　肌壁间肌瘤使宫腔面积增大,内膜腺体分泌增多,加之盆腔充血,致使白带增多;子宫黏膜下肌瘤一旦感染,可有大量脓性白带。若有溃烂、坏死、出血时,可有血性或脓血性白带,伴有恶臭。

4. 压迫症状 肌瘤长到一定大小时可引起周围器官压迫症状,子宫前壁下段肌瘤可压迫膀胱引起尿频;巨大宫颈肌瘤压迫膀胱可引起排尿不畅甚至尿潴留;子宫后壁肌瘤特别是峡部或宫颈后唇肌瘤可压迫直肠,引起便秘、排便后不适感;阔韧带肌瘤或宫颈巨大肌瘤向侧方发展,嵌入盆腔内压迫输尿管使上泌尿道受阻,造成输尿管扩张甚至肾盂积水。

5. 不孕与流产 有些子宫肌瘤患者伴不孕或易发生流产,对受孕及妊娠结局的影响可能与肌瘤的生长部位、大小及数目有关。巨大子宫肌瘤可引起宫腔变形,妨碍孕囊着床及胚胎生长发育;肌瘤压迫输卵管可导致管腔不通畅;黏膜下肌瘤可阻碍孕囊着床或影响精子进入宫腔。研究发现肌瘤患者自然流产率高于正常人群。

6. 贫血 由于长期月经过多或不规则阴道流血可引起失血性贫血,较严重的贫血多见于黏膜下肌瘤患者。

7. 其他 包括下腹坠胀、腰酸背痛、红细胞增多症等。肌瘤红色样变时有急性下腹痛,伴呕吐、发热及肿瘤局部压痛;浆膜下肌瘤蒂扭转可有急性腹痛;子宫黏膜下肌瘤由宫腔向外脱出时也可引起腹痛。

(二)体征

1. 腹部检查 子宫增大超过 3 个月妊娠大小或较大宫底部浆膜下肌瘤,可在耻骨联合上方或下腹部正中扪及单个实质性球状肿块与子宫有蒂相连,实性,无压痛,若为多发性子宫肌瘤则呈不规则状。

2. 盆腔检查 妇科双合诊、三合诊检查,子宫可呈不同程度增大,欠规则,子宫表面有不规则突起,呈实性,若有变性则质地较软。

【处理原则】

根据患者年龄、症状和生育要求,以及肌瘤的类型、大小、数目等情况全面考虑分析后,选择处理方案。

(一)保守治疗

1. 随访观察 肌瘤小或无症状肌瘤一般不需治疗,特别是近绝经期妇女。绝经后肌瘤多可萎缩和症状消失。可每 3~6 个月随访 1 次,在出现症状或肌瘤明显增大的情况下,可考虑进一步治疗。

2. 药物治疗 适用于症状不明显或较轻的患者,尤其对于近绝经期或全身情况不能手术的患者,在排除子宫内膜癌的情况下,可采用药物对症治疗。

对于仅有月经量增多这一唯一症状的患者,有试验证明氨甲环酸和左炔诺孕酮宫内节育器是有效的治疗方案。在月经量多时服用氨甲环酸可减少月经量,且副作用更小。

促性腺激素释放激素类似物,能有效抑制 FSH 和 LH 分泌,降低雌激素至绝经后水平,以缓解症状并抑制肌瘤生长使其萎缩,但停药后又逐渐增大。用药后可引起绝经综合征,长期使用可引起骨质疏松等副作用,故不推荐作为长期用药。

（二）手术治疗

1. 肌瘤切除术（myomectomy）　对于有生育需求或希望保留生育功能的女性,子宫肌瘤切除术是治疗有症状或伴有不孕的子宫肌瘤患者的主要方式。术后有残留或复发可能。

2. 子宫全切术（total hysterectomy）　子宫全切术能彻底根治肌瘤、避免肌瘤复发,并且可以同时治疗伴随的疾病,如子宫腺肌病和宫颈病变。不要求保留生育功能或疑有恶变者,可行子宫全切术,包括全子宫切除和次全子宫切除。手术分为开腹、宫腔镜、腹腔镜和阴式。

3. 子宫内膜切除或消融治疗　子宫内膜切除或消融治疗可用于治疗子宫肌瘤引发的月经过多,主要机制是切除或破坏子宫内膜,以控制子宫肌瘤引起的月经过多。对于不愿行肌瘤切除术、子宫全切术或者全身合并症较多不能耐受以上手术的患者可以采用子宫内膜切除或消融治疗。

4. 其他　包括:①子宫动脉栓塞（uterine artery embolization, UAE）:UAE 是血管介入治疗,使用栓塞剂阻塞双侧子宫动脉,使子宫肌瘤发生缺血坏死而萎缩变小,子宫内膜亦会因缺血发生一定程度的坏死,从而达到减少月经量的目的,延缓肌瘤的生长,缓解症状。但该方法可能引起卵巢功能减退,有生育需求患者要慎重选择。②高强度聚焦超声（high intensity focused ultrasound, HIFU）:通过物理能量使肌瘤组织坏死,逐渐吸收或瘢痕化,但存在肌瘤残留、复发的风险,并需要排除恶性病变。类似治疗方法还有微波消融等。

【护理评估】

（一）健康史

子宫肌瘤需关注患者的月经史、生育史,有无因子宫肌瘤所致的不孕或自然流产史;是否存在诱发因素,如:长期使用女性性激素类药物;患病后月经变化情况;既往治疗方法和效果;是否有子宫肌瘤压迫导致的其他症状;排除因妊娠或其他疾病所致的异常子宫出血。

（二）身体状况

多数患者在体检时偶然发现。部分患者因长期月经量过多引起继发性贫血,甚至伴有疲乏、无力等症状;黏膜下子宫肌瘤可突出于宫颈口或阴道内,表面光滑,呈红色;合并感染时表面可有渗出液覆盖或形成溃疡;浆膜下肌瘤增大,可在下腹部扪及包块,严重者压迫膀胱、直肠导致尿潴留、排便困难。

（三）辅助检查

超声检查能区别子宫肌瘤与其他盆腔包块。磁共振检查可准确判断肌瘤数量、大小和位置。此外,还可选择宫腔镜、腹腔镜等协助诊断。

（四）心理 - 社会状况

子宫肌瘤患者在选择手术方式时,担心对未来生育能力及夫妻关系的影响,常感到焦虑、忧郁。因此,需要及时评估患者的心理状况及影响因素,为患者心理护理指引方向。

【护理措施】

（一）做好宣教,缓解患者焦虑和恐惧

良好的工作态度和专业的护理水平有助于建立护患间的信任关系。通过讲解有关疾病知识,使患者对疾病及治疗手段的正确认识,消除患者不必要的顾虑。通过心理测评,及时了解患者的心理状态,为处于焦虑或抑郁状态的患者及时提供心理疏导。为保证患者充足睡眠,术前可遵医嘱使用适量镇静剂。

（二）贫血患者的护理

出血多的患者,应密切观察并记录生命体征,严密记录阴道流血量。遵医嘱给予止血药和子宫收缩剂;必要时输血,改善患者贫血症状。一般给予患者高蛋白、高维生素、易消化、含铁丰富的食物。为增加食物铁的吸收,可同时服用弱酸类食物,避免与抑制铁吸收的食物、药物同服。口服铁剂时应注意:建议饭后或餐中服,胃肠道反应过于强烈者可减少剂量或从小剂量开始;应避免铁剂与牛奶、茶、咖啡同服;应避免同时服用抗酸药及 H_2 受体拮抗剂;可服用维生素 C 或稀盐酸等酸性药物或食物;口服液体铁剂应使用吸管,避免牙齿染色;服铁剂期间,粪便会变成黑色,护士应做好患者的解释工作;强调按疗程、按剂量服药的重要性,定期复查相关实验室检查。

（三）做好出院指导

接受保守治疗的患者要明确随访的时间和目的,一般每 3~6 个月复查 1 次,如果肌瘤增大或出现明显症状,应及时就诊;应向药物治疗的患者讲明药物的名称、用药方法、剂量、副反应等,并告知其应对方法;手术治疗的患者术后 1 个月到门诊检查,了解术后康复情况;日常活动及性生活的恢复,都应该通过术后复查评估身心状况后确定。

二、子宫内膜癌

子宫内膜癌（endometrial carcinoma）是指发生在子宫内膜层的一组上皮性恶性肿瘤,其中以来源于子宫内膜腺体的腺癌最常见。作为女性生殖系统三大恶性肿瘤之一,占女性全部恶性肿瘤的 7%,占女性生殖系统恶性肿瘤的 20%~30%。近年来发病率在世界范围内呈上升趋势,在我国发病率也明显上升。平均发病年龄为 60 岁。

【病因】

确切病因不明,目前将子宫内膜癌分为以下两种类型:

（一）雌激素依赖型（estrogen-dependent,I型）

其发生原因可能为无孕激素拮抗的雌激素使得子宫内膜增生继而癌变。该型子宫内膜癌多见,均是子宫内膜样腺癌,患者较年轻,常伴有肥胖、糖尿病、高血压、不孕不育及绝经延迟,或伴有无排卵性疾病,肿瘤分化较好,预后好。

（二）非雌激素依赖型（estrogen-independent，Ⅱ型）

发生原因与雌激素无明确关系。该类型少见，多见于老年体瘦妇女，肿瘤恶性程度高，分化差，预后不良。该类型包括腺鳞癌、透明细胞癌、子宫内膜浆液性癌等。

知识拓展

绝经期妇女与子宫内膜癌

肥胖和滥用激素，是诱发子宫内膜癌的高危因素。近年来有两项针对绝经期女性的研究，为此群体子宫内膜癌的预防提供了参考。

美国一项大型随机对照研究表明，联合雌激素和孕激素的持续激素替代疗法（continuous hormone replacement therapy，HRT）可显著降低绝经后妇女患子宫内膜癌的风险。在绝经后妇女中，持续的联合使用雌激素和孕激素，子宫内膜癌发病率下降了35%。而且这种有利影响不限于任何特定的组织学亚型，并且普遍可见，包括在体质指数较高的女性中也有较好效果。

另一项有关研究，通过平均11.4年的随访，3年内体重降低5%的女性，与体重增加5%的女性相比，罹患子宫内膜癌的风险显著降低，风险比（hazard ratio，HR）是0.71，尤其在刻意减肥的女性中，风险比是0.44。

所以，持续的激素替代疗法和减肥，对于绝经期女性预防子宫内膜癌是有正向作用的。

子宫内膜癌多数生长缓慢，局限在内膜或宫腔内时间较长。但部分特殊病理类型（腺鳞癌、透明细胞癌、浆液性癌）和低分化癌进展很快，短期内即可出现转移。转移途径主要有直接蔓延、淋巴转移和血行转移。

【临床分期】

手术-病理分期能较全面准确地反映子宫内膜癌转移浸润的情况，并由此制订正确的治疗方案。目前采用FIGO 2014年修订的手术-病理分期。

【临床表现】

（一）阴道流血

90%子宫内膜癌患者有阴道出血症状。但少数早期患者也可无任何症状，临床上难以发现。绝经后阴道流血是子宫内膜癌患者的主要症状。约20%的子宫内膜癌患者为围绝经期妇女，40岁以下者仅占5%~10%。未绝经者主要表现为经期延长、经量增多或月经紊乱。

（二）阴道流液

早期多为浆液性或血性分泌物，量少。晚期常因局部感染、坏死，排出恶臭脓血样液体。

（三）疼痛

常为下腹部隐痛，可因宫腔积脓或积液所致，晚期因浸润宫旁组织或者压迫神经引起下腹部或腰骶部疼痛。

（四）全身症状

晚期患者可出现贫血、消瘦、发热、恶病质等全身衰竭症状。

【处理原则】

以手术治疗为主，辅以放疗、化疗和药物等综合治疗方案。根据临床分期及组织学类型，结合患者年龄、生育需求及全身状况制订适合的治疗方案。早期患者以手术为主，晚期多采用综合治疗。对于癌灶局限于子宫内膜的高分化年轻患者，可采用孕激素治疗为主的保留生育功能的治疗。

【护理评估】

（一）健康史

子宫内膜癌需要关注该疾病的高危因素，如肥胖、少育、不育、绝经期延迟等病史；了解近亲家属中有无子宫内膜癌、乳腺癌等病史；注意患者正在或曾经服用的激素药物；关注是否有围绝经期月经紊乱相关检查的记录资料。

（二）身体状况

多数患者在体检时偶然发现。阴道流血是最常见的症状。部分患者发病时已处于绝经期，绝经后阴道流血是最典型的临床表现。约有 25% 的患者因阴道排液就诊。晚期患者常伴有全身症状，如消瘦、贫血、恶病质及全身衰竭等情况。

不同临床分期患者存在不同的体征：早期患者妇科检查时无明显异常；随着病程进展，可发现子宫增大，质稍软；晚期患者可见糟脆癌组织自子宫颈口脱出；合并感染时，可出现宫腔积脓，触痛明显。

（三）辅助检查

1. **分段诊断性刮宫**　是目前早期诊断子宫内膜癌最有价值的诊断方法。其优点是能区分子宫内膜癌和宫颈管腺癌；同时可了解子宫腔和宫颈管的情况，为制订治疗方案提供依据。组织学检查是子宫内膜癌的确诊依据。

2. **宫腔镜检查**　可直接观察宫腔及宫颈管内情况，查看有无病灶存在，病灶大小、部位，直视下活检，对早期子宫内膜癌的诊断更为准确。

3. **影像学检查**　经阴道超声检查可了解子宫大小、宫腔状况、子宫内膜厚度、肌层有无浸润等，为临床诊断和处理提供参考。磁共振成像对肌层和宫颈间质浸润有较准确的判断，腹部 CT 可协助判断子宫外转移情况。

（四）心理 - 社会状况

子宫恶性肿瘤患者由于受分泌物异常、子宫切除手术等影响，术前充满焦躁和恐惧,不同患者及家庭会有不同的心理反应,因此评估心理 - 社会状况是子宫内膜癌护理评估的重要组成部分。

【护理措施】

（一）提供疾病和治疗知识

评估患者及家属对疾病的认知程度,根据知识的学习能力,采取不同的健康宣教手段,满足个体化的需求。需要对患者心理方面进行评估,同时做好术前访视,通过讲解手术过程、注意事项等,减轻患者对手术的恐惧。此外,还应为患者提供安静、舒适的睡眠环境,夜间操作集中进行,教会患者使用肌肉渐进式音乐放松练习促进睡眠,必要时遵医嘱使用镇静药,使患者术前得到足够的休息。

（二）用药指导

孕激素治疗的作用机制可能是与孕激素受体结合形成复合物,该物质进入细胞核,在一定程度上阻止 DNA 复制和 RNA 的转录过程,抑制癌细胞的生长。孕激素至少应使用 12 周,方能评估疗效,嘱咐患者治疗需有耐心,切勿自行停药。用药的不良反应包括水钠潴留、药物性肝炎等,但通常停止用药后即可好转。

（三）深静脉血栓预防

目前临床上常使用 Caprini 评分量表对手术患者进行静脉血栓风险评估。评估为中高风险的患者需权衡抗凝与出血风险后采取个体化的预防措施。子宫内膜癌患者在排除血栓的情况下应给予物理预防,如卧床期间的运动疗法、早期下床活动、弹力袜、间歇式气囊压力装置等。预防血栓的药物一般有两种,抗凝药及抗血小板聚集药物。抗凝药一般包括 3 种,维生素 K 的拮抗剂、低分子肝素类及口服的新型抗凝药。而血小板抑制剂一般有 2 种,阿司匹林或氢氯吡格雷。通常预防深静脉血栓使用抗凝药物即可。预防血栓也要同时进行血栓诱因的预防,如高血脂、大剂量使用止血药、严重脱水等。

（四）出院指导

子宫内膜癌出院后须进行定期随访。随访内容包括详细病史询问、盆腔检查、阴道细胞学涂片、胸部 X 线检查,以及血清肿瘤标志物检测,比如 CA125 检测,必要时进行 CT 或 MRI 检查。随访时间为术后 2~3 年内,每 3 个月 1 次,3 年后每半年 1 次,5 年后每年 1 次。

三、子宫肉瘤

子宫肉瘤（uterine sarcoma）较为少见,恶性程度高,占子宫恶性肿瘤的 2%~5%,占女性生殖道恶性肿瘤的 1%。子宫肉瘤是一组起源于子宫平滑肌组织、子宫间质、子宫内组织或子宫外组织的恶性肿瘤,也可继发于子宫平滑肌瘤。多见于 40~60 岁妇女。

【病因】

子宫肉瘤确切病因不明,有研究认为从组织发生上与胚胎细胞残留和间质细胞化生有关,也有研究表明 FOX A2(forkhead box A2)是包括子宫肉瘤在内的子宫癌症的致病驱动基因,此外,盆腔放疗史、雌激素的长期刺激(特别是在较早的年龄使用)也可能是发病的危险因素,但还没有明确的证据可以证明。

【临床表现】

（一）症状

1. 阴道异常出血　为最常见的症状,表现为月经异常或绝经后阴道流血,血量多少不等。

2. 腹部包块　多见于子宫肌瘤肉瘤变患者,肉瘤生长快,包块迅速增大,若肉瘤向阴道内生长,常感到阴道内有肿物突出。

3. 腹痛　由于子宫肉瘤迅速生长令患者腹部胀痛或隐痛。瘤内出血、坏死或子宫肌壁破裂亦会引起急性腹痛。

4. 阴道排液　可为浆液性、血性,合并有感染时可为脓性、恶臭。

5. 压迫症状和其他　若肿瘤较大可压迫膀胱或直肠出现刺激症状,压迫静脉可出现下肢水肿;晚期患者可有全身消瘦、贫血、发热、全身衰竭、盆腔包块浸润盆壁和肺脑转移的相应症状。

（二）体征

子宫增大,外形不规则。呈息肉状、结节状或肌瘤样肿块,子宫内膜凸向宫腔或至宫颈口外,体积比一般息肉大,蒂宽,质软脆,表面光滑,呈紫红色,极易出血,继发感染后有坏死及脓性分泌物。高度恶性时肿瘤体积更大,出血坏死更明显,可累及骨盆侧壁,子宫固定不活动,可转移至肠道以及盆腔、腹腔各脏器,可出现腹水。

【转移途径】

有血行播散、直接蔓延及淋巴转移 3 种,以血行播散及直接蔓延为主。子宫平滑肌肉瘤和子宫腺肉瘤的远处转移发生率较低,较难发生淋巴转移;子宫内膜间质肉瘤淋巴转移的发生率较高,其中高级别子宫内膜间质肉瘤和未分化子宫肉瘤的恶性程度较高,容易发生远处转移。

【处理原则】

手术治疗是子宫肉瘤最主要的治疗方法。Ⅰ期和Ⅱ期患者行筋膜外子宫及双侧附件切除术。术前怀疑子宫肉瘤者,禁用子宫粉碎器。术中应探查盆腔,留取腹腔冲洗液,腹主动脉旁淋巴结进行活检。是否常规行淋巴结切除目前尚有争议。根据期别和病理类型,术后化疗或放疗有可能提高疗效。Ⅲ期及Ⅳ期患者应考虑手术、放疗和化疗综合治疗。低级别子宫内膜间质肉瘤孕激素受体多为高表达,大剂量孕激素治疗有一定效果,在复发时,即使有附近脏器或肺转移,仍应该积极行较广泛的手术治疗,切除病灶。

（陈澜玲）

第四节　输卵管、卵巢肿瘤的评估与护理

一、概述

卵巢肿瘤是常见的妇科肿瘤，可发生于任何年龄。由于卵巢位于盆腔深部，恶性肿瘤早期无症状，缺乏完善的早期诊断和鉴别方法，病变不易发现，晚期病例缺乏有效的治疗手段，故致死率居妇科恶性肿瘤首位，已经成为严重威胁妇女生命健康的主要肿瘤。

输卵管恶性肿瘤曾经被认为是罕见的，但随着近年来在组织学、分子学和遗传学方面的证据表明，曾被归类于卵巢癌或原发性腹膜癌中的肿瘤约有高达80%的可能起源于输卵管伞部，按照 FIGO 2014 年修订的卵巢癌分期，将卵巢、输卵管以及腹膜癌纳入同一系统中。如果可能的话，要注明原发部位（即卵巢、输卵管或腹膜）。当原发部位不能清楚描述时，则应注明"未确定"。

【流行病学】

卵巢癌作为全球女性第八大恶性肿瘤。根据 2020 年全球癌症统计报告，全球新发的卵巢恶性肿瘤患者人数约 31.4 万，死亡患者人数约 20.7 万，分别占全球新发女性恶性肿瘤病例的 3.4%，全球女性癌症死亡病例的 4.7%。居女性恶性肿瘤发病例数第 8 位，死亡例数第 8 位。

2015 年，我国 40 岁以下女性卵巢恶性肿瘤发病率处于相对较低水平，最高为 35 至 <40 岁组（3.88/10 万）。40 岁开始缓慢上升，50 岁开始加速上升，最高发病率为 60 至 <65 岁组（18.34/10 万）。

【组织学分类】

根据 WHO 制定的女性生殖器肿瘤组织学分类 2020 版，卵巢肿瘤分为以下类别（表 10-2），其中主要组织学类型为上皮性肿瘤、生殖细胞肿瘤、性索间质肿瘤。

（一）上皮性肿瘤

是最常见的组织学类型，占卵巢肿瘤的 50%~70%。主要有浆液性、黏液性、子宫内膜样、透明细胞、浆液黏液性、Brermer 瘤和其他癌症 7 大类，各类别依照生物学行为进一步分类，即良性肿瘤、交界性肿瘤和恶性肿瘤。与 2014 版分类相比，2020 版分类中首先将低级别浆液性癌和高级别浆液性癌划分为同一肿瘤的不同亚型；同时，揭示了低级别浆液性癌由良性或交界性浆液性肿瘤引起的机制。

（二）生殖细胞肿瘤

为来源于生殖细胞的一组肿瘤，占卵巢肿瘤的 20%~40%，可分为畸胎瘤、无性细胞瘤、卵黄囊瘤、混合型生殖细胞肿瘤等。

表10-2   卵巢肿瘤组织学分类（WHO，2020版，部分内容）

上皮性肿瘤

　　浆液性肿瘤

　　黏液性肿瘤

　　子宫内膜样肿瘤

　　透明细胞瘤

　　Brenner瘤

　　浆黏液性肿瘤

　　其他肿瘤

间叶性肿瘤

　　子宫内膜样间质肉瘤：低级别和高级别

　　平滑肌肿瘤

　　卵巢黏液瘤

混合性上皮性和间叶性肿瘤：腺肉瘤

性索间质肿瘤

　　单纯间质肿瘤：纤维瘤、卵泡膜瘤、纤维肉瘤、硬化间质瘤、印戒间质瘤、微囊性间质瘤、间质细胞瘤、类固醇细胞瘤

　　单纯性索肿瘤：成人型颗粒细胞瘤、幼年型细胞瘤、支持细胞瘤、环管状性索瘤

　　混合性性索间质肿瘤：支持间质细胞瘤、性索间质肿瘤、雌雄母细胞瘤

生殖细胞肿瘤

　　无性细胞瘤

　　卵黄囊瘤

　　胚胎癌

　　非妊娠性绒癌

　　成熟畸胎瘤

　　未成熟畸胎瘤

　　混合性生殖细胞瘤

　　单胚层畸胎瘤和皮样囊肿引起的体细胞肿瘤

　　生殖细胞-性索间质肿瘤

杂类肿瘤

　　卵巢网腺癌、腺瘤

　　Wolffian肿瘤

　　实性假乳头状瘤

　　高钙血症型卵巢小细胞癌

　　肾母细胞瘤

瘤样病变：卵泡囊肿、黄体囊肿、大型孤立性黄素化滤泡囊肿、高反应性黄素化、妊娠黄体瘤、间质增生和间质泡膜增生症、纤维瘤样增生、卵巢广泛水肿、间质细胞增生

（三）性索间质肿瘤

来源于原始性腺中的性索及间叶组织,占卵巢肿瘤的 5%~8%。主要分为纯间质肿瘤、纯性索肿瘤和混合性性索间质肿瘤。在 2020 版分类中,引入了多种新发现的突变,可以区分性索间质肿瘤的亚型。同时 2014 版分类中删除的雌雄母细胞瘤,在 2020 版分类中被重新引入。

【转移途径】

卵巢恶性肿瘤的主要转移途径是直接蔓延、腹腔种植和淋巴转移。其转移特点是盆、腹腔内广泛的转移灶,包括大网膜、腹腔脏器表面、壁腹膜等,以及腹膜后淋巴结的转移。即使原发部位外观为局限的肿瘤,也很容易发生广泛转移,以上皮性癌表现最为明显。卵巢恶性肿瘤血行转移较为少见。晚期可远处转移到肺、胸膜及肝脏。

【临床表现】

（一）良性肿瘤

通常无症状,肿瘤较小时,只能在妇科检查时偶然发现。随着肿瘤增大,患者会感觉腹胀或能在腹部扪及肿块。肿瘤长大占满盆、腹腔时,可出现尿频、便秘、气急、心悸等压迫症状。检查见腹部膨隆,叩诊实音,无移动性浊音。可在子宫一侧或双侧触及圆形或类圆形肿块,囊性,表面光滑,活动,与子宫无粘连。

（二）恶性肿瘤

早期常无症状。晚期主要症状为腹胀、腹部肿块、腹腔积液及其他消化道症状;患者可有消瘦、贫血等恶病质表现;功能性肿瘤可出现不规则阴道流血或绝经后出血。检查可扪及肿块,多为双侧,实性或囊实性,表面凹凸不平,活动差,常伴有腹腔积液。可在直肠子宫陷凹处触及质硬结节或肿块。有时可扪及上腹部肿块,及腹股沟、腋下或锁骨上肿大的淋巴结。

【并发症】

（一）蒂扭转

蒂扭转为常见的妇科急腹症,大约 10% 卵巢肿瘤可发生蒂扭转。好发于瘤蒂较长、中等大、活动度良好、重心偏于一侧的肿瘤,如成熟畸胎瘤。常在体位突然改变,或妊娠期、产褥期子宫大小、位置改变时发生蒂扭转。一般来说一经确诊,尽快行手术。

（二）破裂

大约 3% 的卵巢肿瘤会发生破裂。破裂分为自发性破裂和外伤性破裂。破裂也可导致腹腔内出血、腹膜炎及休克。体征有腹部压痛、腹肌紧张,可有腹腔积液征,盆腔原存在的肿块消失或缩小。

（三）感染

感染少见。多继发于蒂扭转或破裂。也可来自邻近器官感染灶,如阑尾脓肿的扩散。治疗原则是抗感染治疗后,手术切除肿瘤。

（四）恶变

双侧性肿瘤若肿瘤迅速生长,应考虑有恶变的可能。

二、卵巢上皮性肿瘤

卵巢上皮性肿瘤（epithelial ovarian tumor）为最常见的卵巢肿瘤,占原发性卵巢肿瘤的 50%~70%,占卵巢恶性肿瘤的 85%~90%。多见于中老年妇女,很少发生在青春期前和婴幼儿。4 种最常见的亚型是浆液性肿瘤（serous）、子宫内膜样肿瘤（endometrioid）、透明细胞肿瘤（clear cell）和黏液性肿瘤（mucinous）。

按照 FIGO 的最新分期与建议,高级别浆液性卵巢癌、输卵管癌和腹膜癌应放在一起加以考虑,除非起源部位非常明确,否则不再使用将癌归为卵巢一种起源的观念。所以在本节中,涉及术语"浆液性癌"都是指原发部位"未确定"的浆液性癌。

根据组织学和生物学行为特征,卵巢上皮性肿瘤分为良性、交界性和恶性。交界性肿瘤的上皮细胞增生活跃并有核异型性,表现为上皮细胞层次增加但无间质浸润,临床特征为生长慢,复发迟。近年来,倾向于将"交界性肿瘤"改称为"不典型增生肿瘤",因为没有证据显示部分交界性肿瘤如黏液性肿瘤有恶性行为。

【病因】

病因尚不清楚。尽管大多数卵巢癌是偶发性的,但家族史是最强的危险因素之一。

知识拓展

卵巢癌风险基因

据我们所知,目前遗传性卵巢癌的相关基因绝大多数同时伴有其他类型的癌症风险。如 BRCA1/2 基因还与乳腺癌相关,Lynch 基因还与肠癌和子宫内膜癌等相关。但 RAD51C/D 这两个基因的突变携带者却只存在卵巢癌的风险。研究表明,RAD51C 和 RAD51D 的突变携带者有大于 10% 的卵巢癌风险。鉴于目前还没有有效的卵巢癌筛查方法,因此建议此类患者 45 岁到 50 岁时应考虑行预防性卵巢切除手术。如果家族史中有早发型卵巢癌的病例,则可考虑更早行预防性手术。

【处理原则】

（一）卵巢上皮性良性肿瘤

根据患者年龄、生育要求及对侧卵巢情况,确定手术范围。

（二）卵巢上皮性恶性肿瘤

初次治疗原则是手术为主,辅以化疗、放疗等综合治疗。

【护理评估】

（一）健康史

早期患者多无特异性的临床表现,仅在妇科检查中发现盆腔包块而就诊。评估时注意收集患者一般状况、遗传史、近期体重情况等。

（二）身体状况

体积小的输卵管/卵巢肿瘤不易察觉,多数患者在体检时偶然发现,肿瘤体积较大者可于腹部触诊时扪及包块,此时可通过妇科双合诊/三合诊判断肿瘤位置、质地、活动度等。注意患者主诉,近期有无腹胀、膀胱直肠压迫症状、食欲下降等临床特征。

（三）辅助检查

1. **B 型超声检查**　可依据肿块的囊性或者实性、囊内有无乳头等,判断肿块性质,诊断符合率 >90%。

2. **CT 检查、磁共振**　CT 有利于判断周围组织侵犯、淋巴结及远处转移情况;磁共振可判断肿块性质及与周围组织的关系,有利于病灶与相邻结构关系的确定及定位。

3. **腹腔镜检查**　可直接观察肿块外观和在可疑部位进行多点活检,并抽取腹腔积液行细胞学检查。

4. **细胞学检查**　抽取腹腔积液、腹腔冲洗液或胸腔积液,查找癌细胞。

5. **肿瘤标志物**　常用血清 CA125、血清 AFP、血清 hCG、性激素等。

（1）血清 CA125:80% 患者的血清 CA125 水平升高,但早期病例可能并不升高,90% 患者 CA125 水平与病情恶化或缓解有关,因此更多用于病情监测和疗效评估。该指标敏感性较高,特异性较差。

（2）血清 AFP:对卵巢卵黄囊瘤有特异性诊断价值。部分含卵黄囊成分的卵巢肿瘤,如卵巢未成熟畸胎瘤、混合性无性细胞瘤,AFP 也可升高。

（3）血清 hCG:对非妊娠性绒癌有特异性。

（4）性激素:卵泡膜细胞瘤、颗粒细胞瘤产生较高水平雌激素,浆液性、黏液性囊腺瘤或勃勒纳瘤也可分泌一定量雌激素。

（5）人附睾蛋白 4（human epididymis protein 4, HE4）:与 CA125 联合应用判断盆腔肿块的良恶性。

（四）心理 - 社会状况

从发现肿瘤到确诊肿瘤性质,对患者及家庭成员来说是一个漫长和恐惧的过程,患者及社会支持系统均需得到相关疾病知识。当患者得知自己可能患恶性肿瘤时,常常会有“否定”心理,此时护士应耐心倾听患者感受,协助患者应对这些压力并逐渐接受患病事实。

【护理措施】

（一）鼓励患者积极应对

为患者提供表达情感的机会和环境。善用倾听技巧，耐心陪伴患者，与患者建立良好的护患关系，了解患者的心理需求。评估患者的认知能力，针对差异性的认知水平采取不同形式的健康宣教，使患者了解治疗可能带来的短期和长期影响。安排与已康复或治疗中的病友交流，分享患病经历和感受，增强患者战胜疾病的信心。鼓励家属尽可能多陪伴和照顾患者，为他们提供独处的时间和场所，缓解患者的焦虑。评估患者的心理状况，提供适宜的应对技巧，减轻其压力反应。

（二）营养支持

盆腔巨大包块或大量腹水者常有腹胀症状。应鼓励患者少食多餐，进食高蛋白、高热量、低胆固醇饮食。手术、化疗后患者，短期内食欲有不同程度的影响，此时应进食清淡易消化饮食，待胃肠功能恢复后再逐渐过渡到正常饮食。部分手术后患者可能因肿瘤侵及肠道，术后应早期禁食，胃肠减压，经静脉补充水、电解质以及营养物质。待肛门排气或肠造瘘口开放后，若无腹胀、恶心、呕吐等症状，方可拔除胃管，饮水无不适后可进食流质饮食，但应避免产气过多的食物，如牛奶、豆浆等。术后1周进食少渣半流质饮食，2周左右进食普食。全营养混合液（total nutrients admixture，TNA）是目前临床常用的肠外营养液，常连续匀速输注，使用时应仔细阅读药物说明书，切忌过快。使用过程中应定期监测血清电解质、血糖、血清白蛋白等营养指标，并根据患者24h出入量，合理安排补液，维持水、电解质、酸碱平衡。

（三）化疗、放疗相应的护理措施

详见第十二章。

（四）放腹水患者的护理

准备腹腔穿刺用物，协助医生完成操作。放腹水过程中，密切观察患者反应及生命体征的变化，做好及时的记录。一次放腹水不宜过多，放腹水速度宜慢，以免腹压骤降，完毕后腹部捆扎腹带。

（五）肠造瘘口的护理

1. **局部观察** 造瘘口颜色正常为红色，表面光滑湿润。术后1周内肠黏膜可能有轻度水肿，属正常现象。造瘘口一般呈圆形或椭圆形，高出皮肤表面1~2cm。

2. **饮食指导** 鼓励患者进食高热量、高蛋白、富含维生素、适量膳食纤维饮食；多饮水，少食辛辣刺激食物；不宜过多食用产气食物，如大蒜、豆类等。

3. **造口袋更换** 造口袋一般于手术当天或术后2~3天开放造口后佩戴。更换造口袋时宜先用生理盐水或温水清洁造口及周围皮肤，再用干的柔软清洁的纱布或毛巾擦干。接着，测量造口，裁剪底盘开口，原则上开口直径应大于造口直径1~2mm。最后,粘贴底盘,扣好造口袋尾部袋夹。

4. **并发症观察** 常见造口出血、造口缺血坏死、造口狭窄、造口回缩、造口脱垂、粪水性皮炎、造口旁疝等。发现并发症均应及时报告医师予以处理。

(六)做好随访工作

恶性肿瘤容易复发,应坚持随访和监测。通常在治疗后第1年,每3个月1次;第2年及以后每4~6个月1次;第5年后每年1次。随访内容包括询问病史、盆腔检查、肿瘤标志物检测和影像学检查。在影像学检查中超声作为首选,发现异常进一步行CT或磁共振检查等。

(陈澜玲)

第十一章　妊娠滋养细胞疾病的评估与护理

妊娠滋养细胞疾病（gestational trophoblastic disease，GTD）是一组来源于胎盘部位滋养细胞的疾病。根据组织学形态特征可将其分为葡萄胎、侵蚀性葡萄胎、绒毛膜癌以及胎盘部位绒毛滋养细胞肿瘤等。其中，由于侵蚀性葡萄胎与绒毛膜癌的临床表现、诊断方法和处理在临床上基本相同，故合称为妊娠滋养细胞肿瘤，而胎盘部位滋养细胞肿瘤的临床表现、发病过程和处理与妊娠滋养细胞肿瘤明显不同，故另列一类。

第一节　葡萄胎的评估与护理

葡萄胎是一种良性的妊娠滋养细胞疾病，是胎盘绒毛滋养细胞异常增生所致。妊娠后的胎盘绒毛滋养细胞增生、间质水肿，从而形成大小不一的水泡，水泡之间借蒂相连成串，形如葡萄，故称为葡萄胎，也称水泡状胎块（hydatidiform mole，HM）。葡萄胎的病变局限于子宫腔内，不侵入肌层，也不向远处转移。根据肉眼标本特点、显微镜下特点、染色体核型分析以及临床表现，可将葡萄胎分为完全性葡萄胎和部分性葡萄胎两种类型。其中，部分性葡萄胎的发病率远低于完全性葡萄胎。

【护理评估】

（一）健康史

询问患者的月经史和生育史、本次妊娠发生早孕反应的时间和程度、有无阴道流血等，若有阴道流血，还应询问阴道流血的性质、量和时间，同时询问是否伴有水泡状物质流出，以及是否伴有腹痛。询问患者及其家族既往病史，包括滋养细胞疾病史。

（二）身体状况

1. **症状**　最常见的症状为停经后阴道流血，80%以上的患者会出现阴道流血。一般在停经8~12周开始出现不规则阴道流血，量多少不定，若子宫大血管破裂可发生阴道大出血和休克，严重时可导致死亡，若反复阴道流血时间长又未得到及时的治疗，可导致贫血和感染。

（1）妊娠呕吐：多发生于子宫异常增大及血hCG异常升高者，出现的时间较正常妊娠早，症状严重且持续时间长，若呕吐严重且未及时纠正，可导致水电解质紊乱。

（2）子痫前期征象：多发生于子宫异常增大者，可在妊娠24周前出现高血压、蛋白尿和水肿，若早期妊娠发生子痫前期，要考虑葡萄胎的可能。

（3）卵巢黄素化囊肿（theca lutein ovarian cyst）：由于大量hCG刺激卵泡内膜细胞发生黄素化所致，通常为双侧，也可为单侧，大小不一。黄素化囊肿一般无症状，常在清宫后2~4个月自行消退。

（4）腹痛：由于葡萄胎增长迅速和子宫过度快速扩张造成，为阵发性下腹痛，一般能忍受，常发生于阴道流血前，当发生卵巢黄素化囊肿扭转或破裂时，可出现急性腹痛。

（5）甲亢征象：约7%患者出现轻度甲状腺功能亢进表现，包括心动过速、皮肤潮湿和震颤，突眼少见。

2. 体征　子宫异常增大、变软。约半数以上的患者子宫大于停经月份，质地变软，同时伴血hCG水平异常升高，原因是葡萄胎迅速增长和宫腔内积血；约1/3患者子宫大小与停经月份相符；少数患者子宫小于停经月份，可能与水泡退行性病变有关。

（三）辅助检查

1. **超声检查**　是诊断葡萄胎可靠而敏感的重要辅助检查，常采用经阴道彩色多普勒超声检查。完全性葡萄胎典型的超声图像为子宫大小大于相应停经月份，无妊娠囊或胎心搏动，宫腔内充满不均质密集状或短条状回声，呈"落雪状"，若水泡较大则呈"蜂窝状"。通常可同时测到双侧或一侧卵巢囊肿。部分性葡萄胎的超声图像为胎盘部位出现局灶性水泡状胎块，有时可见胎儿或羊膜腔，胎儿通常有畸形。

2. **血清hCG测定**　血清hCG测定是诊断葡萄胎另一项重要的辅助检查。葡萄胎患者血清hCG明显高于正常停经月份的相应值，且在停经8~10周以后继续持续上升（正常妊娠者停经8~10周达高峰，持续1~2周逐渐下降）。

3. **其他辅助检查**　包括母源表达印迹基因检测、DNA倍体分析、X线胸片、血细胞和血小板计数、肝肾功能等。

（四）心理 - 社会状况

患者及家属可能担心孕妇的安全、对今后生育的影响和是否需要进一步治疗，并可能对清宫术产生恐惧。对妊娠滋养细胞疾病知识的缺乏以及其预后的不确定性可增加患者及家属的焦虑情绪。

【护理措施】

处理原则：葡萄胎一旦确诊应及时清宫，一般选用吸刮术。葡萄胎患者子宫大而软，在清宫时出血多，容易穿孔，为减少术中大出血和预防子宫穿孔，清宫应在手术室内进行，做好输液、备血的准备，并适时使用缩宫素。子宫小于妊娠12周可一次刮净，子宫大于妊娠12周或一次刮净困难时，可于1周后进行第二次刮宫。卵巢黄素化囊肿在清宫后一般会自行消退，通常不需处理；如发生急性蒂扭转,可在超声或腹腔镜下进行穿刺抽液,囊肿多能自然复位;若扭转时间长导致坏死,则需做患侧附件切除术。

（一）病情观察

1. **观察阴道流血情况**　密切观察患者的生命体征及阴道流血情况,必要时安置床旁心电监护。对可能发生阴道大出血者,应提前建立 2 条及以上静脉通道,备齐急救药品和物品。一旦发生阴道大出血,立即报告医生,加快输液、输血速度,给予吸氧,配合医生做好止血,准确记录阴道出血量,必要时做好介入手术的准备。

2. **观察阴道排出物**　观察每次阴道排出物,一旦发现水泡状组织,应立即送病理检查,并保留会阴垫,以评估阴道出血量及流出物的性质。

（二）基础护理

1. **体位与活动**　由于大幅度变换体位和起床活动可能加重阴道流血情况,故应嘱患者绝对卧床休息,避免增加腹压的动作。患者清宫术后麻醉清醒前,应给予低枕平卧位,头偏向一侧,以避免呕吐物误吸导致窒息;患者麻醉清醒后,应选择半卧位,以促进宫腔内积血和内膜组织的排出,防止宫腔感染。

2. **外阴清洁卫生**　每天用 1∶10 碘伏棉球擦洗外阴部位,指导患者勤换内衣裤及卫生护垫,以确保外阴清洁干燥,防止逆行感染。

（三）术前准备及术中护理

1. **术前准备**　清宫前首先应完善术前检查,如血常规、出凝血时间、凝血酶原时间、肝肾功能等,注意患者有无休克、子痫前期、甲亢及贫血等表现,如有应遵医嘱对症处理,稳定病情;术前嘱患者排空膀胱,并遵医嘱进行备皮、禁食、备血、建立有效的静脉通路,备齐缩宫素、急救药品及物品,以防发生出血性休克。

2. **术中护理**　在进行清宫手术时,极有可能发生子宫穿孔、腹腔内出血,因此,手术应严格在超声监测下进行,同时严密观察患者生命体征及面色,有无休克征象。术中遵医嘱正确使用缩宫素,为防止宫缩时水泡状物挤入血管造成肺栓塞或转移,缩宫素应在宫口充分扩张、开始吸宫后使用,用药后注意观察患者的反应,尤其注意观察有无羊水栓塞的表现,发现异常及时处理。清宫手术结束后,应及时将靠近宫壁的水泡状组织送病理检查,为后续治疗提供依据。清宫术后应注意观察患者阴道出血及腹痛情况。

（四）心理护理

1. **心理评估和疏导**　详细评估患者的心理状况及对疾病的心理承受能力,根据患者评估结果,给予有针对性的疏导,鼓励患者表达本次不能得到良好妊娠结局的悲伤。

2. **相关知识讲解**　热情细致地做好解释工作,向患者及家属讲解葡萄胎相关疾病知识,说明尽快进行清宫的必要性。介绍以往治疗成功的病例,以消除患者的焦虑和紧张感,树立其战胜疾病的信心,让患者以更加平静的心理状态接受手术。

(五)健康指导

1. **饮食指导** 由于饮食中缺乏维生素 A 及其前体胡萝卜素和缺乏动物性脂肪者的葡萄胎发生概率明显增高,因此应指导患者摄取高蛋白、富含维生素 A 及易消化的饮食。合并轻度贫血者还应指导患者进食富含铁质的食物,为了防止便秘,鼓励患者进食粗纤维丰富的食物。

2. **出院指导** 患者出院后应注意休息,逐渐缓慢增加活动量,3 个月内避免剧烈运动和重体力劳动;每次刮宫术后禁止性生活和盆浴 1 个月以防感染;保持室内空气清新;保持外阴清洁干燥,每天进行外阴擦洗 1~2 次;密切观察腹痛及阴道流血情况,出现阴道大出血应及时就诊。

3. **随访指导** 葡萄胎的恶变率为 10%~25%,如果葡萄胎清宫后血 hCG 持续异常,应考虑为滋养细胞肿瘤,因此,葡萄胎清宫后必须定期随访,以便及时发现滋养细胞肿瘤并及时处理,应让患者和家属认识到坚持正规的治疗和随访是根治葡萄胎的基础,懂得监测 hCG 的意义。随访内容包括:①定期血清 hCG 定量测定,葡萄胎清宫术后每周随访一次,直至连续 3 次正常,以后每月随访一次共 6 个月,然后再每 2 个月随访一次共 6 个月,自第一次阴性后共计 1 年。②询问病史,包括月经是否规律,有无阴道异常流血、咳嗽、咯血等转移灶症状。③妇科检查,必要时可做 B 型超声、胸部 X 线摄片或 CT 检查等。

4. **避孕指导** 葡萄胎患者随访期间应严格避孕一年。避孕措施首选避孕套,也可选择口服避孕药,不选用宫内节育器,以免造成子宫穿孔或混淆子宫出血的原因。

5. **妊娠指导** 滋养细胞肿瘤极少发生于葡萄胎患者 hCG 自然阴性以后,因此,葡萄胎清宫后若 hCG 呈对数下降者阴性后 6 个月可以考虑妊娠,但 hCG 下降缓慢者应延长避孕时间。妊娠后,应在妊娠早期行 B 型超声检查和血清 hCG 测定,以明确是否为正常妊娠,产后也应随访 hCG 至正常。有研究显示,葡萄胎患者再次妊娠的概率与普通人群相当,再次发生葡萄胎的概率为 1/70,约 70% 的患者再次妊娠至足月分娩,其中新生儿存在生殖道畸形的概率与普通人群无异。

(六)预防性化疗

预防性化疗不常规推荐。大多数葡萄胎可经清宫治愈,预防性化疗仅适用于有高危因素和随访困难的完全性葡萄胎患者,可降低高危葡萄胎发生滋养细胞肿瘤的几率,但不能替代随访。部分性葡萄胎患者不作预防性化疗。

1. **高危因素** 高危因素包括年龄大于 40 岁、清宫前 hCG 异常升高、清宫后 hCG 不进行性下降、子宫体积明显大于停经月份或短期内迅速增大、黄素化囊肿直径 >6cm、妊娠滋养细胞高度增生或伴有不典型增生、出现可疑转移灶和无条件随访。

2. **化疗药物** 选用的化疗药物包括甲氨蝶呤、氟尿嘧啶和放线菌素 D，一般采用单一药物进行多疗程化疗，直至 hCG 阴性。

知识拓展

葡萄胎是否属于癌前病变？

欧洲滋养细胞疾病组织（European Organization for Treatment of Trophoblastic Diseases, EOTTD）和美国国立综合网络（National Comprehensive Cancer Network，NCCN）在 2020 年的指南中首次提出将部分性葡萄胎、完全性葡萄胎列为癌前病变。将葡萄胎列为癌前病变说明其生物学行为特性应引起妇产科医务人员的重视，但部分性葡萄胎恶变率明显低于完全性葡萄胎，高危因素不一，主要涉及病理、临床、影像学、hCG 以及有无每例标本均送检等诸多问题，若临床和病理见到有水泡样物均认为是癌前病变，容易引起误解、恐慌，也有"过度诊断"之弊端。实际上列入癌前病变应有正确的病理诊断，甚至有分子生物学指标检测，尤其对稽留流产中有水泡样变性更应慎重，不应随意诊断为部分性葡萄胎及一定列入癌前病变之列。

（田亚林）

第二节 妊娠滋养细胞肿瘤的评估与护理

妊娠滋养细胞肿瘤（gestational trophoblastic tumor, GTT）是滋养细胞的恶性病变，60% 继发于葡萄胎，30% 继发于流产，10% 继发于足月妊娠或异位妊娠，按组织学分类将其分为侵蚀性葡萄胎（invasive mole）和绒毛膜癌（choriocarcinoma），其中侵蚀性葡萄胎全部继发于葡萄胎，绒毛膜癌可继发于葡萄胎或非葡萄胎妊娠。继发于葡萄胎排空后半年以内的妊娠滋养细胞肿瘤的组织学诊断多数为侵蚀性葡萄胎，1 年以上者多数为绒毛膜癌，而半年至 1 年者绒毛膜癌和侵蚀性葡萄胎均有可能，一般时间间隔越长，绒毛膜癌的可能性越大。继发于流产、足月妊娠、异位妊娠者组织学诊断应为绒毛膜癌。

【临床分期】

根据 FIGO 制定的临床分期，该分期包含了解剖学分期和预后评分标准两个部分（表 11-1，表 11-2）。预后评分≤6 分为低危，>6 分为高危，预后评分是滋养细胞肿瘤患者治疗方案制订和预后评估的重要依据,解剖学分期有助于明确其肿瘤进程和各医疗机构之间比较治疗效果。

表11-1　妊娠滋养细胞肿瘤解剖学分期(FIGO,2000年)

期别	定义
Ⅰ期	病变局限于子宫
Ⅱ期	病变扩散,但局限于生殖器官(附件,阴道)
Ⅲ期	病变转移至肺,有或无生殖系统病变
Ⅳ期	所有其他转移

表11-2　FIGO/WHO预后评分系统(2000年)

评分	0	1	2	4
年龄	<40	≥40岁	—	—
前次妊娠	葡萄胎	流产	足月产	—
距前次妊娠时间	<4个月	4~6个月	7~12个月	>12个月
治疗前血hCG	$<10^3$mIU/ml	10^3~10^4mIU/ml	10^4~10^5mIU/ml	$>10^5$mIU/ml
最大肿瘤大小（包括子宫）	—	3~4cm	≥5cm	—
转移部位	肺	脾、肾	胃肠道	肝、脑
转移病灶数目	—	1~4	5~8	>8
先前失败化疗	—	—	单药	两种或两种以上联合药物

注:总分0~6分为低危,>6分为高危。

【护理评估】

(一)健康史

采集患者及家属的既往病史,包括妊娠滋养细胞疾病史、药物使用史和过敏史;如曾患葡萄胎,应详细询问第一次清宫的时间、水泡大小、吸出组织物的量等情况,以后清宫的次数及清宫后阴道流血的质、量、时间以及子宫复旧情况;采集血、尿hCG随访资料和胸部X线检查结果;询问患者是否存在生殖道、肺部、脑部等转移症状,是否进行过化疗及化疗的方案、疗效及用药后机体的反应等情况。

（二）身体状况

1. 无转移滋养细胞肿瘤　大多继发于葡萄胎妊娠。

（1）阴道流血：葡萄胎排空、流产或足月产后，阴道有持续的不规则流血，量多少不一，也可为一段时间的正常月经后停经，再出现阴道流血。长期阴道流血可继发贫血。

（2）子宫复旧不全或不均匀增大：通常葡萄胎排空后 4~6 周子宫仍未恢复到正常大小，质地软，也可受病灶影响表现为不均匀增大。

（3）卵巢黄素化囊肿：在 hCG 的持续作用下，葡萄胎排空、流产或足月产后，黄素化囊肿可持续存在。

（4）腹痛：通常无腹痛，当病灶穿破子宫浆膜层可引起急性腹痛和腹腔内出血的症状，当病灶坏死、感染可引起腹痛和脓性白带，若卵巢黄素化囊肿扭转或破裂也可发生急性腹痛。

（5）假孕症状：在 hCG 及雌、孕激素的作用下，患者表现为乳房增大，乳头、乳晕着色，部分甚至有初乳样分泌物，外阴、阴道、宫颈着色，生殖道变软。

2. 转移性滋养细胞肿瘤　多继发于非葡萄胎妊娠或经组织学证实的绒癌。转移方式主要为血行播散，转移发生早而广泛。最常见的转移部位是肺（80%），其他依次是阴道（30%）、盆腔（20%）、肝（10%）和脑（10%）等部位。因滋养细胞生长的特点是破坏血管，所以转移部位共同的症状特点是局部出血。

（1）肺转移：典型表现为胸痛、咳嗽、咯血和呼吸困难，这些症状常急性发作，少数情况下可造成急性肺梗死（由于肺动脉瘤栓形成）、肺动脉高压、急性肺功能衰竭及右心衰。也可无症状，仅 X 线胸片或肺 CT 可作出诊断。

（2）阴道转移：通常转移灶位于阴道前壁及穹窿，局部表现为紫蓝色结节，当病灶破溃时可引起不规则阴道流血，严重时甚至出现阴道大出血。

（3）肝转移：多同时伴有肺转移，预后不良。主要表现为右上腹或肝区疼痛、黄疸，若病灶穿破肝包膜可引起腹腔内出血，导致死亡。病灶较小时可无症状。

（4）脑转移：提示预后凶险，为主要致死原因。通常同时伴肺转移或阴道转移。按病情发展可分为三期：①瘤栓期：表现为一过性脑缺血症状，如暂时性失语、失明、突然跌倒等。②脑瘤期：肿瘤组织增生侵入脑组织形成脑瘤，表现为头痛、喷射性呕吐、偏瘫、抽搐甚至昏迷。③脑疝期：肿瘤组织增大及周围组织出血、水肿，表现为颅内压升高，脑疝形成压迫生命中枢而死亡。

（5）其他转移症状：包括脾、肾、膀胱、消化道、骨等转移症状。

（三）辅助检查

1. 血清 hCG 测定　是妊娠滋养细胞肿瘤的主要诊断依据。葡萄胎妊娠后滋养细胞肿瘤的诊断标准为（符合以下标准任何一条且排除妊娠物残留或再次妊娠):①hCG 测定 4 次呈高水平平台状态(±10%),并持续 3 周及以上时间;②hCG 测定 3 次上升(>10%),并持续 2 周及以上时间。非葡萄胎妊娠后滋养细胞肿瘤的诊断标准为(排除妊娠物残留或再次妊娠):流产、异位妊娠和足月产后超过 4 周 hCG 仍持续高水平状态,或一度下降后又上升。

2. **超声检查** 是诊断原发病灶最常用的方法。超声图像上子宫可正常大小或不同程度增大。

3. **X 线胸片** 是诊断肺转移的重要方法。肺转移以右侧肺及中下部较为多见,最初 X 线表现为肺纹理增粗,以后发展为片状或小结节阴影,典型的表现为棉球状或团块状阴影。

4. **CT 和 MRI** CT 主要用于发现肺部较小的转移灶、脑转移灶和肝转移灶。MRI 主要用于发现脑和盆腔病灶。

5. **组织学诊断** 非必需检查。但可协助诊断,当在原发病灶或转移灶组织中发现绒毛结构或退化的绒毛阴影可诊断为侵蚀性葡萄胎,若无绒毛结构则诊断为绒癌。

(四)心理-社会状况

患者由于存在长期不规则阴道流血,会有不适感和恐惧感;出现转移症状时,患者及家属可能担心疾病的预后,对化疗药物的毒副作用感到害怕,对治疗和生活失去信心;有的患者会感到悲哀、低落、不能接受患病的现实;也可能因为多次化疗导致经济困难,感到焦虑不安。如患者需要进行手术治疗,未生育的患者可能因生育无望而感到绝望,生育过的患者因担心切除子宫导致女性特征的改变,迫切希望得到家人的帮助和理解。

【护理措施】

处理原则:采取以化疗为主,手术和放疗为辅的综合治疗方法。化疗:常用一线化疗药物包括甲氨蝶呤(methotrexate,MTX)、氟尿嘧啶(5-fluorouracil,5-FU)、放线菌素 D(actinomycin D,Act-D)、环磷酰胺(cyclophosphamide,CTX)、长春新碱(vincristine,VCR)、依托泊苷(etoposide,VP-16)等,原则上低危患者选用单一化疗药物,高危患者采用联合化疗,联合化疗首选 EMA-CO 方案(etoposide,methotrexate,actinomycin D,cyclophosphamide,vincristine,EMA-CO)或者以氟尿嘧啶为主的联合化疗方案。单药化疗及联合化疗方案见表 11-3 和表 11-4。手术为辅助治疗方法,主要用于控制大出血等并发症、切除耐药病灶、减少肿瘤负荷和缩短化疗疗程,例如子宫全切术和肺叶切除术。放疗应用少,主要应用于肺部耐药病灶和肝、脑转移的治疗。

(一)病情观察

1. **原发病灶的观察** 严密观察患者腹痛及阴道流血情况,安置床旁心电监护,监测患者生命体征,详细准确记录阴道流血量,动态观察并记录血 hCG 的变化情况,识别转移症状,发现异常立即配合医生进行处理。

表 11-3 常用单药化疗药物及其用法

药物	剂量、给药途径、疗程天数	疗程间隔
MTX	0.4mg/（kg·d）肌内注射,连续 5d	2 周
Weekly MTX	50mg/m² 肌内注射	1 周
MTX+ 四氢叶酸	1mg/（kg·d）肌内注射,第 1、3、5、7 天 0.1mg/（kg·d）肌内注射,第 2、4、6、8 天 （在 MTX 使用 24h 后用）	2 周
MTX	250mg 静脉滴注,维持 12h	无
Act-D	10~12μg/（kg·d）静脉滴注,连续 5d	2 周
5-FU	28~30mg/（kg·d）静脉滴注,连续 8~10d	2 周

注:此处疗程间隔特指上一疗程化疗结束至下一疗程化疗开始的间隔时间。

表 11-4 常用联合化疗方案及其用法

方案		剂量、给药途径、疗程天数	疗程间隔
EMA-CO	第 1 天	VP-16 100mg/m² 静脉滴注 Act-D 0.5mg 静脉注射 MTX 100mg/m² 静脉注射 MTX 200mg/m² 静脉滴注 12h	2 周
	第 2 天	VP-16 100mg/m² 静脉滴注 Act-D 0.5mg 静脉注射 CF 15mg 肌内注射（从 MTX 使用 24h 后用 药,每 12h 一次,共 2 次）	
	第 3 天	CF 15mg 肌内注射（每 12h 一次,共 2 次）	
	第 4~7 天	休息	
	第 8 天	VCR 1.0mg/m² 静脉注射 CTX 600mg/m² 静脉注射	
5-FU+KSM		5-FU 26~28mg/（kg·d）静脉滴注 8d KSM 6μg/（kg·d）静脉滴注 8d	3 周

注:此处疗程间隔特指上一疗程化疗结束至下一疗程化疗开始的间隔时间。

2. 肺转移症状的观察 肺转移常见症状为咳嗽、血痰或反复咯血、胸痛及呼吸困难。部分患者可无症状,仅有 X 线胸片或肺 CT 异常,无症状者仍应密切观察是否出现咳嗽、血痰、咯血、胸痛及呼吸困难等。患者一旦确诊肺转移,应卧床休息,出现呼吸困难者应给予半卧位并吸氧,遵医嘱给予镇静剂和化疗药物;随时做好大咯血的抢救准备,当大咯血发生时,为避免出现窒息、休克甚至死亡的风险,应立即让患者取头低患侧卧位并保持呼吸道通畅,轻击其背部,协助患者排出积血,并与医生一起做好止血抗休克等治疗。

3. **阴道转移症状的观察**　阴道转移灶通常位于阴道前壁,局部表现为紫蓝色结节,病灶破溃后可引起不规则阴道流血,甚至大出血。应嘱患者尽量卧床休息,密切观察阴道转移灶是否破溃出血,并注意阴道流血量、性质等,阴道流血量的评估方法主要包括称重法、目测法、休克指数法、血红蛋白测定等。必要时建立两条以上的静脉通路,随时准备好阴道止血包、止血药物甚至输血。当发生大出血时,应立即通知医生并配合抢救,采用长纱条填塞阴道进行压迫止血,纱条必须于24~48h内取出,取出时应做好输液、输血及抢救准备,止血无效可考虑行介入治疗。遵医嘱使用抗生素预防感染。

4. **脑转移症状的观察**　脑转移是妊娠滋养细胞肿瘤最主要的死亡原因,需要引起高度重视。应嘱患者尽量卧床休息,起床时必须有人陪伴,以防发生瘤栓期一过性症状时出现意外。重点观察患者生命体征、颅内压增高症状及偏瘫情况,同时记录出入量,观察有无水电解质紊乱的症状,一旦发现异常情况,应立即通知医生并配合处理,防止脑转移的进一步发展,威胁患者生命。另外,应遵医嘱进行静脉补液,并给予止血剂、脱水剂、吸氧、化疗等,静脉输液应严格控制输液总量和速度,以防使颅内压继续升高。

5. **肝转移症状的观察**　应仔细观察患者是否出现右上腹或肝区疼痛、黄疸等肝转移常见症状,同时密切观察患者生命体征,一旦发生腹腔内出血及时做好抢救措施。

6. **肾转移症状的观察**　肾转移常见症状为血尿、肾区叩痛,甚至出现肾功能下降。应密切观察患者的尿色、尿量并做好记录,关注肾功能检查结果;另外,还应做好患者的疼痛管理,促进患者舒适。

(二)基础护理

1. **体位**　患者体位的选择应根据其病情的发展决定。当发生肺转移大咯血时应选择头低患侧卧位,但当患者脑转移出现颅内压增高症状时则应避免头低脚高,以防加重颅内压增高;当患者出现偏瘫时,应选择健侧卧位;若患者发生阴道大出血,应选择休克体位,使膈肌下移,利于呼吸,同时增加回心血量,改善重要脏器的血液供应;介入治疗后应平卧12h,穿刺侧下肢制动12h。

2. **保持病房安静**　为防止患者不适症状加重,应为患者提供一个安静的休养环境。限制病房探视人数,禁止大声喧哗,取得同病房患者的支持与理解,护士应做到"四轻",即走路轻、说话轻、操作轻、敲门轻。

3. **发热的护理**　患者化疗后可能出现发热症状。当体温高达38.5℃时,应开窗通风、适当减少衣物、遵医嘱口服降温药物和静脉滴注抗生素。降温措施实施 30min 后应再次测量体温,并做好记录和交接班,同时观察患者是否出现寒战、淋巴结肿大、出血、肝脾大、结膜充血、疱疹、关节肿痛及意识障碍等伴随症状;严格记录 24h 出入量;鼓励患者适当饮水,以补充发热消耗的大量水分,促进毒素和代谢产物的排出;及时更换潮湿的衣物,做好皮肤和口腔护理,促进患者舒适。

(三)治疗及用药

1. **阴道大出血的抢救**　应常规备好阴道止血包、纱条、止血药物等抢救用物及药品,建立多条静脉通路。当患者发生阴道大出血时,应立即通知医生进行抢救:置患者于休克体位,吸氧,并遵医嘱迅速扩容甚至输血,协助医生进行阴道填塞止血,密切观察阴道流血情况,准确记录阴道流血量,同时安置保留尿管,准确记录尿量;嘱患者绝对卧床休息,安置床旁心电监护,密切观察患者生命体征。若止血效果不理想,应做好介入术前准备。

2. **介入术前后的护理**　①介入术前护理:关注患者心理状况,缓解其紧张、恐惧的心理;禁食禁饮 4h;备皮并留置保留尿管;术前镇静:遵医嘱给予苯巴比妥 100mg 肌内注射;左手建立静脉通路,输注生理盐水 500ml+ 地塞米松 5mg;备齐介入手术用物,包括利多卡因 5ml 共 2 支,肝素 1.25 万单位共 1 支,生理盐水 500ml 共 4 袋,吸收性明胶海绵共 2 包。②介入术后护理:腹股沟穿刺点进行压迫止血,术后指压 2h 后,再用重约 500g 的沙袋压迫 4h;术后平卧 12h,穿刺侧下肢制动 12h;禁食禁饮 4h,留置保留尿管 12h;遵医嘱给予镇痛、抗感染或止血等对症支持治疗;观察穿刺部位敷料是否清洁干燥,穿刺侧肢体皮肤温度和足背动脉搏动情况。

3. **化疗用药护理**　妊娠滋养细胞肿瘤对化疗十分敏感,只要患者基本情况允许,应尽早予以化疗。常用一线化疗药物包括甲氨蝶呤、氟尿嘧啶、放线菌素 D 或国产放线菌素(更生霉素)、环磷酰胺、长春新碱、依托泊苷等。常见的化疗毒副反应包括骨髓抑制、胃肠道反应、脱发、肝肾功能损害。甲氨蝶呤对肾脏有一定的毒性,肾功能正常者才能使用,同时应在用药后 24~72h 肌内注射亚叶酸钙(每 12h 一次,共 4 次);脱发最常见于应用放线菌素 D 者,1 个疗程即可出现,但停药后头发可生长;长春新碱对神经系统有毒性,表现为指 / 趾端麻木,复视等,故应告知患者避免冷热刺激,防止烫伤、冻伤或跌倒坠床;环磷酰胺 / 异环磷酰胺常引起出血性膀胱炎,应在使用时和使用 4h、8h 遵医嘱使用美司钠进行解毒,同时观察患者尿色及尿量,发现异常情况及时处理。

4. **对症支持治疗**　出现颅内压增高症状的患者可遵医嘱给予甘露醇降颅内压治疗;有持续不规则阴道流血者,为防止发生感染,可遵医嘱预防性使用抗生素;为了避免出血情况加重,可予止血药物进行止血治疗;当患者出现贫血,可给予铁剂补铁治疗甚至输血;针对患者出现严重的头痛症状,可考虑给予盐酸羟考酮持续泵入进行镇痛治疗。

（四）心理护理

应及时评估患者和家属的心理反应，让患者及家属宣泄痛苦心理及失落感；做好环境、病友及医护人员的介绍，减轻患者的陌生感；向患者提供有关化疗及其护理的相关知识，以减轻恐惧及无助感；帮助患者分析可利用的社会支持系统，纠正消极的应对方式；通过详细解答患者的各种疑虑，向患者及家属介绍以往成功的病例，减轻患者的心理压力，帮助患者和家属树立战胜疾病的信心。

（五）健康指导

1. **饮食指导**　鼓励患者进食，向其推荐高蛋白、高维生素、易消化的饮食，以增强患者的抵抗力。忌食生冷、刺激食物，注意口腔卫生。

2. **出院指导**　出院后注意休息，不宜过分劳累，出现转移灶症状时应卧床休息，待病情缓解后再适当活动；保持外阴清洁干燥，防止感染，节制性生活，做好避孕措施。

3. **随访指导**　化疗结束后应严密随访，警惕复发，第一次随访在出院后 3 个月进行，然后每 6 个月一次至 3 年，以后每年一次至 5 年，此后可每 2 年一次，随访内容同葡萄胎。随访期间必须严格避孕，且在化疗停止≥12 个月方可妊娠。

4. **偏瘫患者的康复指导**　对于出现偏瘫的患者，大量康复实践表明，在患者神志清楚、生命体征稳定、神经学缺陷不再发生 48h 后宜开始进行康复锻炼。①早期的被动和主动活动：对所有关节进行全方位的被动活动，活动顺序从大关节到小关节，缓慢进行，每天 2~3 次，按摩患肢，促进血液、淋巴回流，防止和减轻水肿，同时有利于运动功能恢复；此期的主动活动均在病床上进行，促进肌张力和主动运动的出现，鼓励患者利用健侧肢体对患肢进行锻炼，不定时间和次数，以不感疲劳为度，指导患者在病床上进行肢体移动，鼓励自行翻身。②中后期康复护理：当患者开始出现选择性肌肉活动时，需结合日常活动进行上下肢实用功能训练，如上肢抬、拳手抓，下肢站立及平衡、单腿站立、行走训练，在家属搀扶下可行走；然后逐渐训练掌握日常生活、活动技能，如穿衣、如厕、个人卫生、提高实用性步行能力等。

知识拓展

妊娠滋养细胞肿瘤联合化疗新观点

2018 年 FIGO 指南更新中提出，对于单药化疗失败率较高的妊娠滋养细胞肿瘤，可直接选择联合化疗；而此前指南均强调，妊娠滋养细胞肿瘤应严格根据预后评分采用单药或多药联合化疗。2013 年之前我国早有学者对仅根据评分就决定治疗方案提出异议；直到 2015 年 FIGO 指南更新中提及各国可根据经验调整低危组的纳入标准，并提出极高危组的新概念，建议极高危组初始治疗直接采用联合化疗（极高危组是指评分≥13 分或伴脑、肝转移或有广泛转移者）；2018 年 FIGO 指南更新中明确提出，预后评分 0~4 分、末次妊娠为葡萄胎、病理诊断非绒癌建议首选单药化疗；评分 5~6 分或病理为绒癌者直接考虑按照高危者选用联合化疗。

（田亚林）

第三节　胎盘部位滋养细胞肿瘤的评估与护理

胎盘部位滋养细胞肿瘤（placental site trophoblastic tumor, PSTT）是指起源于胎盘种植部位的滋养细胞肿瘤，是滋养细胞肿瘤中的一种特殊类型。临床罕见，仅占妊娠滋养细胞肿瘤的 1%~2%。平均发病年龄 31~35 岁，绝大多数发生于生育期年龄，绝经后罕见。大多数病灶局限于子宫，不发生转移，预后良好。

【护理评估】

（一）健康史

采集患者及家属既往病史，如葡萄胎、滋养细胞肿瘤。询问患者的月经史和生育史、有无阴道流血等，若有阴道流血，还应询问阴道流血的性质、量和时间。

（二）身体状况

1. **症状**　可继发于足月产、流产和葡萄胎妊娠。多表现为闭经后不规则阴道流血或月经量过多。大多数病灶局限于子宫，不发生转移，仅少数患者发生转移，转移部位包括肺、阴道、脑、肝、肾、盆腔和腹主动脉旁淋巴结。一旦发生转移，提示预后不良。

2. **体征**　子宫均匀性或不规则增大。

（三）辅助检查

1. **组织学诊断**　是确诊 PSTT 的依据，可通过刮宫标本作出诊断，但多数情况下需靠手术切除的子宫标本才能更准确判断。

知识拓展

胎盘部位滋养细胞肿瘤的病理检查

PSTT 起源于胎盘种植部位的间质细胞,由肌层间质浸润的单核中间型滋养细胞组成,无绒毛结构,血管浸润、坏死、出血者少见。2020 年 EOTTD 提出,GTD 的排出组织应做病理检查,最佳策略要求对新鲜组织做基因检测分析,尤其对怀疑有 PSTT 者必须有活检或切除原发灶或转移灶的病理组织诊断,并且通过病理专家复核确认;在低危型妊娠滋养细胞肿瘤的随访流程中也提出"在每次妊娠后应考虑行胎盘病理检查",以明确是否为 PSTT。另外,PSTT 遗传学检查可证实妊娠起源,确定成因性妊娠。

2. **血清 hCG 测定**　多数 PSTT 患者的 hCG 呈阴性或轻度升高,hCG 水平与肿瘤负荷不成比例,无评估预后价值。

3. **超声检查**　超声检查图像类似于子宫肌瘤或其他妊娠滋养细胞肿瘤的特点,彩色多普勒超声可显示子宫血流丰富。

4. **血清人胎盘生乳素(human placental lactogen,hPL)测定**　血清 hPL 测定一般呈阴性或轻度升高,但免疫组化通常呈阳性。

(四)心理 - 社会状况

患者由于面临不规则阴道流血和即将接受手术治疗,会感到焦虑和恐惧,未生育的患者可能因生育无望而感到绝望,生育过的患者因担心切除子宫导致女性特征的改变,迫切希望得到家人的帮助和理解。

【护理措施】

处理原则:手术是首选的治疗方法。原则是切除一切病灶,范围为全子宫切除及双附件切除,年轻女性若病灶局限于子宫且卵巢外观正常者可保留卵巢。高危患者术后应给予辅助性化疗,但胎盘部位滋养细胞肿瘤患者化疗敏感性不如滋养细胞肿瘤,故应选择联合化疗,首选 EMA-CO 方案。

(一)心理护理

应及时评估患者和家属的心理反应,让患者及家属宣泄痛苦心理及失落感;做好环境、病友及医护人员的介绍,减轻患者的陌生感;向患者提供有关手术、化疗及其护理的相关知识,以减轻恐惧及无助感;帮助患者分析可利用的社会支持系统,纠正消极的应对方式;通过详细解答患者的各种疑虑,向患者及家属介绍以往成功的病例,减轻患者的心理压力,帮助患者和家属树立战胜疾病的信心。

（二）健康指导

1. **出院指导**　休息 1 个月，2 个月内避免重体力劳动，禁止性生活和盆浴 3 个月；1 个月后返院复查，以后定期随访；遵医嘱继续接受治疗。

2. **随访指导**　治疗后应随访，随访内容同妊娠滋养细胞肿瘤，但 PSTT 缺乏肿瘤标志物，故随访时临床表现和影像学检查意义重大。

（田亚林）

第十二章 妇科肿瘤放化疗患者的评估与护理

第一节 妇科肿瘤放疗患者的评估与护理

放疗是放射治疗的简称,是妇科肿瘤临床治疗的重要手段,与手术和化疗并列为恶性肿瘤治疗的三大基石。放疗产生的放射线具有穿透人体组织的能力,通过与人体细胞和组织相互作用,破坏细胞 DNA 导致细胞死亡。有资料显示,约 70% 的恶性肿瘤需要放射治疗的参与,约 40% 的恶性肿瘤可以通过放疗治愈,如宫颈癌。宫颈癌放疗分为两个阶段,第一阶段是外照射治疗,照射范围包括盆腔内、腹腔内或其他可能含有肿瘤细胞的区域,这种大范围照射不仅可以控制原发肿瘤,还可以清除散在盆腔内或腹腔内的一些微小病灶;第二个阶段是近距离放疗,仅针对宫颈的原发灶进行大剂量照射。

【放疗的毒副反应】

放射线在杀灭肿瘤细胞的同时,也会对人体正常组织、器官等造成损害,导致放疗毒副反应的发生,常见的放疗毒副反应包括全身反应、皮肤反应、黏膜反应、骨髓抑制、放射性直肠炎和膀胱炎等。放疗的毒副反应又分为急性放疗反应和远期放疗反应,一般将放疗 90d 内出现的毒副反应称为急性放疗反应,放疗开始 90d 后出现的任何异常称为远期放疗反应。大部分急性放疗反应(如皮肤反应、黏膜反应)在结束治疗几周内基本消失,而晚期放疗反应可能持续数月或数年,甚至永久存在。

1. **全身反应** 放射治疗后,一方面肿瘤细胞被破坏,另一方面一些快速生长的正常组织细胞对放射线高度敏感,因此患者照射数小时或 1~2d 后可能出现全身反应,包括虚弱、乏力、头晕、头痛、厌食、恶心和呕吐等。

2. **皮肤反应** 放疗期间,照射野皮肤出现一定的放疗毒性反应是不可避免的,其反应程度与放射源种类、照射剂量、照射野面积、照射部位及患者体质等因素有关。根据美国放射肿瘤协作组(RTOG)急性放射反应评价标准,可将急性皮肤毒性反应分为 5 级。

0 级:无变化。

Ⅰ级:轻微红斑,轻度皮肤干性反应。

Ⅱ级:散在红斑,因皮肤皱褶而导致的皮肤湿性反应或中度水肿。

Ⅲ级:融合的皮肤湿性反应,凹陷性水肿,直径≥1.5cm。

Ⅳ级:皮肤破溃、坏死或出血。

3. **口腔黏膜反应** 放疗会引起高度敏感的口腔黏膜细胞充血、水肿,继而出现疼痛、溃疡等,甚至出现出血。可导致口腔炎,出现味觉改变、食欲减退、张口困难、恶心、呕吐等,严重影响患者生活质量。另外,放疗可使唾液腺中浆液细胞快速凋亡,可引起口干等症状。通常,同步放化疗患者口腔黏膜反应发生率及严重程度显著高于单纯放疗的患者,若患者同时合并糖尿病,则更容易发生严重的口腔黏膜炎。根据美国放射肿瘤协作组(RTOG)急性放射反应评价标准,可将放疗急性黏膜反应分为5级。

0级:无变化。

Ⅰ级:出现黏膜红斑。

Ⅱ级:散在的假膜反应,直径≤1.5cm。

Ⅲ级:融合的假膜反应,直径≥1.5cm。

Ⅳ级:黏膜坏死或深度溃疡、出血。

4. **骨髓抑制**   由于造血系统细胞对放疗高度敏感,因此在放疗期间,特别是同步放化疗和大范围照射的患者,可能存在不同程度骨髓抑制,表现为白细胞、血小板减少,血红蛋白降低等。白细胞下降意味着机体抵抗力下降,患者容易感冒;血小板减少导致患者凝血功能障碍,容易出现出血;贫血表现为全身乏力、心慌气紧。目前,放疗后骨髓抑制的分度普遍采用WHO抗癌药物急性及亚急性毒性反应标准,见表12-1。

表12-1   WHO骨髓造血毒性分度标准

	0	I	II	III	IV
血红蛋白	≥110g/L	95~109g/L	80~94g/L	65~79g/L	<65g/L
白细胞	≥4.0×10^9/L	3.0~3.9×10^9/L	2.0~2.9×10^9/L	1.0~1.9×10^9/L	<1.0×10^9/L
中性粒细胞	≥2.0×10^9/L	1.5~1.9×10^9/L	1.0~1.4×10^9/L	0.5~0.9×10^9/L	<0.5×10^9/L
血小板	≥100×10^9/L	75~99×10^9/L	50~74×10^9/L	25~49×10^9/L	<25×10^9/L

5. **放射性直肠炎和膀胱炎**   由于妇科肿瘤病变器官解剖位置与直肠和膀胱相邻,因此,妇科肿瘤患者在进行放射治疗时,其直肠和膀胱容易受到放射线的影响,从而导致放射性直肠炎和膀胱炎。放射性直肠炎表现为大便次数增多、里急后重、便血等;放射性膀胱炎表现为尿频、尿急、腰背部酸痛,严重者可出现血尿。

【护理评估】

(一)健康史

询问患者的肿瘤疾病史、发病时间、治疗经过及效果,了解总体治疗方案以及目前的病情状况等。采集患者既往放射治疗及用药史,尤其是放疗次数及药物过敏史。询问造血系统、消化系统、泌尿系统、皮肤黏膜及全身情况,记录既往放疗过程中的不良反应及应对情况。

（二）身体状况

测量患者的生命体征、身高、体重,了解患者意识状态、营养、面容与表情等一般情况,评估患者压力性损伤风险、跌倒风险、心理状态、血栓风险、疼痛评估得分;评估患者有无肝炎、活动性肺结核、糖尿病等内科合并症及全身或局部感染等。了解患者的饮食、嗜好、睡眠形态、排泄状态及自理程度等日常生活规律,观察患者皮肤、黏膜、淋巴结有无异常,了解原发病灶的症状和体征,以便为护理的实施提供依据。

（三）辅助检查

监测患者血常规、肝肾功能、心电图等变化,如有异常应暂缓放疗。密切观察血常规的变化趋势,为治疗提供依据,当患者白细胞低于 3.0×10^9/L,血小板低于 50×10^9/L 时,应暂停放疗,同时使用药物,并注意观察用药后反应。

（四）心理 - 社会状况

肿瘤患者由于对肿瘤的恐惧,对放射治疗及放疗环境的陌生,在放疗前存在一定心理压力。腔内照射是把放射源送入患者阴道内,会引起疼痛等不适,同时患者在整个腔内照射过程中独自一人在机房中,会加剧患者的紧张、恐惧等心理,甚至因为过度紧张引起肌肉痉挛,直接影响治疗或使治疗中断。另外,放疗费用往往比较昂贵,患者可能因为治疗存在较大的经济负担,可能存在悲观、绝望的心理。

【护理措施】

（一）放疗前的护理

1. **心理护理**　做好心理护理是妇科肿瘤患者进行放射治疗中的重要一环。主要的心理护理包括以下几个方面:①加强护患沟通,建立良好关系,引导患者倾诉焦虑、恐惧情绪。②开展形式多样化的健康教育,提高患者对放疗的认知,减轻焦虑。③利用家庭及社会支持系统鼓励患者,减轻其因恐惧肿瘤产生的焦虑、抑郁心理。④适当开展娱乐活动,转移患者注意力,以减轻患者的心理压力,提高生活质量。通过对患者实施个体化的心理护理,可增强患者战胜疾病的信心,从而顺利地完成放疗。

2. **放疗知识教育**　向患者及家属介绍妇科放射性治疗分为腔外照射和腔内照射,讲解放疗的作用、实施步骤、放疗时间及疗程、可能的不良反应及注意事项等,重点向患者详细讲解体位摆放的重要意义,增强患者主动配合放疗摆位的自觉性,确保患者每次照射时的治疗体位与定位体位高度一致。制作放疗知识、护理方法的宣教手册及影像资料,可通过一对一的口头讲解、发放健康教育手册、组织讲座以及微信推送等形式,对患者进行针对性的健康教育,并指导其采取积极的应对方式。

3. 饮食管理　应鼓励患者进食高热量、高蛋白、富含维生素、易消化的饮食,以增强体质,嘱患者戒烟、忌酒,忌食辛辣、生硬、过冷过热的刺激粗糙性食物。在保证各种营养素摄入的前提下,增加膳食纤维的含量,以促进肠道正常蠕动,忌食番薯或豆类等产气的食物,以免出现肠痉挛,降低肠管的放射反应。纠正患者的饮食偏见,避免影响营养的不当忌口。另外,对全身状况差不能耐受放疗的患者,应给予对症支持治疗;对于腹泻患者,应避免进食高纤维饮食,并通过进食饮料、水果等及时补充水分和电解质,注意保护肛周皮肤。

4. 外照射治疗前的特殊准备　为减少放射治疗对膀胱的损伤及保证放疗效果,在盆腔放疗前应让患者膀胱内留有适量小便并进行膀胱残余尿量测定;患者进入外照射治疗室时,不可带入金属物品,如手表、首饰等;对于因洗澡、出汗、衣物摩擦等造成放射定位线模糊不清时,需及时请医生重新标记。放射治疗前监测患者的生命体征,完善各项辅助检查,如患者有贫血应纠正贫血后治疗。

5. 后装治疗前的特殊准备　腔内后装治疗在妇科肿瘤中一般用于宫颈癌根治性放疗体外照射后的补充治疗,以及术后放疗体外照射后的补充治疗。治疗前护士应向患者详细介绍后装治疗流程;实施阴道冲洗,以清除宫颈、穹窿的阴道分泌物;嘱患者排空大小便,以减少对直肠和膀胱的不良反应;做好会阴部皮肤准备。

(二)放疗中的护理

1. 放疗全身反应的护理　全身反应的对症护理措施包括:①照射前少量进食,以免形成条件性厌食,鼓励患者多饮水,促进毒素排出。②照射后可静卧休息30min,放疗期间保证充足的睡眠和休息,酌情适当锻炼。③保持室内空气新鲜,嘱患者少去公共场所,以防发生呼吸道感染。④通过听音乐等方式转移注意力。⑤每周检查血象一次,遵医嘱给予升白细胞及提高免疫力治疗,必要时暂停放疗。

2. 放疗皮肤反应的护理　放疗后2个月或更长时间,照射部位皮肤可出现萎缩、毛细血管扩张、淋巴引流障碍、水肿、色素沉着等。部分患者会出现下腹部、会阴区等照射区域的皮肤干燥、变红甚至变黑,严重者可出现皮肤破溃。应使患者充分认识到皮肤保护的重要性,并指导患者学会照射野皮肤的保护方法:①充分暴露照射野皮肤,避免机械性刺激,建议穿柔软宽松、吸湿性强的纯棉内衣,保持床面整洁干燥,避免不良刺激。②保持照射野皮肤的清洁干燥,特别是腹股沟、外阴等处。指导患者使用温和的洗浴用品,照射野皮肤宜用温水和柔软的毛巾轻轻蘸洗,忌用肥皂,不可随意涂抹药物及护肤品,包括乙醇、碘酒等;局部禁贴胶布,避免冷热刺激。③备皮建议选用电动剃须刀,以防损伤皮肤造成感染。④保持照射野标记清晰,以保证治疗准确。⑤如果发生干性皮肤反应,可涂消毒滑石粉或樟脑粉止痒,湿性皮肤反应需暴露创面并涂甲紫或氢化可的松,如有水疱形成则可涂硼酸软膏包扎 1~2d,待渗液吸收后再暴露,合并感染者需合理使用抗生素。

3. 放疗口腔黏膜反应的护理　黏膜反应的对症处理包括:①保持口腔清洁,使用软毛牙刷刷牙,遵医嘱用漱口液含漱。②指导患者少量多餐,可酌情进食少渣饮食或流食。③反应严重导致营养不良的患者,可遵医嘱给予静脉补液或相应治疗。④口干者可嚼口香糖,避免吸烟、饮酒等加重口干症状。⑤口腔炎剧烈疼痛者,可遵医嘱在饭前喷涂利多卡因。

4. 骨髓抑制的护理　遵医嘱定期进行血常规检查,密切观察骨髓抑制征象,当白细胞低于 3.0×10^9/L,血小板计数下降至 50×10^9/L 时,应暂停放疗,同时使用药物治疗;当白细胞低于 1.0×10^9/L 应给予保护性隔离,并遵医嘱使用抗生素预防感染。当血小板计数 $<50 \times 10^9$/L 时,可引起皮肤或黏膜出血,应减少活动,增加卧床时间,应遵医嘱使用升血小板药物;当血小板计数 $<20 \times 10^9$/L 时,有自发性出血的可能,必须绝对卧床休息,遵医嘱输入血小板浓缩液。

5. 放射性直肠炎和膀胱炎的护理　当患者出现放射性直肠炎,应评估其出现腹痛、腹泻等消化道反应的严重程度,观察有无黏液及脓血便,鼓励进食低渣易消化的半流质饮食,不能进食者给予静脉补液,维持电解质平衡,必要时给予抗感染和止泻治疗。放疗期间如出现血尿或伴尿频、尿急、下坠感等,遵医嘱给予止血和抗感染治疗,嘱患者多饮水,出血严重导致贫血者,应遵医嘱纠正贫血。

知识拓展

妇科肿瘤与放射性肠炎

由于放疗对肿瘤细胞和正常细胞没有分辨能力,再加上盆腔的特殊解剖结构,妇科肿瘤患者接受放疗时,正常肠道组织会不可避免地遭受照射,导致放射性肠炎的发生,临床主要表现为腹痛、腹泻,严重者可发生肠梗阻、肠穿孔以及肠瘘等。放射性肠炎是妇科肿瘤放疗患者最常见的并发症之一,根据发生的时间可分为急性和慢性放射性肠炎,放疗 3 个月以内发生的称为急性放射性肠炎,放疗 3 个月以上则为慢性放射性肠炎。放射性肠炎不仅严重影响妇科肿瘤放疗患者的心理和生活质量,还可能导致放射治疗中断或推迟,影响患者的治疗效果。现已有研究发现应用益生菌、抗生素、粪便移植等肠道微生物干预方法可治疗放射性肠炎。

6. 后装治疗中的护理　后装治疗的步骤包括安置尿管、安装阴道宫颈施源器、夹闭尿管充盈膀胱、CT 扫描、放疗医生勾画靶区、物理师制订计划、再次充盈膀胱、进入后装机房，技术员连接放射源于施源器，开始照射。照射前遵医嘱在无菌技术下安置保留尿管；协助医生放置阴道宫颈施源器，并妥善固定，施源器的安装会引起患者下腹疼痛，可嘱患者深呼吸来缓解不适，用纱布固定施源器时应尽量推开膀胱后壁和直肠前壁，以减少其辐射受量；在放置施源器时，还应嘱患者勿动，防止施源器松脱、移位，影响治疗效果。照射中应密切观察患者情况，尤其是有无子宫穿孔和阴道大出血等并发症出现。照射结束后取出施源器和纱布，同时清点纱布以防遗留在患者阴道内，若发现阴道有活动性出血应立即填塞纱条，填塞的纱条应做好记录，并在第二天行阴道冲洗时取出，注意观察患者排尿情况，如发生排尿困难超过 4h 者，必须给予导尿。

（三）放疗后的护理

1. 出院指导　放疗结束后，应告诉患者后期仍可能出现放疗反应，故应做好放疗后的健康教育工作。嘱咐患者加强对照射野皮肤的保护，一旦发现皮肤破溃应及时就医；结合疾病治疗情况，指导患者进行功能锻炼，坚持行阴道冲洗。另外，嘱患者定期复查和随访，一般在放疗结束 1~2 个月应进行第一次随访，2 年内每 3 个月随访一次，2 年后 3~6 个月随访一次，及时了解肿瘤控制情况及有无放疗反应。如病情发生变化，应立即就诊。

2. 教会放疗患者自我护理　放疗后指导患者均衡营养、清淡饮食，注意口腔及皮肤卫生；鼓励患者多饮水，促进毒素排出，减轻全身放疗反应；保证充分的休息与睡眠，酌情进行适当运动，增强机体免疫力；并经常开窗通风，保持室内空气清新，减少探视，避免去公共场所。

3. 放疗远期不良反应的预防及护理　协助患者建立良好的生活方式、促进其提高生活质量。妇科肿瘤放疗患者可能出现阴道狭窄、纤维化，导致妇科检查困难、性生活困难等；放疗后由于卵巢功能减退，导致患者提前进入绝经状态；甚至出现直肠阴道瘘和膀胱阴道瘘等严重远期并发症。由于放疗后的组织修复能力较差，所以一旦出现瘘，临床上处理起来比较棘手，也会给患者造成极大的痛苦。故应密切观察患者放疗后反应，做好相应的健康教育，治疗后 3~6 个月，根据患者情况给予每天阴道冲洗一次，坚持冲洗至少两年，以促进阴道内分泌物及宫颈病变脱落组织的排出和预防后期的阴道粘连。

（田亚林）

第二节 妇科肿瘤化疗患者的评估与护理

化疗是化学药物治疗的简称,是一种采用化学治疗药物直接杀灭肿瘤细胞,从而治疗肿瘤的方法。化疗在恶性肿瘤的治疗中已取得了肯定的功效,是目前恶性肿瘤的主要治疗方法之一,既可全身给药,也可局部给药,以控制全身和局部病灶,达到治疗的目的。化疗在妇科肿瘤患者的治疗中发挥着重要的作用,在实体肿瘤中,卵巢癌是对化疗最敏感的一种,以铂类为基础的联合化疗对 80% 的患者有效。

【化疗药物的毒副反应】

化疗药物在杀灭肿瘤细胞的同时,也会对人体正常细胞造成损害,导致化疗毒副反应的发生,常见的化疗毒副反应包括骨髓抑制、消化系统损害、神经系统损害、药物中毒性肝炎、泌尿系统损害、皮疹和脱发等。

1. **骨髓抑制** 主要表现为外周血白细胞和血小板计数减少,通常最先表现为白细胞的下降(尤其是中性粒细胞的下降),血小板下降出现较晚,红细胞的下降通常不明显。导致骨髓抑制常见的化疗药物包括表柔比星、甲氨蝶呤、长春碱、氟尿嘧啶和依托泊苷等。化疗药物骨髓抑制作用最强的时间大多为化疗后 7~14d,恢复时间多为之后的 5~10d,但也存在个体差异。目前,化疗后骨髓抑制的分度普遍采用 WHO 抗癌药物急性及亚急性毒性反应标准。

2. **消化系统损害** 以恶心、呕吐最常见,多数在用药后 2~3d 开始出现,5~6d 后达高峰,停药后好转,一般不影响继续治疗,如呕吐严重可导致患者电解质紊乱,出现低钠、低钾或低钙等症状。导致恶心、呕吐常见的妇科肿瘤化疗药物包括顺铂、表柔比星、环磷酰胺、奥沙利铂、卡铂和异环磷酰胺等。有的患者会出现消化道溃疡、腹泻、腹胀、便秘等消化系统症状,一般在用药后 7~8d 出现,停药后自然消失。严重时可发生假膜性肠炎。

3. **神经系统损害** 化疗药物会对中枢神经系统和周围神经系统产生直接或间接的损害。多数化疗药物都有不同程度的神经毒性,有的低剂量就可以导致神经毒性,有的则在强化治疗量时才产生神经毒性。常见药物包括紫杉醇类、铂类、长春碱类、甲氨蝶呤等。紫杉醇对神经系统的毒性作用表现为指 / 趾端麻木,复视等。

4. **药物中毒性肝炎** 由于肝脏是机体代谢的重要器官,对肿瘤化疗患者来说,肝脏是在治疗期间最容易被损伤的器官。重要表现为用药后血转氨酶值升高,偶见黄疸,一般在停药后一定时期恢复正常。常见的化疗药物包括吉西他滨、甲氨蝶呤、环磷酰胺、伊立替康、卡铂、多柔比星等。

5. **泌尿系统损伤** 由于肾脏是药物及其代谢产物主要的排泄器官,容易受到药物损伤。化疗所致的泌尿系统损伤包括尿道内反应刺激和肾实质损伤两大类。常见的化疗药物包括环磷酰胺、异环磷酰胺、顺铂、吉西他滨、大剂量甲氨蝶呤等。顺铂对肾脏有一定的毒性,肾功能正常者才能应用。

6. 化疗药物外渗 化疗药物外渗是指化疗药物在静脉输注的过程中,从脉管系统渗漏至周围组织中,导致局部组织炎性反应或组织坏死。化疗药物外渗的临床分级可分为 5 级,0 级没有症状;1 级表现为皮肤发白、发凉,水肿范围最大直径 <2.5cm,伴或不伴疼痛;2 级水肿范围最大直径 2.5~15cm,伴或不伴疼痛;3 级表现为皮肤发白、发凉,半透明状,水肿范围最大直径 >15cm,轻至中度疼痛;4 级表现为皮肤发白或变色、紧绷感、有渗出,半透明状,凹陷性水肿,有瘀斑,水肿范围最小直径 >15cm,循环障碍,中至重度疼痛。

【护理评估】

(一)健康史

询问患者的肿瘤疾病史、发病时间、治疗经过及效果,了解总体治疗的化疗方案以及目前的病情状况等。采集患者既往用药史,尤其是化疗史及药物过敏史。询问造血系统、消化系统、肝脏及肾脏相关疾病史,记录既往化疗过程中的药物不良反应及应对情况。

(二)身体状况

测量患者的生命体征、身高、体重,了解患者意识状态、营养、面容与表情等一般情况,了解患者的饮食、嗜好、睡眠形态、排泄状态及自理程度等日常生活规律,观察患者皮肤、黏膜、淋巴结有无异常,评估患者压力性损伤风险、跌倒风险、心理状态、血栓风险、疼痛评估得分,了解原发病灶的症状和体征,以便为护理的实施提供依据。

(三)辅助检查

监测患者的血常规、尿常规、肝肾功能、心电图等,如有异常应暂缓治疗。在化疗过程中应密切观察血常规、肝肾功等检验结果的变化,为用药提供依据。如果化疗前白细胞低于 $4.0 \times 10^9/L$,血小板低于 $50 \times 10^9/L$ 者不能用药;在化疗过程中白细胞低于 $3.0 \times 10^9/L$ 需考虑停药;用药后继续定期监测各项指标,如有异常及时处理。

(四)心理 - 社会状况

肿瘤患者对化疗的不良反应往往存在恐惧心理,尤其是有化疗经历的患者,同时,患者通常会对疾病的预后和化疗的效果产生焦虑和悲观情绪,也可因长期治疗产生的经济负担而显得烦躁或闷闷不乐。对化疗有充分思想准备的患者一般能承受化疗造成的不适,有战胜疾病的信心;而没有思想准备的患者,往往表现出畏惧、退缩,丧失了与病魔斗争的决心。因此,需要详细评估并了解患者的感受。

【护理措施】

（一）用药护理

1. **正确测量和记录体重**　由于化疗药物的剂量与患者的体重密切相关,一般每个化疗疗程用药前和用药中应各测一次体重。测量体重应在早上、空腹、排空大小便后进行,并酌情减去衣服重量。若体重测量不准确,会导致用药剂量过大或过小,从而发生中毒反应或影响治疗效果。

2. **正确使用化疗药物**　化疗药物应现配现用,剂量、浓度及使用方法要准确无误,配制时要注意药物的色泽及透明度。使用时应严格进行三查七对,根据药物说明书要求进行避光,若为联合用药应注意先后顺序,对肾脏损害严重的需要在给药前后予以水化,腹腔内化疗应注意体位变动,以确保化疗效果。化疗药物用药过程中要加强巡视,观察患者有无化疗后的不良反应,汇报医生及时对症治疗和护理。

3. **合理使用静脉血管**　保护血管以备长期用药。化疗前血管的选择应从远端到近端,有计划地穿刺,有条件者尽量选择中心静脉置管(如 PICC、输液港等),操作时应先用生理盐水建立静脉通路,待穿刺成功并确认针头在静脉中再输注化疗药物。化疗药物输注过程中,无论何种通道,都要严密观察穿刺部位皮肤情况。一旦发现化疗药物外渗,应立即停止输液并吸出残留液体,根据不同的化疗药物局部给予冷敷或热敷 24~72h,抬高患肢 48h 且避免局部受压,严重者按医嘱进行局部封闭处理。化疗药物输注完毕后,应使用生理盐水冲洗血管通路,以减轻局部刺激。

（二）病情观察

1. **原发肿瘤的症状及体征**　经常巡视病房,密切观察患者的生命体征、腹痛、腹胀、双下肢肿胀以及阴道流血等原发肿瘤的情况。对于伴有腹水的患者,还应每天测量腹围,腹水量多不能平卧者,应采取半卧位或坐位;呼吸困难明显者,应给予吸氧;放腹水时,应严密观察患者的生命体征,腹水的颜色、性质及量,每次放腹水不应超过 3 000ml,且放腹水速度宜慢,以免腹压骤降,发生虚脱;放腹水后用沙袋压迫腹部 1~2h;长期卧床者,应协助患者翻身,注意皮肤护理,预防压力性损伤,指导双下肢活动,预防深静脉血栓。

2. **化疗病情变化监测**　严密观察患者是否发生化疗毒副反应,如观察有无牙龈出血、鼻出血、皮肤黏膜出血、阴道活动性出血等情况;有无恶心、呕吐、腹痛、腹泻等胃肠道反应;有无尿频、尿急、血尿等膀胱炎症状;有无皮疹等皮肤反应;观察有无肢体麻木、肌肉软弱、偏瘫等神经系统症状;尤其是在输注紫杉醇过程中,应持续床旁心电监护,密切观察患者有无过敏性休克的前期症状,并根据患者出现的症状、体征做出正确的判断和处理。一旦发生过敏性休克,应立即通知并配合医生进行抢救,加大吸氧流量,每 5min 观察并记录患者的神志、血压、脉搏、氧饱和度、口唇甲床及尿量情况,直至患者病情平稳。

（三）基础护理

1. 病房环境　保持病房空气清新、整洁，保持室内适宜的温度及湿度，禁止传染源接触患者，以防止交叉感染；病房空气消毒每天 1 次，地面消毒每天 2 次，消毒液擦地每周 2 次；严格无菌操作，患者一切用物经灭菌处理后才可使用。

2. 体位　一般的化疗患者常无特殊的体位要求，患者可根据自身情况选择舒适体位。但当患者合并胸腹水时应选择半卧位，以利于患者呼吸；当患者合并双下肢水肿时应适当抬高双下肢，以促进双下肢血液循环；腹腔化疗后，应鼓励患者变换体位（每 10~15min 一次，持续 2~6h），以增强治疗效果；鞘内注射后 6h 内，应采取去枕平卧位，以免出现头痛等不适。

3. 皮肤护理　应保持床单平整，对压力性损伤高危患者，应在其病床上垫泡沫垫，每 2h 翻身一次，做好班班交接，避免骶尾部皮肤长期受压导致压力性损伤的发生。另外，因化疗患者体质虚弱，活动时可能容易出汗，应指导家属及时擦干患者汗液，更换潮湿衣物，保持被服清洁干燥。

4. 饮食管理　选择适合患者口味的食物，鼓励患者进食清淡、易消化、高蛋白、高维生素饮食；坚持少食多餐，创造良好的就餐环境，同时应避免在化疗前后 2h 内进食；不宜吃容易损伤口腔黏膜的坚果类和油炸类食品；少吃甜食和油腻食物；因化疗极易引起患者食欲减退，甚至严重的恶心呕吐，造成电解质紊乱及低蛋白血症等并发症，必要时应遵医嘱进行全身营养支持治疗，以增强机体抵抗力。

（四）化疗毒副反应护理

1. 骨髓抑制的护理　遵医嘱定期进行血常规检查，密切观察骨髓抑制征象，当白细胞低于 3.0×10^9/L 或中性粒细胞低于 1.5×10^9/L，血小板计数下降至 50×10^9/L 时，应暂停化疗；当白细胞低于 1.0×10^9/L 或中性粒细胞低于 0.5×10^9/L，应给予保护性隔离，并遵医嘱使用抗生素预防感染。当血小板计数 <50×10^9/L 时，可引起皮肤或黏膜出血，应减少活动，增加卧床时间，应遵医嘱使用升血小板药物；当血小板计数 <20×10^9/L 时，有自发性出血的可能，必须绝对卧床休息，遵医嘱输入血小板浓缩液。

2. 止吐护理　保持病室内安静整洁，尽量避免与有恶心呕吐经历的患者同住一室。化疗相关性恶心呕吐（chemotherapy-induced nausea and vomiting, CINV）应当以预防为主，应按照化疗药物的致吐性选择止吐方案。对于高致吐化疗方案，或者中致吐化疗方案但患者为高危人群者，化疗前在患者床头挂高度致吐化疗（highly emetogenic chemotherapy, HEC）标识，床旁建立 CINV 护理评估记录单，做好各项护理措施。遵医嘱正确使用止吐药物，应在化疗前半小时使用 5- 羟色胺受体拮抗剂（司琼类），并观察止吐药物的不良反应，如头痛、便秘等。CINV 症状严重者可在用药后 12h 重复给药一次，并检查血电解质，对脱水及电解质紊乱者应遵医嘱给予补液。患者呕吐后，应保持床单位和衣物整洁，及时清理呕吐物，协助患者用温开水或淡盐水漱口，保持口腔清洁，增进舒适，记录呕吐物的性质、颜色、量等，同时可给予指压按摩、音乐治疗、渐进性肌肉放松训练等心理行为干预技术，帮助患者缓解恶心、呕吐等不适症状。

知识拓展

化疗相关性恶心呕吐

　　CINV 是妇科肿瘤化疗中不容忽视的问题，可降低患者治疗依从性，从而影响疗效，显著影响患者的生活质量。中国抗癌协会在 2019 年制定的《肿瘤药物治疗相关恶心呕吐防治中国专家共识》指出，CINV 的发生机制主要包括外周途径和中枢途径。外周途径主要表现为急性呕吐，通过激活 5-HT3 受体，将信号传递给大脑进而产生，通常在化疗药物给药 24h 内出现；中枢途径通常表现为延迟性呕吐，主要与 P 物质与神经激肽 -1（neurokinin-1，NK-1）相关，在用药 24h 后发生。根据止吐药物的作用机制，可将止吐药物分为 5-HT3 受体拮抗剂、NK-1 受体拮抗剂、糖皮质激素、非典型抗精神病药物、苯二氮䓬类药物、吩噻嗪类药物及其他类型。

---

　　3. **口腔护理**　应保持口腔清洁，预防口腔炎症。在化疗期间，宜进食清淡温热饮食，忌辛辣、过冷或过热食物。每天用软毛牙刷刷牙，在进食前后漱口，每天 3~4 次，鼓励患者多饮水，每次 100~200ml，每 2~3h 一次（饭前 1h 及睡前不饮水）。若发现口腔黏膜充血疼痛，可局部喷西瓜霜等粉剂；若已形成溃疡，则做溃疡面分泌物培养，根据药敏试验结果选择抗生素和维生素 B_{12} 液混合涂于溃疡面促进愈合，疼痛厉害时可在饭前半小时用 0.5% 的利多卡因液滴于口腔溃疡处以减轻疼痛，以利于进食。

　　4. **其他毒副反应**　约有 50% 的患者在化疗过程中出现不同程度的皮肤毒副反应，如皮肤干燥、色素沉着、全身瘙痒等。以上反应可用温开水洗净局部皮肤，并涂氟氢松软膏。对于反应严重形成斑丘疹者，或出现渗出液或小水疱者，涂龙胆紫防止破溃感染；发生剥脱性皮炎应采取保护性隔离，局部涂氧化锌软膏，红外线照射每天 2 次。脱发严重者可以戴假发或头巾，以减轻患者的心理顾虑，正确面对化疗后的副反应。

　　5. **化疗药物外渗的护理**

　　（1）化疗药物外渗的预防：化疗药物外渗重在预防。2014 年欧洲肿瘤护理学会(European Oncology Nurses Society,EONS)制定了化疗药物外渗预防指南,该指南针对化疗药物外渗的预防给出了推荐措施:①外周静脉输注化疗药物时,应在近期建立静脉通路,静脉应大而完好,并在开始输注前确保血液回流通畅。②应按以下优先顺序选择输注位置,前臂(贵要静脉、头静脉和前臂正中静脉)、手背、手腕、肘前窝;在输注发疱剂时,应尽可能避免选择肘前窝、手腕和手背。③应避开硬化、血栓或瘢痕形成的部位,以及有循环障碍的肢体。④用胶布将蝶形针或塑料套管固定在皮肤上,应避免用胶布将入口处覆盖,以方便检查,一旦用胶布将套管接口或蝶形针固定于皮肤之后,应使用透明敷料覆盖。⑤输注化疗药物前,应冲洗静脉通路,以确保其通畅。⑥化疗药物输注过程中应密切监测患者是否出现疼痛(通常为沿静脉放射的轻至重度烧灼感),并检查输注部位有无红斑或肿胀,中心静脉置管者可能还包括胸腔积液导致的胸痛或者呼吸困难。

(2)化疗药物外渗的处理:根据肿瘤护理学会(Oncology Nurses Society,ONS)和EONS制定的化疗药物外渗处理指南,措施如下:①一般处理:一旦发现化疗药物渗漏,应立即停止输液,保留原针头接一无菌注射器进行多方向强力抽吸,尽可能回抽出渗漏于皮下的药物,以减少渗出的化疗药物对局部组织的刺激,同时抬高患肢制动。②局部封闭:局部使用解毒剂,以对抗化疗药物的损伤效应,加速药物的吸收与排泄。可根据不同的化疗药物选择相应的解毒剂封闭。不同种类药物外渗相应解毒剂及使用方法见表12-2。③外渗局部热敷:对于长春新碱、长春碱、长春地辛等植物碱类化疗药物,发生渗漏24h后可采用50%硫酸镁湿热敷,温度40~50℃,每次30min,每天5次或6次。

表12-2 化疗药物外渗解毒剂及使用方法

渗漏药物	解毒剂	使用方法
蒽环类药物	右雷佐生	通过不同的静脉通路输注3次右雷佐生,每次持续1~2h,在外渗后6h内给予首剂,在外渗后24h和48h给予随后两剂。前两次给药剂量均为1 000mg/m^2,第3次为500mg/m^2,每次最大总剂量分别不超过2 000mg、2 000mg和1 000mg
氮芥、达卡巴嗪、顺铂	硫代硫酸钠	局部注射新配制的4%(1/6mol/L)或2%硫代硫酸钠溶液治疗,每毫克外渗量使用2ml 配制4%硫代硫酸钠溶液:若使用10%硫代硫酸钠,则将4ml该溶液与6ml无菌注射用水混合,若使用25%硫代硫酸钠,则将1.6ml该溶液与8.4ml无菌注射用水混合
丝裂霉素	二甲亚砜	使用99%溶液,每8h 1次,连用7d加局部冷敷治疗(每次60min,每8h 1次,连用3d)

续表

渗漏药物	解毒剂	使用方法
长春碱类、紫杉醇和异环磷酰胺	玻璃酸酶	推荐剂量为 1ml（150U），使用方法为皮下浸润，使用单独的 25G 或更小的针分 5 次沿红斑前缘注射至外渗部位，一次 0.2ml
曲贝替定		尚无推荐的特异性解毒剂

（五）PICC 相关性血栓的护理

1. **PICC 相关性血栓的预防**　①应选择大小与目标静脉直径相对合适的导管并确保导管尖端的位置恰当，这有助于减少静脉血流停滞和内皮损伤。②不再需要 PICC 导管时应立即拔除，因为大多数血栓形成事件发生在留置导管后7~14d，且风险随导管留置时间延长而增加。

2. **PICC 相关性血栓的处理**

（1）对症处理：包括抬高肢体、热敷或冷敷以及口服非甾体抗炎药。

（2）抗凝治疗：对于上肢深静脉（肱静脉、腋静脉、锁骨下静脉）的 PICC 相关性血栓，至少应连续给予 3 个月全身抗凝治疗，肿瘤患者首选抗凝药物为低分子量肝素（low-molecular-weight heparin，LMWH），抗凝治疗应持续到拔除 PICC 导管。

（3）溶栓治疗：对于满足以下标准的患者，可考虑溶栓治疗：①存在抗凝治疗无效的重度症状。②锁骨下静脉和腋静脉均有血栓形成。③体能状态良好。④症状持续 <14d、预期寿命 >1 年。⑤出血风险较低。通过输注组织纤溶酶原激活剂（tissue plasminogen activator，tPA）12~24h 进行置管溶栓可成功治疗（血栓溶解程度达 50%~90%），但此方案会增加出血风险（10%），因此，临床上应结合患者实际情况选择处理方案。

3. **PICC 相关血栓的拔除时机**　不推荐对深静脉血栓（deep venous thrombosis，DVT）患者常规拔除 PICC，拔除前应常规考虑如下因素，包括：①导管是否为临床所必需的？②PICC 的功能是否正常？即能否抽吸和注入以达到预期的临床目的？③PICC 导管尖端是否位于中心？如果 PICC 尖端不在上腔静脉与右心房交界处（cavoatrial junction，CAJ）或右心房，则应重新调整导管位置，以确保其处于理想位置。④是否发生导管相关感染？如果给予全身抗凝治疗后患者仍然存在症状，或血栓形成伴有菌血症，则应考虑拔管。

（六）腹腔内化疗的护理

1. **化疗前的准备**　向患者说明腹腔内化疗的目的和意义，用药期间可能存在的不适及注意事项，使患者能够主动配合完成治疗。腹腔穿刺前检查血常规、肝肾功能、测体重。腹腔化疗前 0.5~1h 禁食。

2. 化疗中的护理　认真执行查对制度,化疗药物应现配现用,充分溶解,需要避光的药物应严格避光;为减少患者化疗给药时腹部不适和腹痛,在腹腔化疗前应将药物加温至 37℃左右,穿刺成功后先造成"人工腹水",即输入液体 1 000ml,腹腔液体滴速应保持在 150 滴 /min 左右;操作过程中嘱患者避免咳嗽和移位,以免损伤膀胱和肠管。

3. 化疗后的护理　腹腔化疗后要注意有无发热、腹痛、腹泻等其他不良反应;操作完毕按要求变换各种体位,以确保药物均匀分布到癌肿表面,达到治疗效果;对使用肾脏功能有影响的药物(如顺铂),为减少顺铂对肾脏的损害,患者在化疗前、后应给予"水化",即腹腔化疗前后均输入 1 000~1 500ml 液体,同时应鼓励患者多饮水,每天不少于 2 000ml;记录 24h 尿量,保证 24h 尿量不少于 3 000ml;对于入量已足,尿量仍少者,应及时通知医生处理。

（七）心理护理

妇科肿瘤患者是一个特殊的群体,一旦确诊,患者的身心都承受着巨大的压力。温馨、人性化的就医环境会很大程度上缓解患者的心理压力,减少患者对化疗的畏惧心理。入院时通过焦虑抑郁量表评估患者的心理状况,主管护士运用恰当的沟通技巧,与患者充分交流,建立良好的护患关系;利用暗示法、现身说教法、意念想象等方法帮助患者克服焦虑抑郁情绪;想方设法调动患者的社会支持系统,让亲人和朋友关心支持患者,消除患者顾虑、恐惧等心理,获得安全感。同时可通过邀请患者参加团体心理辅导,让患者与同病种、治疗效果满意的患者进行交流,进一步树立战胜疾病的信心。化疗造成的脱发可能导致患者自我形象紊乱,应告诉患者其并不影响生命器官,化疗结束后可逐渐恢复。

（八）健康指导

1. 讲解化疗护理的常识　根据患者的需求和治疗情况,针对其化疗方案、治疗周期、化疗药物的类别、理化性质、治疗作用、毒副反应等内容,可通过一对一口头讲解、发放健康教育手册、组织健康讲座以及微信推送等形式,对患者进行有针对性的健康教育,并指导其采取积极的应对方式。

2. 教会化疗患者自我护理　指导患者充分休息,适当运动,合理饮食,注意饮食搭配,强调化疗期间出现消化道症状时仍需坚持进食的重要性,必要时给予全身营养支持。

3. 预防导管相关并发症　多数患者在化疗期间留置有中心静脉置管,如 PICC 和输液港。置管前向患者详细讲解置管的目的、优缺点和注意事项,做好相应导管的护理,防止导管相关并发症的发生,如穿刺部位出血、过敏、感染、导管堵塞、导管断裂等。

4. 出院指导　出院后,因出现不同程度的化疗毒副反应,大多数患者可能会出现体质虚弱、活动无耐力、生活自理能力下降等问题。应指导患者及家属加强营养,并逐步恢复体力。由于化疗可引起白细胞下降,极易导致患者发生感染,应告知患者出院后尽量避免去公共场所,必要时需戴口罩,加强保暖。讲解化疗后复查的时间、目的和意义,指导患者按时复诊。

(田亚林)

第十三章 盆底功能障碍性疾病及生殖器损伤的评估与护理

第一节 概述

当女性盆底支持组织因创伤、退化、先天发育不良或某些疾病等因素导致其支持结构缺陷或退化、损伤及功能障碍造成的疾病,称之为女性盆底功能障碍性疾病(female pelvic floor dysfunctional, FPFD),包括盆腔器官脱垂、生殖道损伤、尿失禁、粪失禁、性功能障碍、慢性盆腔痛和瘘等。盆底功能障碍性疾病是否治疗取决于疾病是否影响患者的生活质量,治疗包括手术治疗和非手术治疗两种方法。

当损伤导致女性生殖器和相邻的泌尿道、肠道出现异常通道时,临床上则表现为尿瘘和粪瘘。其诊断和定位取决于各种检查,手术是主要的治疗方法。

女性盆底组织是由封闭骨盆出口的筋膜和多层肌肉组成,阴道、尿道和直肠则经此贯穿而出。盆底组织承托起了子宫、膀胱和直肠等盆腔脏器并使其保持正常位置。

现代解剖学对盆底结构描述日趋细致,主要代表理论是腔室理论,其要点是:在垂直方向上把盆底分为前、中、后三个腔室,前腔室包括了阴道前壁、膀胱、尿道;中腔室包括了阴道顶部、子宫;后腔室包括了阴道后壁、直肠。由此将脱垂量化到了各个腔室。在水平方向上,DeLancey于1994年提出盆底支持结构的三个水平理论:水平1是上层支持结构(主韧带-宫骶韧带复合体);水平2是旁侧支持结构(直肠阴道筋膜、肛提肌群及膀胱);水平3是远端支持结构(会阴体及括约肌)(图13-1)。

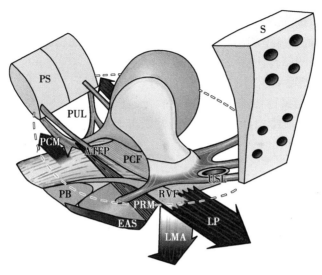

图 13-1 DeLancey 阴道支持结构的三个水平理论

注：PS—耻骨联合；PUL—耻骨尿道韧带；PCM—耻骨尾骨肌；ATFP—盆筋膜腱弓；
PB—会阴体；PCF—耻骨宫颈筋膜；EAS—肛门外括约肌；PRM—耻骨直肠肌；RVF—
直肠阴道筋膜；LMA—肛门纵肌；LP—提肌板；USL—子宫骶骨韧带；S—骶骨。

（刘　娅）

第二节　阴道前后壁膨出的评估与护理

盆底肌肉群、筋膜、韧带及其神经构成盆底支持系统，维持盆腔器官的正常位置。女性盆底支持组织因退化、创伤等因素导致其支持功能减弱，使女性生殖器官和相邻脏器向下移位，脱出于阴道内或阴道外，称为盆腔器官脱垂（pelvic organ prolapse，POP）。2001 年美国国立卫生研究院（National Institutes of Health，NIH）提出：POP 是指任何阴道节段的前缘达到或超过处女膜缘外 1cm 以上。可单独发生，多数情况下是联合发生。

盆腔器官脱垂包括：阴道前壁膨出、尿道膨出（urethrocele）、膀胱膨出（cystocele）、直肠膨出（rectocele）、阴道穹窿脱垂（vault prolapse）（图 13-2）、子宫脱垂（uterine prolapse）等。

盆腔器官脱垂的危险因素有妊娠、长期腹压增加（肥胖、咳嗽）、阴道分娩损伤、先天缺陷及盆底肌肉退化薄弱，而支持盆底器官的盆底肌肉组织功能和结构异常为主要因素。

阴道前壁膨出又称阴道前壁脱垂,阴道内 2/3 膀胱区域脱出称为膀胱膨出。如果支持尿道的膀胱宫颈筋膜受损严重,尿道紧连的阴道前壁下 1/3 以尿道口为支点向下膨出,称为尿道膨出。阴道后壁膨出亦称为直肠膨出,阴道后壁膨出常伴有直肠子宫陷凹疝,若内容为肠管,称为肠疝。

一、阴道前壁膨出

阴道前壁膨出又称阴道前壁脱垂,常伴有膀胱膨出(cystocele)和尿道膨出(urethrocele),以膀胱膨出居多。阴道前壁膨出可以单独存在,也常合并子宫脱垂和 / 或阴道后壁膨出。

【病因及病理】

尿道和膀胱底部紧贴阴道前壁。阴道前壁主要由耻骨膀胱宫颈筋膜及泌尿生殖膈深筋膜支持,前者起自耻骨联合后方及耻骨弓,沿膀胱底部向前外方伸展,附着于宫颈前方。阴道周围筋膜向上与围绕宫颈筋膜连接且与主韧带相会合。维持膀胱的正常位置依靠宫颈两侧的膀胱宫颈韧带。当分娩时,上述盆底筋膜、韧带过度牵拉而被削弱支持力量,产褥期又过早参加体力劳动,影响阴道支持组织恢复正常,膀胱及与其紧邻的阴道前壁上 2/3 段即可向下膨出,形成膀胱膨出(图 13-3)。若支持尿道的耻骨膀胱宫颈筋膜前段受损严重,尿道及与其紧邻的阴道前壁下 1/3 段,以尿道外口为支点,向后旋转和下降,形成尿道膨出。

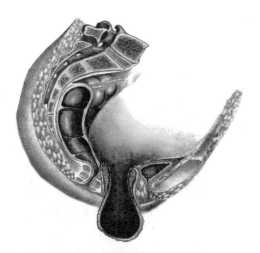
图 13-2　阴道穹窿脱垂示意图

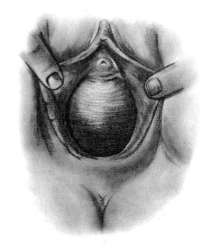
图 13-3　膀胱膨出示意图

【临床分度】

临床分度有几种方法,国际上应用最多的是 POP-Q 分度。诊疗中时并不绝对强调一种分度。手术治疗前后采用同一种分度即可。程度评价均以患者平卧时最大用力向下屏气(Vasalva 动作)时程度为准。

目前国外多采用 Bump 提出的盆腔器官脱垂定量分期法（pelvic organ prolapse quantitation, POP-Q）（表13-1、表13-2）。该分期系统是利用阴道前壁、阴道顶端、阴道后壁上的2个解剖指示点与处女膜的关系来判定盆腔器官的脱垂程度。与处女膜平行用0表示，位于处女膜以上用负数表示，处女膜以下用正数表示。阴道前壁上的2个点分别是 Aa 和 Ba 点；阴道顶端的2个点分别是 C 和 D 点；阴道后壁的 Ap、Bp 两点与阴道前壁 Aa、Ba 点是对应的。另外，还包括了阴裂的长度、会阴体（perineal body, pb）的长度，以及阴道的总长度（total vaginal length, TVL）。测量值均使用厘米表示。

表13-1　盆腔器官脱垂评估指示点（POP-Q 分期）

指示点	内容描述	范围
Aa	阴道前壁中线距处女膜3cm 处，相当于尿道膀胱沟处	−3~+3cm
Ba	阴道顶端或前穹窿到 Aa 点之间阴道前壁上段中的最远点	在无阴道脱垂时，此点位于 −3cm，在子宫全切术后阴道完全外翻时，此点将为 +TVL
C	宫颈或子宫切除后阴道顶端所处的最远端	−TVL~+TVL
D	有宫颈时的后穹窿的位置，它提示了子宫骶骨韧带附着到近端宫颈后壁的水平	−TVL~+TVL 或空缺（子宫切除后）
Ap	阴道后壁中线距处女膜3cm 处，Ap 与 Aa 点相对应	−3~+3cm
Bp	阴道顶端或后穹窿到 Ap 点之间阴道后壁上段中的最远点，Bp 与 Ba 点相对应	在无阴道脱垂时，此点位于 −3cm，在子宫全切术后阴道完全外翻时，此点将为 +TVL

注：阴裂（gh）的长度为尿道外口中线到处女膜后缘的中线距离。
会阴体（pb）的长度为阴裂的后端边缘到肛门中点距离。
POP-Q 分期应在向下用力屏气时，以脱垂最大限度出现时的最远端部位距离处女膜的正负值计算。

表13-2　盆腔器官脱垂分期（POP-Q 分期法）

分度	内容
0	无脱垂，Aa、Ap、Ba、Bp 均在 −3cm 处，C、D 两点在阴道总长度和阴道总长度 −2cm 之间，即 C 或 D 点量化值 <（TVL−2）cm
I	脱垂最远端在处女膜平面上 >1cm，即量化值 <−1cm
II	脱垂最远端在处女膜平面上 <1cm，即量化值 >−1cm，但 <+1cm

续表

分度	内容
Ⅲ	脱垂最远端超过处女膜平面 >1cm,但 < 阴道总长度 –2cm,即量化值 >+1cm,但 <（TVL–2）cm
Ⅳ	下生殖道呈全长外翻,脱垂最远端即宫颈或阴道残端脱垂超过阴道总长度 –2cm, 即量化值 >（TVL–2）cm

注:POP-Q 分期应在向下用力屏气时,以脱垂完全呈现出来时的最远端部位计算。应针对每个个体先用 3×3 表格量化描述,再进行分期。为了补偿阴道的伸展性及内在测量上的误差,在 0 和Ⅳ度中的 TVL 值允许有 2cm 的误差。

POP-Q 通过 3×3 格表记录以上各测量值,客观地反映了盆腔器官脱垂变化的各个部位的具体数值（图 13-4）。

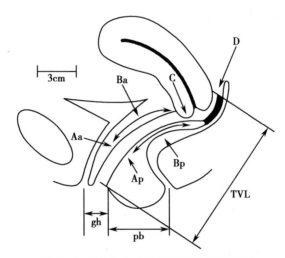

图13-4　POP-Q 盆腔器官膨出分期图解

阴道前壁膨出中国传统分度为 3 度:

Ⅰ度:阴道前壁形成球状物,向下突出,达处女膜缘,但仍在阴道内;

Ⅱ度:阴道壁展平或消失,部分阴道前壁突出于阴道口外;

Ⅲ度:阴道前壁全部突出于阴道口外。

二、阴道后壁膨出

阴道后壁膨出亦称为直肠膨出（rectocele）（图 13-5）,阴道后壁膨出可以单独存在,也常合并阴道前壁膨出。

【病因及病理】

经阴道分娩的产妇,当第二产程延长时,阴道两侧的耻骨尾骨肌纤维与直肠阴道间筋膜长时间受压而过度伸展或撕裂,导致直肠前壁凸向阴道后壁,成为伴直肠膨出的阴道后壁膨出。阴道后壁膨出较阴道前壁膨出少见。排便时用力屏气、长期便秘以及年迈体弱都可加剧其膨出程度。如果损伤发生在较高部位的耻骨尾骨肌纤维,可引起直肠子宫陷凹疝,疝囊内常有肠管,称之为肠疝(图 13-6)。

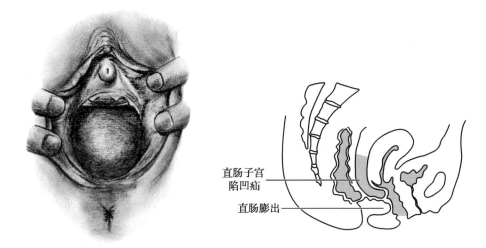

图 13-5　直肠膨出示意图

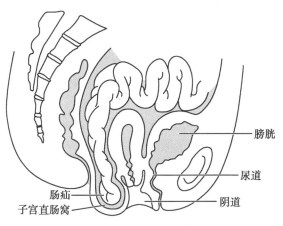

图 13-6　肠膨出示意图

【临床分度】

阴道后壁膨出中国传统分度为 3 度:

Ⅰ度:阴道后壁达处女膜缘,但仍在阴道内;

Ⅱ度:阴道后壁部分脱出阴道口;

Ⅲ度:阴道后壁全部脱出阴道口外。

【护理评估】

（一）健康史

了解患者有无产程过长，特别是有无阴道助产或第二产程延长及盆底组织撕伤等病史。同时，还应评估患者其他系统健康状况，如有无慢性咳嗽、腹腔积液、腹型肥胖、便秘或持续负重而造成腹腔内压力增高。

（二）身体状况

1. **症状**　轻症患者一般无症状。重度膨出韧带筋膜有牵拉，盆腔充血，患者有不同程度的腰骶部下坠感或酸痛，久站或劳累后症状明显，卧床休息症状可以减轻。阴道前壁膨出常伴有排尿困难、尿频、残余尿量增加，部分患者可发生压力性尿失禁，但随着膨出的加重，患者压力性尿失禁症状可消失，甚至需要手助压迫阴道前壁帮助排尿，容易并发尿路感染。阴道后壁膨出常表现为便秘，患者甚至需要手助压迫阴道后壁帮助排便。暴露在外的阴道壁长期与衣裤摩擦，可使阴道壁发生溃疡而出血，如感染则有脓性分泌物。

2. **体征**　阴道内前后壁组织可脱出阴道口外。膨出的阴道前后壁常增厚角化，可有溃疡和出血。阴道后壁膨出行肛门检查手指向前方能触及向阴道凸出的直肠，呈盲袋状。位于后穹窿部的球形突出则是肠膨出，指诊可触及疝囊内的小肠。

（三）辅助检查

根据病史结合检查所见容易确诊。妇科检查前，应嘱咐患者向下屏气判断膨出的最重程度，并予以分度。同时注意膨出组织有无溃疡存在，及其部位、深浅、大小、有无感染等。指导患者在膀胱充盈时咳嗽，观察有无溢尿情况，即压力性尿失禁情况。应用单叶窥器可以辅助阴道全面检查，检查者压住阴道前壁时嘱患者向下用力，可见肠疝和直肠膨出。妇科检查还要注意盆底肌肉组织的检查，了解肛提肌的肌力和生殖裂隙宽度。如果有大便失禁还应肛门指诊时注意肛门括约肌功能。

（四）心理 - 社会状况

由于长期盆腔组织脱出使患者行动不便、无法从事体力劳动、大小便异常、性生活受到影响，患者常出现情绪低落、焦虑、不愿与他人交往。

【护理措施】

处理原则：无症状的患者不需要治疗。有症状者可采用保守或手术治疗，治疗原则以安全简单和有效为主。

1. **保守治疗**　为盆腔器官脱垂的一线治疗方法。通常用于 POP-Q Ⅰ~Ⅱ度有症状的患者，也可以用于希望保留生育功能、不能耐受手术治疗或不愿意手术治疗的重度（POP-Q Ⅲ~Ⅳ度，或传统Ⅱ度轻度及以下）脱垂患者。非手术治疗的目的为缓解症状，增加盆底肌肉的支持力、强度和耐力，预防脱垂加重，延缓或避免手术干预。目前非手术治疗包括支持疗法、盆底肌肉锻炼、放置子宫托、中药和针灸等。

（1）支持疗法：加强营养，合理安排休息和工作，避免重体力劳动；积极治疗便秘、排便困难、慢性咳嗽及盆腹腔巨大肿瘤或大量腹水等增加腹压的疾病。

（2）盆底肌肉锻炼：盆底肌肉（肛提肌）锻炼也称为 Kegel 锻炼，可增加盆底肌肉群的张力。指导患者行收缩肛门运动，用力收缩盆底肌肉 3s 以上后放松，每次 10~15min，每天 2~3 次。

（3）放置子宫托：子宫托是使子宫和阴道壁维持在阴道内而不脱出的工具，常用的子宫托有支撑型和填充型（图 13-7）。子宫托尤其适用于以下情况：妊娠期和产后；患者全身状况不适宜做手术；膨出面溃疡手术前促进溃疡面的愈合。子宫托也会造成阴道刺激和溃疡。子宫托应该间断性地取出、清洗并重新放置，否则会出现包括瘘的形成、出血、嵌顿和感染等严重后果。

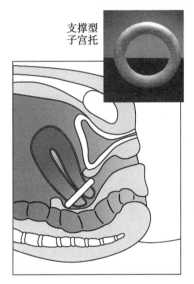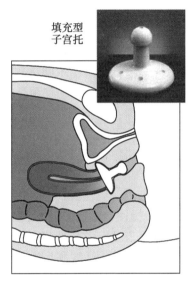

图 13-7　子宫托支撑型和填充型示意图

（4）中药和针灸：补中益气汤（丸）等有促进盆底肌张力恢复、减轻局部症状的作用。

知识拓展

子宫托使用前沿进展

SOGC（加拿大妇产科医师协会）阴道子宫托使用指南里指出大多数女性可以成功安装子宫托以治疗盆腔器官脱垂或压力性尿失禁，严重的并发症很少见。POP 发生在多达 50% 的经产妇女中。虽然通常无症状，但 POP 可能会出现骨盆压力和偶尔背痛的症状。它通常与膀胱、肠道和性功能障碍有关。治疗方法包括骨盆底锻炼、期待治疗、使用机械阴道装置（子宫托）和手术矫正。子宫托可立即缓解症状，并具有微创的独特优势。过去，子宫托是为老年患者和/或体弱者保留的。然而，对于任何年龄的女性来说，它们都是治疗 POP 或压力性尿失禁的绝佳选择，包括希望保留生育潜力的女性、喜欢非手术干预的女性以及在等待外科手术期间寻求症状缓解的女性。目前，随着可用性的增加，子宫托正在重新流行。

2. 手术治疗　对脱垂超出处女膜的有症状的患者可以考虑手术治疗。手术治疗需根据患者不同年龄、生育要求及全身健康状况，治疗应个体化。手术主要目的是缓解症状，恢复正常的脏器功能和解剖位置，有满意的性功能并可以维持效果。手术方式包括封闭手术和重建手术。如合并压力性尿失禁患者应同时行阴道无张力尿道悬带吊术或膀胱颈悬吊手术。

（1）心理护理：阴道前后壁膨出患者通常都会产生不良的心理，疾病长期影响患者的身体健康与正常生活秩序，往往有烦躁情绪，护士应关心体贴患者，用通俗易懂的语言讲解疾病知识和预后；做好家属的工作，让家属理解患者，协助患者早日康复。

（2）改善患者一般情况：加强患者营养，合理安排工作和休息，避免重体力劳动；积极治疗慢性咳嗽、便秘及腹腔巨大肿瘤等增加腹压的疾病。教会患者掌握盆底肌肉锻炼方法。盆底肌肉（肛提肌）锻炼也称为 Kegel 运动，适用于国内分期轻度或 POP-Q 分期Ⅰ度和Ⅱ度的盆腔器官脱垂者。也可以作为重度手术前后的辅助治疗方法。指导患者行收缩肛门运动，用力收缩盆底肌肉 3s 以上后放松，每次 10~15min，每天 2~3 次。

（3）教会患者子宫托的放取方法：患者选择大小适宜的子宫托。放置前让患者排尽大小便，清洁双手。使用环形带支撑型子宫托时，患者仰卧床上，双腿屈膝分开，先将脱出物轻轻回纳，再将子宫托对折，放入阴道后使其自行打开，用一根手指沿阴道方向向后推子宫托，至无法推动时，嘱患者向下用力屏气，子宫托不脱出，说明放置妥当。使用填充型子宫托时，嘱患者取站位或蹲位，两腿分开，一手握托柄，使托盘呈倾斜位进入阴道口内，然后将托柄边向内推，边向阴道顶端旋转，直至托盘达宫颈，轻拉子宫托柄，子宫托不被拉出，说明放置妥当。环形带支撑型子宫托取出时，用中指伸入阴道，触及凹口处，轻轻拉出即可。填充型子宫托取出时，手指捏住托柄，上下左右轻轻摇动，待负压消除后向后外方牵拉，即可自阴道滑出。使用子宫托注意事项：①在放置前阴道应有一定水平雌激素作用。绝经后妇女可以在使用子宫托前 4~6 周开始选用阴道雌激素霜剂，并在放托的过程中长期使用。②子宫托应每天晨起后放入阴道，每晚睡前取出消毒后备用,避免放置过久压迫生殖道而导致溃疡、糜烂,甚至坏死造成生殖道瘘。③保持阴道清洁,月经期停用。④放托以后,分别于第1个月、3个月、6个月时到医院检查1次,以后应每3~6个月到医院复查1次。

（4）术前准备:术前5d开始进行阴道准备,Ⅰ度阴道前后壁膨出患者应每天坐浴2次,一般采取1:5 000的高锰酸钾液;对Ⅱ、Ⅲ度阴道前后壁膨出的患者,特别是有溃疡者,行阴道冲洗后局部涂含抗生素的软膏,并勤换内裤。注意冲洗液的温度,一般在41~43℃为宜,冲洗后戴无菌手套将膨出物还纳于阴道内,让患者平躺于床上半小时;积极治疗局部炎症,遵医嘱使用抗生素及局部涂含雌激素的软膏。

（5）术后护理:定时巡视,密切观察患者的生命体征;观察患者的手术创口有无渗血和疼痛;观察患者双下肢的感觉;患者术后的饮食应尽量清淡,保持大便通畅,尽量避免一切可能增加腹压的活动;患者术后留置尿管时间根据手术方式决定,留置尿管时要及时观察并保持患者尿管通畅,及时更换尿袋并做好留置尿管期间会阴部和尿道口的清洁与消毒。在移除患者的留置尿管后,指导患者及时饮水,进行相应的排尿训练。

（6）出院指导:术后一般休息3个月,其间禁止盆浴及性生活,半年内避免重体力劳动。术后2个月到医院复查伤口愈合情况;3个月后门诊复查,医生确认完全恢复以后方可有性生活。

（刘　娅）

第三节　子宫脱垂的评估与护理

子宫脱垂(uterine prolapse)是指子宫从正常位置沿阴道下降,宫颈外口达坐骨棘水平以下,甚至子宫全部脱出于阴道口以外,常伴有阴道前后壁膨出(图13-8)。

【病因】

1. **分娩损伤**　为子宫脱垂最主要的原因。在分娩过程中,特别是第二产程延长或阴道助产者,盆底肌、筋膜和子宫韧带可能因过度牵拉而被削弱其支撑力量。若产后过早参加劳动,特别是重体力劳动,将影响盆底组织张力的恢复,导致未复旧的子宫有不同程度的下移。多次分娩会增加盆底组织受损的机会。

2. **长期腹压增加**　长期慢性咳嗽、盆腹腔的巨大肿瘤、腹腔积液、腹型肥胖、持续负重或便秘等,均可使腹压增加,使子宫向下移位。

3. **盆底组织发育不良或退行性变**　子宫脱垂偶见于未产妇或处女,多因先天性盆底组织营养不良或发育不良所致,常伴有其他脏器(如胃等)下垂。绝经后妇女体内雌激素水平下降,盆底组织萎缩退化也可发生子宫脱垂或使脱垂程度加重。

4. **医源性原因**   包括没有充分纠正手术时所造成的盆腔支持结构的缺损。

【临床分度】

临床分度有多种方法,诊疗中并不绝对强调一种方法,手术治疗前后采用同一种即可。各种分度均以患者平卧最大用力向下屏气时程度为准。中国沿用的传统分度是根据我国在 1981 年部分省、自治区、直辖市"两病"科研协作组的意见,将子宫脱垂分为 3 度(图 13-8、图 13-9):

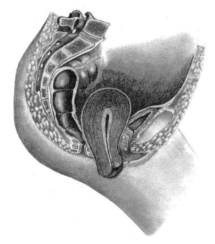

图 13-8   子宫脱垂示意图

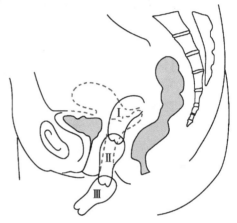

图 13-9   子宫脱垂分度示意图

Ⅰ度轻型:宫颈外口距处女膜缘 <4cm,未达处女膜缘;

重型:宫颈已达处女膜缘,在阴道口可见子宫颈。

Ⅱ度轻型:宫颈已脱出阴道口外,宫体仍在阴道内;

重型:宫颈及部分宫体已脱出至阴道口外。

Ⅲ度:宫颈及宫体全部脱出至阴道口外。

【护理评估】

(一)健康史

了解患者有无产程过长,特别是阴道助产或第二产程延长及盆底组织撕伤等病史。同时,还应评估患者其他系统健康状况,如有无慢性咳嗽、腹腔积液、腹型肥胖、便秘或持续负重而造成腹腔内压力增高。

(二)身体状况

1. **症状**   Ⅰ度患者多无自觉症状。Ⅱ、Ⅲ度患者常有不同程度的腰骶部疼痛或下坠感。Ⅱ度患者在行走、劳动、下蹲或排便等腹压增加时有块状物自阴道口脱出。开始时块状物在平卧休息时可变小或消失,严重者休息后块状物也不能自行回缩,通常需用手推送才能将其还纳至阴道内。若脱出的子宫及阴道黏膜高度水肿,即使用手协助也难以回纳,子宫长时期脱出在阴道口外,患者行动极为不便,长期摩擦可出现宫颈溃疡,甚至出血。溃疡继发感染时,有脓血分泌物渗出。伴尿道、膀胱膨出的患者易出现排尿困难、尿潴留或压力性尿失禁等症状。如果继发泌尿道感染可出现尿频、尿急、尿痛等。若合并有直肠膨出的患者可有便秘、排便困难。

2. **体征**　Ⅱ、Ⅲ度子宫脱垂患者宫颈及阴道黏膜常增厚角化,可有溃疡和出血。年轻的子宫脱垂常伴有宫颈延长并肥大。随着脱垂子宫的下移,膀胱、输尿管下移和尿道开口形成正三角区(图 13-10)

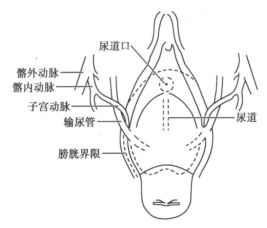

图 13-10　输尿管移位示意图

(三)辅助检查

1. **子宫颈细胞学检查**　用于排除 CIN 及早期子宫颈癌。

2. **膀胱功能检查**　包括尿液感染的相关检查,如残余尿测定、尿常规、尿培养、泌尿系彩超和尿流动力学测定等。

(四)心理 - 社会状况

由于长期的子宫脱出使患者行动不便,不能从事体力劳动,大小便异常、性生活受到影响,患者常出现情绪低落,焦虑,不愿与他人交往。

【护理措施】

处理原则:无症状的患者不需治疗。有症状者可采用保守或手术治疗,治疗方案应个体化。治疗以安全、简单和有效为原则。

1. **保守治疗**　治疗方法见第二节　阴道前后壁膨出的评估与护理。

2. **手术治疗**　凡非手术治疗无效或Ⅱ、Ⅲ度子宫脱垂患者均可根据年龄、全身状况及生育要求等分别采取个体化治疗。手术的目的包括缓解症状、恢复脏器正常的解剖位置和脏器功能,有满意的性功能。常选择以下手术方法:阴道前后壁修补术加主韧带缩短及宫颈部分切除术——曼氏手术（Manchester 手术）、经阴道子宫全切术及阴道前后壁修补术、阴道封闭术及盆底重建手术等。

（1）心理护理：子宫脱垂患者由于长期受到疾病折磨，有不同程度的烦躁情绪，护士应理解患者，针对其具体思想活动作好心理疏导。详细讲解子宫脱垂的疾病知识和预后；让患者和家属了解疾病相关知识，让家属理解患者，协助患者早日康复。

（2）改善患者一般情况：加强患者营养，适当安排休息和工作；积极治疗原发疾病，如慢性咳嗽、便秘等；教会患者掌握盆底肌肉锻炼方法。

（3）教会患者子宫托的放取方法：使用方法见第二节　阴道前后壁膨出的评估与护理。

（4）术前准备：术前 5d 开始进行阴道准备，Ⅰ度子宫脱垂患者应每天坐浴 2 次，一般采取 1∶5 000 的高锰酸钾液；对Ⅱ、Ⅲ度子宫脱垂的患者，特别是有溃疡者，行阴道冲洗后局部涂含抗生素的软膏，并勤换内裤。注意冲洗液的温度，一般在 41~43℃为宜，冲洗后戴无菌手套将脱垂的子宫还纳于阴道内，让患者平躺于床上半小时；用清洁的丁字带或卫生带支托下移的子宫，避免子宫与内裤摩擦；积极治疗局部炎症，遵医嘱使用抗生素及局部涂含雌激素的软膏。

（5）术后护理：术后应留置尿管 10~14d；卧床休息 7~10d；避免增加腹压的动作；每天行外阴擦洗，注意观察阴道分泌物的性状；术后用缓泻剂预防便秘；应用抗生素预防感染。其他护理同一般会阴部手术的患者。

（6）出院指导：术后一般休息 3 个月，其间禁止性生活及盆浴，半年内避免重体力劳动。术后 2 个月到医院复查伤口愈合情况；3 个月后需再次到门诊复查，医生确认完全恢复以后方可有性生活。

（刘　娅）

第四节　压力性尿失禁的评估与护理

压力性尿失禁（stress urinary incontinence，SUI）是指由于腹压突然增加而引起的尿液不自主流出，但不是由膀胱壁对尿液的张力压或逼尿肌收缩压所引起。特点是正常状态下没有遗尿，而腹压突然增高时尿液自动流出。也称真性压力性尿失禁、应力性尿失禁、张力性尿失禁。2006 年中国流行病学调查显示，压力性尿失禁在成年女性中发生率为 18.9%，是一个重要的社会和卫生问题。

【病因】

压力性尿失禁有两型。90% 以上是解剖型压力性尿失禁，因盆底组织松弛导致。盆底组织松弛的主要原因有妊娠与阴道分娩损伤、绝经后雌激素水平降低等。最为广泛接受的压力传导理论认为压力性尿失禁的病因是盆底支持结构缺损使膀胱颈/近端尿道脱出于盆底外。因此,咳嗽时腹腔内压力不能被平均传递到膀胱和近端的尿道,引起增加的膀胱内压力高于尿道内压力而发生漏尿。不足10%的患者是尿道内括约肌障碍型,为先天性发育异常所致。

【临床分度】

临床分度有主观分度和客观分度。客观分度主要基于尿垫试验,临床上经常用较为简单的主观分度。

Ⅰ级尿失禁:只发生于剧烈压力下,如咳嗽、打喷嚏或者慢跑。

Ⅱ级尿失禁:发生于中度压力下,如快速运动或者上下楼梯。

Ⅲ级尿失禁:发生于轻度压力下,如站立时,但患者在仰卧位时可以控制尿液。

知识拓展

尿垫试验

采用尿垫试验,推荐1h尿垫试验。试验时膀胱要充盈,持续1h,从试验开始患者不再排尿。预先放置经称重的尿垫(如卫生巾)。试验开始15min内患者喝500ml白开水,之后的30min,患者行走,上下1层楼的台阶。最后15min,患者应坐立10次,用力咳嗽10次,原地跑步1min,拾起地面物体5次,再用自来水洗手1min。试验结束时,称重尿垫,要求患者排尿并测量尿量。漏尿量≥2g为阳性。轻度:2g≤漏尿量<5g;中度:5g≤漏尿量<10g;重度:10g≤漏尿量<50g;极重度:漏尿量≥50g。

【护理评估】

（一）健康史

了解患者有无产程过长、阴道助产及盆底组织撕伤等病史,了解患者绝经后雌激素水平。同时,还应评估患者其他系统健康状况,如有无慢性咳嗽、腹腔积液、腹型肥胖、便秘或持续负重而造成腹腔内压力增高。压力性尿失禁常见于膀胱膨出、尿道膨出和阴道前壁膨出患者。大部分患者附着、支持膀胱颈和尿道的肌肉、筋膜完整性受损,当腹压增加时,尿道膀胱后角消失。部分患者尿道功能不协调,或部分患者内括约肌功能丧失而引起尿失禁。

（二）身体状况

起病初期患者平时活动时没有尿液溢出,仅在增加腹压(如咳嗽、打喷嚏、大笑、跑步、提重物等活动)时有尿液溢出,严重患者在休息时也有尿液溢出。最典型的症状是腹压增加下不自主溢尿,而尿急、尿频、急迫性尿失禁和排尿后膀胱区胀满感也是常见的症状。80% 的压力性尿失禁患者伴有阴道膨出。

(三)辅助检查

没有单一的压力性尿失禁的诊断性试验。以患者的症状为主要依据,压力性尿失禁除常规体格检查、相关的神经系统检查以及妇科检查外,还需相关压力试验、指压试验、棉签试验和尿动力学检查等辅助检查,排除充盈性尿失禁、急迫性尿失禁及感染等情况。

压力试验(stress test):当患者膀胱充盈时,取截石位检查。嘱患者咳嗽的同时,检查者观察尿道口。如果每次咳嗽时都伴随着尿液的不自主溢出,则可提示SUI。大量的尿液溢出,或有延迟溢尿提示非抑制性的膀胱收缩。如果截石位状态下没有尿液溢出,可以让患者站立位时重复压力试验。

指压试验(Bonney test):当检查者把中、示指放入阴道前壁的尿道两侧,指尖位于尿道与膀胱交界处,向前上抬高膀胱颈,再行诱发压力试验,如果压力性尿失禁现象消失,则为阳性(图 13-11)。

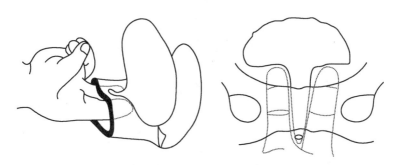

图 13-11　指压试验示意图

棉签试验(Q-tip test):嘱患者仰卧位,将涂有利多卡因凝胶的棉签置入尿道,让棉签头处于尿道膀胱交界处,在分别测量患者在静息时及 Valsalva 动作(紧闭声门)时棉签棒与地面之间形成的角度。在静息及做 Valsalva 动作时该角度差小于 15° 为良好结果,说明有良好的解剖学支持;如果角度差大于 30°,说明解剖学支持薄弱;15° ~30° 时,结果不能确定(图 13-12)。

尿动力学检查(urodynamics):包括尿流率测定和膀胱内压测定。尿流率测定可以了解膀胱排尿速度和排空能力。膀胱内

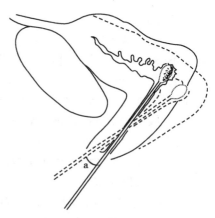

图 13-12　棉签试验示意图

压测定主要观察逼尿肌的反射和患者控制或抑制这种反射的能力,膀胱内压力的测定还可以区别患者是因为非抑制性逼尿肌收缩引起的尿失禁,还是 SUI 而引起的尿失禁。

尿道膀胱镜检查(cystoscopy)和超声检查可以辅助诊断。

(四)心理 - 社会状况

患者由于腹压增加下不自主溢尿,出现尿急、尿频,急迫性尿失禁的情况,严重影响患者的生活,常出现焦虑情绪。

【护理措施】

处理原则:轻、中度压力性尿失禁及手术治疗前后辅助治疗可以采用非手术治疗。

1. 非手术治疗 包括盆底肌肉锻炼、膀胱训练、盆底电刺激、α- 肾上腺素能激动剂(alpha-adrenergic agonist)和阴道局部雌激素治疗。30%~60% 的患者经过非手术治疗能改善症状,并治愈轻度的压力性尿失禁。产后进行 Kegel 运动对产后尿失禁的妇女有一定帮助。

知识拓展

盆底肌训练

盆底肌训练(pelvic floor muscle training, PFMT)又称为 Kegel 运动。英国国家卫生和临床医疗优选研究所(National Institute for Health and Clinical Excellence, NICE)建议,在治疗师指导下的至少 3 个月的 PFMT 作为对 SUI 患者和以 SUI 为主的混合性尿失禁患者的一线治疗(A 级证据)。PFMT 应达到相当的训练量,才可能有效。可参照如下方法实施:持续收缩盆底肌(即缩肛运动)不少于 3s,松弛休息 2~6s,连续做 15~30min,每天重复 3 遍;或每天做 150~200 次缩肛运动,持续 3 个月或更长时间。应在训练 3 个月后门诊随访,进行主客观治疗效果的评价。PFMT 可采用生物反馈方法,疗效优于单纯医师口头指导患者的 PFMT。文献报道,PFMT 的短期有效率可达 50%~75%。但 PFMT 存在依从性差、训练技巧不易掌握的缺点。NICE 建议孕妇进行 PFMT 以预防产后尿失禁(A 级证据)。

---

2. 手术治疗 压力性尿失禁的手术方法有 100 余种。阴道无张力尿道中段悬吊带术和耻骨后膀胱尿道悬吊术为目前公认的 "金标准" 术式。因阴道无张力尿道中段悬吊带术更为微创,现在已成为一线手术治疗方法。压力性尿失禁的手术治疗时机一般在患者完成生育后进行。

（1）心理护理：女性压力性尿失禁患者长期以来承受着巨大的心理和生理痛苦，对手术治疗存在一定的心理障碍。护士应为其讲解疾病及手术相关知识，消除患者的心理顾虑，增强患者对手术治疗的信心，提高患者对治疗方案的依从性。

（2）改善患者一般情况：加强患者营养，卧床休息；积极治疗原发疾病，避免增加腹压的活动，教会患者盆底肌肉锻炼方法。

（3）术前准备：尿液容易对皮肤造成一定的刺激性，在术前，指导患者保持会阴部的清洁、干燥。对会阴部出现红肿瘙痒甚至出现湿疹或者糜烂的患者，应及时进行处理。做好肠道灌洗以及会阴部位清洁等，充分了解患者药物过敏史，进行充分的术前准备。

（4）术后护理：定时巡视，密切观察患者的生命体征；观察患者的手术创口有无渗血和疼痛，观察患者双下肢的感觉；患者术后的饮食应尽量清淡，保持大便通畅，尽量避免一切可能增加腹压的活动；患者术后留置尿管时间根据手术方式决定，留置尿管时要及时观察并保持患者尿管通畅，做好留置尿管期间的会阴部和尿道口的消毒。在移除患者的留置尿管后，指导患者及时饮水，进行相应的排尿训练。

（5）出院指导：患者出院时，医护人员应指导患者进行相应的康复训练并及时进行随访。指导患者按照相应的方法进行盆底部位肌肉的力量训练，增强肌肉组织的活动张力。告知患者清淡饮食，多食蔬菜水果，及时适量饮水，切忌憋尿，注意个人卫生，勤换内裤。术后规律随访，及时发现复发、处理手术并发症。

（刘　娅）

第五节　生殖道瘘的评估与护理

生殖道瘘是由于各种原因导致生殖器与其毗邻器官之间形成异常通道。临床上以尿瘘（urinary fistula），又称泌尿生殖瘘（urogenital fistula）最常见，其次为粪瘘（fecal fistula）。尿瘘和粪瘘可同时存在，称混合性瘘（combined fistula）（图13-13）。

一、尿瘘

尿瘘指生殖道与泌尿道之间形成异常的通道，尿液不能控制，自阴道排出。尿瘘可发生在生殖道与泌尿道之间的任何部位，根据解剖位置分为尿道阴道瘘（urethro-vaginal fistula）、膀胱阴道瘘（vesico-vaginal fistula）、膀胱尿道阴道瘘（vesico-urethro-vaginal fistula）、膀胱宫颈瘘（vesico-cervical fistula）、膀胱宫颈阴道瘘（vesico-cervical-vaginal fistula）、膀胱子宫瘘（vesico-uterine fistula）及输尿管阴

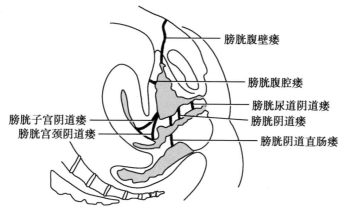

膀胱腹壁瘘

膀胱腹腔瘘

膀胱尿道阴道瘘

膀胱阴道瘘

膀胱子宫阴道瘘

膀胱宫颈阴道瘘

膀胱阴道直肠瘘

图 13-13　尿瘘及粪瘘示意图

道瘘（uretero-vaginal fistula），临床上以膀胱阴道瘘（vesico-vaginal fistula）最为常见，有时可并存两种或多种类型尿瘘。

【病因】

常见尿瘘类型为产伤和盆腔手术损伤导致的膀胱阴道瘘和输尿管阴道瘘。尿道阴道瘘通常是尿道憩室、阴道前壁膨出或者压力性尿失禁的手术并发症。

1. **产伤**　产伤曾经是引起尿瘘的主要原因，但如今在发达国家已不存在，现仅发生在医疗条件落后的地区。根据发病机制分为：

（1）创伤型尿瘘：产科助产手术时，尤其是产钳助娩直接损伤。创伤型尿瘘远多于坏死型尿瘘。

（2）坏死型尿瘘：由于骨盆狭窄、胎位异常或胎儿过大所致头盆不称，产程过长，特别是第二产程延长者，阴道前壁、尿道、膀胱被挤压在胎头和耻骨联合之间，导致局部组织缺血坏死形成尿瘘。

2. **妇科手术损伤**　经阴道手术和经腹手术损伤均有可能导致尿瘘。往往是由于手术时分离组织粘连，伤及膀胱、输尿管或者输尿管末端游离过度，造成的输尿管阴道瘘和膀胱阴道瘘。主要的原因是术后输尿管血供减少而引发迟发性缺血性坏死。

3. **其他**　外伤、膀胱结核、膀胱结石、晚期生殖泌尿道肿瘤、生殖器官肿瘤放射治疗后、局部药物注射治疗、子宫托安放不当等均能导致尿瘘的发生。

【护理评估】

（一）健康史

通过详细询问患者，了解其既往史，尤其与肿瘤、结核、接受放射治疗等相关病史。了解患者有无难产及盆腔手术史，找出患者发生尿瘘的原因。详细了解患者漏尿发生的时间和漏尿的表现，评估患者目前存在的问题。

（二）身体状况

1. **漏尿**　最常见、最典型的临床症状是产后或盆腔手术后出现阴道无痛性持续性流液。根据瘘孔的位置，可表现为体位性漏尿、持续漏尿、压力性尿失禁或膀胱充盈性漏尿等，如较高位的膀胱瘘孔患者在站立时无漏尿，但在平卧时则漏尿不止；瘘孔极小者在膀胱充盈时才发生漏尿；一侧的输尿管阴道瘘的患者，由于尿液可以经另一侧正常的输尿管流入膀胱，所以在漏尿同时仍有自主排尿。漏尿发生的时间也因病因不同而有所不同，手术直接损伤者术后即开始漏尿；坏死型尿瘘多在产后及手术后 3~7d 开始漏尿；根治性子宫切除的患者通常在术后 10~21d 发生尿瘘，多为输尿管阴道瘘；腹腔镜下行子宫切除中使用能量器械导致的尿瘘常在术后 1~2 周发生；放射损伤所导致漏尿发生时间晚且常合并粪瘘。

2. **外阴瘙痒和疼痛**　由于局部刺激、组织炎症增生及感染和尿液刺激、浸渍，外阴呈皮炎改变，出现外阴部瘙痒和烧灼痛。如果一侧输尿管下段断裂而致阴道漏尿，由于尿液会刺激阴道一侧顶端，周围组织引起增生，在妇科检查时可触及局部增厚。

3. **尿路感染**　合并尿路感染的患者会有尿频、尿急、尿痛及下腹部不适等症状。

（三）辅助检查

应详细询问患者手术史、病史、漏尿发生时间和漏尿表现。首先需明确漏出的液体是否为尿液，可以通过生化检查来比较漏出液与血液、尿液中的电解质和肌酐来明确。尿液中的肌酐和电解质水平应为血液中的数倍，如果漏出液中的肌酐和电解质水平接近尿液则提示有尿瘘可能。

大瘘孔时阴道检查即可发现，小瘘孔时通过触摸瘘孔边缘的瘢痕组织也可以初步判断。若患者为盆腔手术后，检查未发现瘘孔，仅见尿液自阴道穹窿一侧流出，多是输尿管阴道瘘。当检查暴露不满意时，患者可采取胸膝卧位，用单叶拉钩将阴道后壁向上拉开，可以查见位于阴道上段或近穹窿处的瘘孔。以下辅助检查可协助明确诊断：

1. **亚甲蓝试验**　将三个棉球逐一放在阴道顶端、中 1/3 处和远端。将稀释的亚甲蓝溶液 300ml 充盈膀胱，然后逐一取出棉球，根据蓝染海绵是在阴道上、中、下段判断瘘孔的位置。若见染色液体经阴道壁小孔流出为膀胱阴道瘘；染色液体自宫颈口流出为膀胱宫颈瘘或膀胱子宫瘘；海绵无色或黄染提示可能为输尿管阴道瘘。未见蓝染又临床怀疑瘘的存在，可以重置三个棉球后嘱咐患者走动 30min 再取出棉球查看。

2. **靛胭脂试验**（indigo carmine test）　静脉推注靛胭脂 5ml，5~10min 内见阴道顶端流出蓝色液体者为输尿管阴道瘘。

3. **膀胱镜、输尿管镜检查**　了解膀胱黏膜、容积情况，有无炎症、憩室、结石，明确瘘孔的位置、数目、大小及瘘孔和膀胱三角的关系等。行输尿管镜检查或从膀胱向输尿管插入输尿管导管,可以明确输尿管受阻的部位。

4. **影像学检查**　静脉肾盂造影为静脉注入造影剂,在注射后动态观察和泌尿系统摄片,根据膀胱、输尿管及肾盂显影情况,了解输尿管通畅情况、肾脏功能,有助于膀胱阴道瘘和输尿管阴道瘘的诊断。逆行输尿管肾盂造影对静脉肾盂造影没有发现的输尿管阴道瘘有辅助诊断作用。64 层螺旋 CT 尿路造影(CTU)通过 1 次屏气 6~10s,可清楚地显示膀胱、输尿管及肾盂的全貌,这种检查已成为一种新的、非侵入性检查尿瘘的方法。

5. **肾图**　可以了解输尿管功能和肾功能情况。

(四)心理 - 社会状况

由于漏尿影响患者正常生活,患者表现为与他人接触减少、不愿意出门,常伴有无助感,家属和周围人群的不理解加重了患者的失望、自卑等。了解患者及家属的感受,有助于缓解护理对象的负性情感。

【护理措施】

处理原则:手术修补是主要治疗方法。非手术治疗仅用于分娩或手术后 1周内发生的输尿管小瘘孔和膀胱阴道瘘,留置导尿管于膀胱内或在膀胱镜下插入输尿管导管,4 周至 3 个月有可能愈合。但由于长期放置导尿管会刺激尿道黏膜引起疼痛,并且会干扰患者的日常活动,影响患者的生活质量,因此,膀胱阴道瘘如果采用非手术治疗则建议行耻骨上膀胱造瘘,进行膀胱引流。拔出长期放置的引流管前,应重复诊断检查(如亚甲蓝试验)明确瘘孔是否愈合。引流期间,需经常对病情进行评价。引流的同时需保证患者营养和液体的摄入,促进瘘孔愈合。治疗中注意泌尿系统感染和治疗外阴皮炎,改善患者生活质量。绝经后妇女可以运用雌激素,促进阴道黏膜上皮增生,有利于伤口愈合。

(一)心理护理

护士应该常与患者接触沟通,了解患者的心理感受,不能因为异常的气味而疏远患者;耐心解释和安慰患者,指导家属关心、理解患者的感受;用亲切的言语使患者体会到关爱;告诉患者和家属该病可以通过手术治愈,让其对治疗充满信心。

(二)适当体位

对于有些妇科手术后导致小漏孔的尿瘘患者应留置尿管,指导患者保持正确的体位,使小漏孔自行愈合。一般采取的体位是使漏孔高于尿液面的卧位。

(三)鼓励患者饮水

由于漏尿,患者往往会自己限制饮水量,甚至不饮水,造成酸性尿液对皮肤更大的刺激。应向患者解释限制饮水的危害,向患者指出多饮水可以达到自身冲洗膀胱、稀释尿液的目的,从而减少酸性尿液对皮肤的刺激,预防和缓解外阴皮炎。一般每天饮水不少于 3 000ml,必要时遵医嘱静脉输液以保证液体入量。

（四）术前准备

除了按一般会阴部手术患者准备外，还应积极控制外阴炎症，为手术创造条件。方法有：术前3~5d每天用1：5 000的高锰酸钾坐浴；外阴部有湿疹者，可在坐浴后予红外线照射，然后局部涂氧化锌软膏，使局部干燥，待痊愈后再行手术；对闭经者或老年妇女按医嘱术前半个月给含雌激素的药物或阴道局部涂含雌激素的软膏等，促进阴道上皮增生，有利手术后伤口愈合；有尿路感染者应该先控制感染后再手术；必要时给予地塞米松促使瘢痕软化。

（五）术后护理

尿瘘修补手术成功的关键是术后护理。术后需留置导尿管或耻骨上膀胱造瘘7~14d，注意避免尿管脱落，保持尿管的通畅，发现阻塞及时处理，避免膀胱过度充盈影响伤口的愈合。拔管后协助患者每1~2h排尿1次，然后逐步延长排尿时间。应根据患者漏孔的位置决定体位，漏孔在侧面者应健侧卧位，使漏孔居于高位；膀胱阴道瘘的漏孔在膀胱后底部者，应取俯卧位。术后每天补液不少于3 000ml，达到冲洗膀胱的目的。保持外阴清洁。由于腹压增加可能导致尿管脱落，影响伤口的愈合，应积极预防便秘、咳嗽，并尽量避免下蹲等增加腹压的动作。

（六）指导患者选择手术治疗时间

手术治疗要注意时间的选择。直接损伤造成的尿瘘应尽早手术修补；其他原因导致的尿瘘应该等待3个月，待组织水肿消退、局部血液供应恢复正常后再行手术；由于放疗导致的尿瘘可能需要更长的时间形成结痂，因此有学者推荐12个月后再修补。瘘修补失败后至少等待3个月后再次行手术。手术后的瘘孔，需等待数周，病灶周围的炎症反应消退，瘢痕软化并有良好的血供后方可修补。这段时间内需要进行抗泌尿系统感染治疗，对于绝经后患者可以补充雌激素治疗。

（七）出院指导

3个月内禁止性生活及重体力劳动；按医嘱继续应用抗生素或雌激素药物；若手术失败，要教会患者保持外阴清洁的方法，尽量避免外阴皮肤的刺激，告知下次手术的时间，让患者有信心再次手术。

二、粪瘘

粪瘘（fecal fistula）指生殖道与肠道之间的异常通道，最常见的是直肠阴道瘘（rectal-vaginal-fistula）。可根据瘘孔在阴道的位置，将其分为低位、中位和高位瘘。

【病因】

1. **产伤**　可因分娩时胎头在阴道内停滞过久，直肠受压坏死而形成粪瘘。手术损伤导致Ⅲ度会阴撕裂，修补后直肠未愈合以及会阴撕裂后缝合缝线穿直肠黏膜未发现、粗暴的难产手术操作均可导致直肠阴道瘘。

2. **盆腔手术损伤** 严重盆腔粘连分离手术时或行子宫全切术时易损伤直肠,瘘孔位置一般在阴道穹窿处。

3. **感染性肠病** 如溃疡性结肠炎或克罗恩病是引起直肠阴道瘘的另一重要原因。炎性肠病多数累及小肠,但直肠和结肠也可能发生。

4. **先天畸形** 为非损伤性直肠阴道瘘,生殖道发育畸形的手术容易发生直肠阴道瘘。

5. **其他** 生殖器恶性肿瘤晚期浸润或放疗、长期放置子宫托不取,均能引起粪瘘。

【护理评估】

（一）健康史

通过详细询问患者,了解其既往史,尤其与肿瘤、结核、接受放射治疗等相关病史。了解患者有无难产及盆腔手术史,找出患者发生粪瘘的原因。详细了解患者阴道内排出粪便的时间和表现,评估患者目前存在的问题。

（二）身体状况

阴道内排出粪便为主要症状。瘘孔小者,阴道内可无粪便污染,但是肠内气体可自瘘孔经阴道排出,稀便时则从阴道流出。瘘孔大者,成形粪便可经阴道排出,稀便时更是持续外流。患者可能有外阴糜烂,感刺痒、灼痛、行动不便。

（三）辅助检查

根据病史、症状及妇科相关检查不难诊断。阴道检查时,大的粪瘘容易看见,小的粪瘘在阴道后壁可见瘘孔处有鲜红的肉芽组织,用示指行直肠指诊,可触及瘘孔,如果瘘孔极小,用一探针从阴道肉芽样处向直肠方向探测,直肠内手指可触及探针。小肠和结肠阴道瘘、阴道穹窿处小的瘘孔需行钡剂灌肠检查方能确诊,必要时可以借助下消化道内镜检查。如果诊断成立,需要针对其原发病因采取相应的外科或内科处理措施。通过内科手段使疾病得到控制,瘘孔可能会自行愈合。

（四）心理 - 社会状况

由于漏粪及身体异味,给患者生活带来诸多不便,患者不能或不愿意出门,与他人交往减少,社交孤立,感到无助,家属和周围人群的不理解加重患者的失望、自卑等。了解患者及家属的感受,有助于缓解护理对象的负面情绪。

【护理措施】

处理原则:手术修补是主要治疗方法。术中损伤者应立即修补,手术方式可经阴道、经直肠或经开腹途径完成瘘的修补。手术方式的选择主要依据形成瘘管的原因,位置与大小,是否存在多个瘘管,以及医师的手术经验和技巧。瘘修补术主要切除瘘管,游离周围组织后行多层缝合。前次手术失败阴道瘢痕严重者、高位巨大直肠阴道瘘合并尿瘘者,应先行暂时性乙状结肠造瘘,再行修补手术。

（一）心理护理

护士应常与患者接触，了解患者的心理感受，不能因异常的气味而疏远患者，用亲切的言语使患者体会到关爱。耐心解释和安慰患者，指导家属关心、理解患者的感受，告诉患者和家属该病通过手术能治愈，让患者和家属对治疗充满信心。

（二）术前准备

除了按一般会阴部手术患者准备外，还应积极做好术前评估。术前严格肠道准备，同时口服肠道抗生素。指导患者保持会阴部的清洁、干燥。对会阴部出现红肿瘙痒甚至出现湿疹或者糜烂的患者，应及时进行处理。了解患者药物过敏史，进行充分的术前准备。

（三）术后护理

定时巡视，密切观察患者的生命体征；观察患者的手术创口有无渗血和疼痛，观察患者双下肢的感觉。术后禁食水，给予静脉高营养，5~7d 后逐渐从进水开始过渡饮食。术后控制排粪，尽可能保持粪便柔软通畅，防止因粪便干燥导致伤口撕裂，或因粪便污染导致伤口感染愈合不良甚至复发。保持会阴清洁。

（四）指导患者选择手术治疗时间

粪瘘手术应掌握手术时机。压迫坏死性粪瘘，应该等待 3~6 个月后再行手术修补。先天性粪瘘应在患者 15 岁左右月经来潮后再行手术，因过早手术容易造成阴道狭窄。

（五）出院指导

遵医嘱继续应用抗生素；3 个月内禁止重体力劳动及性生活；调节饮食，保持粪便柔软通畅。术后定期随访。如果手术失败，应教会患者保持外阴清洁的方法，尽量避免外阴皮肤的刺激，告知下次手术的时间，让患者有信心再次手术。

（刘　娅）

第十四章　异位妊娠的评估与护理

受精卵在子宫体腔外着床发育称为异位妊娠（ectopic pregnancy），常称宫外孕（extrauterine pregnancy），是妇产科常见急腹症，发病率为 2%~3%，是早期妊娠孕妇死亡的主要原因。输卵管妊娠最为常见（占 95%），其他还有卵巢妊娠、腹腔妊娠、宫颈妊娠、阔韧带妊娠。除此之外，国内近年来剖宫产瘢痕部位妊娠呈增长趋势。

知识拓展

重复性异位妊娠

重复性异位妊娠（recurrent ectopic pregnancy, RTP）指首次异位妊娠（single ectopic pregnancy, SEP）患者经手术治疗或保守性治疗（手术或药物治疗）后再一次或多次发生的异位妊娠，其发病率在 6%~18%。由于输卵管妊娠占异位妊娠的 95%，所以重复性输卵管妊娠（recurrent tubal pregnancy）也是最为常见的重复性异位妊娠类型。近年来，随着输卵管妊娠的发病率在升高，重复性输卵管妊娠作为既往输卵管妊娠患者不良妊娠结局及远期并发症之一，其发病率随之升高，且发生风险随着输卵管妊娠次数的增多而上升。有生育要求的既往输卵管妊娠患者往往因担忧再次发生输卵管妊娠，严重影响了其生殖健康和生活质量。

第一节　输卵管妊娠的评估与护理

输卵管妊娠（tubal pregnancy）以壶腹部妊娠最多见，其次是峡部、伞部，间质部妊娠较少见。另外，偶然可见输卵管同侧或双侧多胎妊娠，或宫内和宫外同时妊娠，多见于辅助生殖技术和促排卵受孕者。

【病因】

1. **输卵管炎症**　是输卵管妊娠最主要原因。可分为输卵管黏膜炎和输卵管周围炎。输卵管黏膜炎轻者可出现黏膜皱褶粘连，管腔变窄，或者使纤毛功能受损，导致受精卵在输卵管内运行受阻而在此处着床；输卵管周围炎病变主要发生在输卵管浆膜层或肌层,易造成输卵管周围粘连,输卵管扭曲致管腔狭窄,从而蠕动减弱,影响受精卵运行。

2. **输卵管妊娠史或手术史**　曾有输卵管妊娠史者,不管是保守治疗后自然吸收,或是接受输卵管保守治疗,再次发生异位妊娠的概率高达10%。

3. **输卵管发育不良或功能异常**　输卵管过长、输卵管肌层发育差、黏膜纤毛缺乏、输卵管憩室、有输卵管副伞等因素,都可造成输卵管妊娠。输卵管功能(包括蠕动、纤毛活动以及上皮细胞分泌)会受雌、孕激素调节,若调节异常,可影响受精卵正常运行。

4. **辅助生殖技术**　近年来由于辅助生殖技术的开展应用,输卵管妊娠发生率有所增加,既往少见的异位妊娠类型,如卵巢妊娠、宫颈妊娠、腹腔妊娠的发生率增加。

5. **避孕失败**　宫内节育器、口服紧急避孕药避孕失败,从而发生异位妊娠的机会较大。

6. **其他**　子宫肌瘤或卵巢肿瘤压迫输卵管,影响管腔的通畅性,而使受精卵运行受阻。

【病理】

（一）输卵管的特点

输卵管具有管腔狭小,管壁薄并且缺乏黏膜下组织,受精卵易穿过黏膜上皮接近或进入到肌层,受精卵或胚胎常常存在着发育不良,易发生以下结局:

1. **输卵管妊娠破裂（rupture tubal pregnancy）**　常见于妊娠6周左右的输卵管峡部妊娠。受精卵着床于输卵管黏膜皱襞中,胚泡生长发育过程中绒毛向管壁方向侵蚀肌层及浆膜层,穿破浆膜后形成输卵管妊娠破裂。输卵管肌层的血管丰富,短时间内可发生大量腹腔内出血,患者出现休克症状。

2. **输卵管妊娠流产（tubal abortion）**　见于妊娠8~12周输卵管壶腹部或伞端妊娠。受精卵种植在输卵管黏膜皱襞内,蜕膜形成不完整,发育中的胚泡向管腔突出,突破包膜时出血。胚泡与管壁分离,若出现整个胚泡剥离落入管腔内,可刺激输卵管逆蠕动经过伞端排出到腹腔中,形成输卵管妊娠完全流产,出血量一般不多。

3. **输卵管妊娠胚胎停止发育并吸收**　这种情况在临床上易被忽略,需通过检测血hCG进行诊断,若血hCG水平很低,易被诊断为未知部位妊娠（pregnancy of unknown location, PUL）。

4. **陈旧性宫外孕**　输卵管妊娠流产或破裂,若长期、反复内出血形成的盆腔血肿不消散,血肿机化变硬与周围组织粘连。机化性包块可存在多年,可钙化形成石胎。

5. **继发性腹腔妊娠**　无论输卵管妊娠流产或破裂,胚胎从输卵管排入腹腔内或阔韧带中,多数死亡,偶见存活。若存活胚胎绒毛组织附着于原位或者排入腹腔后重新种植,获得营养,可继续妊娠形成继发性腹腔妊娠。

(二)子宫的变化

输卵管妊娠和普通妊娠相同,合体滋养细胞产生的 hCG 维持黄体生长,使甾体激素分泌增加,月经停止来潮,子宫增大、变软,子宫内膜出现蜕膜反应。

若胚胎受损或死亡,滋养细胞活力消失,蜕膜剥离,发生阴道流血。

【临床表现】

输卵管妊娠临床表现与受精卵着床的位置、是否发生流产或破裂以及出血量多少和出血时间长短等有关。在输卵管妊娠早期,若未发生流产或破裂,常常无特殊的临床表现,过程与早孕或先兆流产相似。典型症状为停经、腹痛与阴道流血,即异位妊娠三联征。

1. **停经** 可有 6~8 周停经史,输卵管间质部妊娠停经时间较长。

2. **腹痛** 下腹部疼痛是输卵管妊娠患者的主要症状。

3. **阴道流血** 发生率为 60%~80%。胚胎死亡后,常常有不规则阴道流血,色暗红或深褐色,量少呈点滴状,一般不会超过月经量,少数阴道流血量较多的患者,类似月经。

4. **晕厥与休克** 腹腔内出血及剧烈腹痛患者,轻者出现晕厥,重者出现失血性休克。

5. **腹部包块** 输卵管妊娠流产或破裂所形成血肿时间较久的患者,由于血液凝固与周围组织或器官发生粘连,可形成包块,其较大或位置较高者,可在腹部扪及。

【护理评估】

(一)健康史

仔细询问月经史,准确推断停经时间。不要将不规则阴道流血误认为末次月经,或因为月经仅过期几天,不认为是停经。此外,应对不孕、有宫内节育器、输卵管复通术、盆腔炎等高危因素予以高度重视。

(二)身心状况

输卵管妊娠未发生流产或破裂时,症状与体征不明显。患者腹腔内出血较多时呈现贫血貌,严重者出现面色苍白,脉快、弱、细,四肢湿冷,血压下降等休克症状。体温常常正常,休克时体温略低,腹腔内血液吸收时体温出现略升高,但一般不超过 38℃。下腹有明显压痛、反跳痛,以患侧为重,肌紧张不明显,叩诊有移动性浊音。血凝后下腹可扪及包块。

由于输卵管妊娠流产或破裂后,腹腔内快速大量出血、剧烈腹痛、终止妊娠的现实都使孕妇可出现较为激烈的情绪反应,如哭泣、自责、无助、抑郁和恐惧等。

(三)辅助检查

1. **腹部检查** 输卵管妊娠流产或破裂者,下腹部有压痛和反跳痛,患侧为甚,轻度的腹肌紧张;出血多时,叩诊有移动性浊音;如出血时间长,形成血凝块,下腹部可触及软性肿块。

2. 盆腔检查   输卵管妊娠未发生流产或破裂者,除子宫略大较软外,检查可触及胀大的输卵管,有轻度压痛。输卵管妊娠流产或破裂时,阴道后穹隆饱满,有触痛感。将宫颈轻轻上抬或左右摇摆时引起剧烈疼痛,称宫颈抬举痛或摇摆痛,是输卵管妊娠主要体征之一。子宫稍大而软,腹腔内出血多时,子宫呈漂浮感。

3. 阴道后穹隆穿刺   一种简单可靠的诊断方法,用于疑有腹腔内出血的患者。腹腔内血液易积聚于直肠子宫陷凹内,即使出血量不多,也能够经阴道后穹隆穿刺抽出。若有移动性浊音,可做腹腔穿刺。

4. 妊娠试验   放射免疫法测血中 hCG,动态观察血 β-hCG 的变化对诊断异位妊娠很重要。

5. 超声检查   B 型超声显像可助于异位妊娠诊断。

6. 腹腔镜检查   适用于输卵管妊娠未流产或破裂的早期患者及诊断有困难的患者。

7. 子宫内膜病理检查   主要适用于阴道流血量较多的患者,用于排除同时合并宫内妊娠流产。

【护理措施】

处理原则以手术治疗为主,其次是药物治疗。

(一)接受手术治疗患者的护理

腹腔镜是目前治疗异位妊娠的主要方法,多数输卵管妊娠可在腹腔镜下穿刺输卵管将妊娠囊吸出部分囊液或切开输卵管吸出胚胎;也可以行输卵管切除术。

对于严重内出血并发生休克的患者,护士应立即开放静脉,交叉配血,做好输血输液的准备,以便配合医师积极纠正休克、补充血容量,按急诊手术要求做好术前准备;无腹腔出血、生命体征平稳的患者,护士严密监测患者生命体征,做好择期手术准备。

1. 术前准备

(1)术前解释:向患者讲解手术方式、目的及注意事项,取得患者的积极配合。

(2)肠道准备:术日晨禁饮水、禁食。

(3)皮肤准备:术前一天腹部皮肤准备,注意清洁脐孔。

2. 术中配合   术中密切观察患者的生命体征变化及时汇报医生。

3. 术后护理

(1)术后当天可进食流质,排气后可摄入软食。

(2)监测神志、生命体征、腹部切口情况、出入量及疼痛情况。

（3）遵医嘱合理使用抗生素,观察药物的疗效及不良反应。

（4）做好管道护理、皮肤护理及心理护理。

4. 提供心理支持

（1）术前:护士于术前简洁明了地向患者及家属讲明手术的必要性。并以亲切的态度和切实的行动赢得患者及家属的信任,保持周围环境安静、有序,减少和消除患者的紧张、恐惧心理,协助患者接受手术治疗方案。

（2）术后:护士应帮助患者以正常的心态接受此次妊娠失败的现实,向患者讲述异位妊娠的有关知识,可以减少因害怕再次发生异位妊娠而抵触妊娠的不良情绪。

（二）接受非手术治疗患者的护理

非手术治疗主要分为药物治疗及期待治疗,对于接受非手术治疗方案的患者,护士应从以下几方面加强护理:

1. **严密观察病情**　护士需密切观察患者的一般情况、生命体征,并重视患者的主诉,关注患者阴道流血及腹部体征,如腹痛加剧、肛门坠胀感明显等。对于阴道流血量少的患者,警惕阴道流血与实际出血量不相符的情况,异常情况及时汇报医生给予处理。

2. **注意休息**　患者应卧床休息,避免腹部压力增大,从而减少异位妊娠破裂的机会。在患者卧床期间,护士做好皮肤及生活护理。

3. **饮食护理**　护士应鼓励患者进食清淡饮食,减轻药物的消化道反应。指导患者摄取足够的营养物质,尤其是富含铁、维生素 C 及优质蛋白质的食物,如动物肝脏、鱼肉、豆类、绿叶蔬菜以及黑木耳等,以促进血红蛋白的增加,增强患者的抵抗力。

4. **药物护理**　主要是使用甲氨蝶呤药物,其治疗机制是抑制滋养细胞增生、破坏绒毛、使胚胎组织坏死、脱落、吸收。一般采用全身用药,也可采用局部用药。在用药期间,应用 B 型超声进行严密监测 β-hCG,并注意患者的病情变化及药物毒副反应。该药物不良反应较小,常表现为消化道反应,骨髓抑制以白细胞下降为主,有时可出现轻微肝功能异常,药物性皮疹、脱发等。大部分反应是可逆的。

5. **监测治疗效果**　护士应协助正确留取血标本,以监测治疗效果。

6. **提供心理支持**　向患者讲解异位妊娠的有关知识,治疗方案及非手术治疗的注意事项。告知患者药物治疗的局限性及不良反应,且大部分反应是可逆的,正确看待疾病、治疗效果及药物不良反应。鼓励患者表达疑问和情绪,减少不必要的担忧和焦虑。

（三）健康指导

输卵管妊娠的预后在于防止输卵管的损伤和感染,因此护士应做好妇女的健康指导工作,防止发生盆腔感染。

1. 指导患者保持良好的卫生习惯,勤洗浴、勤换衣,性伴侣稳定。

2. 发生盆腔炎后须立即彻底治疗,以免延误病情。

3. 由于输卵管妊娠者中有 10% 的再发生率,患者下次妊娠时需及时就医,排除异位妊娠的可能。

（聂 俏）

第二节　剖宫产瘢痕部位妊娠的评估与护理

剖宫产瘢痕部位妊娠(caesarean scar pregnancy, CSP)是指受精卵着床于前一次剖宫产子宫切口的瘢痕处,仅限于早孕期。剖宫产瘢痕部位妊娠是剖宫产的远期并发症之一,近年由于国内剖宫产率居高不下,该病发生率呈上升趋势。

知识拓展

子宫瘢痕妊娠不同孕期阶段的诊断名称

CSP 是 1 个限时定义,仅限于早孕期(≤12 周);孕 12 周以后的中孕期 CSP 则诊断为"宫内中孕,剖宫产术后子宫瘢痕妊娠,胎盘植入",如并发有胎盘前置,则诊断为"宫内中孕,剖宫产术后子宫瘢痕妊娠,胎盘植入,胎盘前置状态",到了中晚孕期则为胎盘植入及前置胎盘,即形成所谓的凶险性前置胎盘。由于 CSP 可以造成清宫手术中及术后难以控制的大出血、子宫破裂、周围器官损伤甚至切除子宫等,严重威胁妇女的生殖健康甚至生命,已引起临床上的高度重视。

【病因】

病因尚未阐明,可能由于剖宫产术后切口愈合不良,瘢痕宽、大,或炎症导致瘢痕部位有微小裂孔,受精卵运行过快或发育迟缓,通过宫腔时不具有种植能力,抵达瘢痕处时通过微小裂孔进入到子宫肌层而着床。

【病理】

剖宫产瘢痕部位妊娠有不同的临床转归,内生型胚囊向宫腔方向生长,可发展为宫内活胎,甚至足月分娩,不过有前置胎盘及胎盘植入风险;外生型胚囊向膀胱方向生长,可发展为凶险性前置胎盘,甚至出现子宫破裂。

【临床表现】

临床表现为既往剖宫产史,停经后伴不规则阴道出血。因为子宫峡部肌层较薄弱,剖宫切口瘢痕缺乏收缩能力,CSP 在流产或刮宫时断裂的血管出现不能自然关闭,从而发生致命的大量出血。

【护理评估】

（一）健康史

1. 询问月经史,准确推断停经时间,注意与阴道流血鉴别。

2. 询问孕产史,有无剖宫产手术史。

（二）身心状况

1. 症状 停经后伴不规则阴道流血是典型症状,需评估阴道流血的量,并询问有无腹痛、腹胀及肛门坠胀感,警惕子宫破裂。发生子宫破裂时,下腹部剧烈疼痛伴阴道流血量增加,患者可出现烦躁不安、淡漠甚至昏迷、面色苍白,四肢湿冷、脉快、弱、细,血压下降等休克症状。

2. 体征 腹部膨隆,下腹部压痛及反跳痛明显,叩诊有移动性浊音。

存在剧烈腹痛及大量阴道流血患者,有可能出现子宫破裂、大出血等危险,需终止妊娠的现实情况将会刺激孕妇出现激烈的情绪反应,表现出烦躁、担忧、哭泣、无助、恐惧等行为。

（三）辅助检查

1. 腹部检查 子宫破裂出血多时,腹部出现剧烈疼痛、压痛及反跳痛明显,轻度腹肌紧张,叩诊有移动性浊音。

2. 盆腔检查 阴道后穹窿饱满,有触痛,出现宫颈抬举痛,子宫呈漂浮感。

3. 阴道后穹窿穿刺 可抽出鲜红色不凝血。

4. β-hCG 测定 尿及血 β-hCG 测定结果呈阳性,极少数呈阴性结果。

5. 超声检查 经阴道超声检查是诊断 CSP 的主要手段。

【护理措施】

治疗原则以选择个体化方案,包括药物和 / 或手术治疗。药物治疗主要首选甲氨蝶呤,在超声引导下局部注射联合全身用药;手术方式包括腹腔镜下或开腹手术,也可能子宫全切术、超声监视下清宫术、宫腔镜下妊娠物清除术等。子宫动脉栓塞术也是重要的辅助治疗手段。护士需根据患者的病情和治疗方案采取个体化护理措施。

（一）病情观察

密切监测患者主诉、阴道流血情况及腹痛情况;早期识别休克的临床表现,及时汇报医生给予处理及救治。关注血 β-hCG 及超声检查结果。

（二）心理指导

疾病的临床危险性会让患者产生紧张、恐惧的心理,严重者还可能失去子宫而丧失生育能力。护士需向患者讲解疾病相关知识,正确认识疾病的危险性,针对患者的心理及情绪反应做好疏导及安慰工作,引导患者积极地面对疾病,配合治疗。

(三)手术治疗的护理

术前在严密监测生命体征及出血情况下,同时开放静脉通路,交叉配血,完善检验、检查,必要时做好皮肤准备及肠道准备;术后密切观察生命体征的变化、切口情况、有无活动出血等,嘱患者注意休息,清淡饮食,鼓励摄入富含铁、维生素C及优质蛋白质的食物,尽早下床活动,做好疼痛管理、管道护理、皮肤护理及生活护理。

(四)药物治疗的护理

护士详细地向患者介绍药物的用法、作用机制及用药期间需要注意的事项和药物不良反应。使用米非司酮时,前后应禁食2h、使用米索前列醇后应卧床1~2h,可能会出现的不良反应,如呕吐、头晕、腹痛、乏力等,需定期进行肝功能检查,以防止其发生肝功能受损。在使用甲氨蝶呤期间,应注意患者是否出现消化道反应,鼓励其进食清淡饮食、多饮水,注意口腔黏膜、皮肤及会阴卫生,避免感染。护士需正确记录出入量,要注意观察阴道流血、腹痛、腹泻、消化道出血等不良反应,关注药物疗效及检验、检查结果的动态变化。

(五)介入治疗的护理

护士评估患者知识缺乏的程度,向其讲述有关介入手术的相关知识。术前开放静脉通路,做好穿刺处的皮肤准备;术后导管穿刺处包扎压迫止血,注意观察穿刺处有无渗血、渗液,穿刺侧肢体有无皮肤颜色和温度的变化,有无肿胀及远端动脉搏动的改变,有无疼痛、麻木、运动障碍,同时协助患者进行主被动活动,警惕下肢深静脉血栓的形成。指导患者进食营养丰富的清淡饮食,每天饮水1 000~1 500ml,关注患者的排气、排便情况。

(六)健康指导

护士嘱咐患者出院后每周进行1次血 β-hCG 检查,直至血 β-hCG 的水平恢复正常。在治疗后1个月内禁止性生活和盆浴。在治疗后6个月内应避孕。

(聂 俏)

第十五章　生殖内分泌疾病的评估与护理

第一节　异常子宫出血

正常子宫出血即月经,其评价指标包括月经周期频率、周期规律性、经期长度、经期出血量四大要素。异常子宫出血(abnormal uterine bleeding, AUB)是指月经周期频率、周期规律性、经期长度、经期出血量中的任何一项出现异常。

【病因及分类】

AUB病因分为两大类,九个类型,按英语首字母缩写为"PALM-COEIN",AUB的病因可能是一种或者多种因素所致。由生殖内分泌轴功能紊乱导致的AUB在临床最为多见,一般包括"无排卵性异常子宫出血"和"排卵性异常子宫出血",属于AUB-O和AUB-E。

【处理原则】

（一）无排卵性异常子宫出血

出血期止血并纠正贫血,止血后调整月经周期,预防内膜增生和异常子宫出血复发。青春期以止血、调整月经周期为主;生育期以止血、调整月经周期和促排卵为主;绝经过渡期则以止血、调整周期、减少经量、防止内膜癌变为主。性激素是止血的首选药物,也可用于调整月经周期。诊断性刮宫可迅速止血,且具有诊断价值,适用于药物治疗无效需立即止血者或者需要行子宫内膜组织学检查者,绝经过渡期止血首选诊断性刮宫。

（二）排卵性异常子宫出血

1. **黄体功能不足**

（1）可口服氯米芬或采用尿促性素联合绒促性素疗法,促使正常黄体形成。

（2）补充天然黄体酮剂。

（3）对于合并高催乳素血症者,可口服溴隐亭。

2. **子宫内膜不规则脱落**　可口服甲羟孕酮、天然微粒化孕酮,或肌内注射黄体酮等孕激素。对于无生育要求者,可口服避孕药调整周期。

【护理评估】

（一）健康史

询问患者年龄、月经史、婚育史、避孕措施;既往有无引起子宫异常出血的器质性疾病,包括生殖系统肿瘤、血液系统疾病、肝病、肾病、甲状腺疾病;有无精神紧张、情绪波动、过度劳累等影响月经周期的因素;有无使用影响排卵的药物。回顾疾病发生的时间、阴道流血情况、诊疗经过、病检结果;询问是否有感染或贫血。

（二）身体状况

1. 症状

（1）无排卵性异常子宫出血

1）月经紊乱：多数不排卵女性表现为月经周期紊乱，经期长短不一。

2）出血量不定：出血少者仅点滴出血，出血多时间长者常继发贫血，大量出血者可发生休克。出血期间一般不伴有腹痛。

（2）排卵性异常子宫出血

1）黄体功能不足：常表现为月经周期缩短、月经频发（<21d），或月经周期正常但卵泡期延长、黄体期缩短（<11d），患者不易受孕，妊娠早期易流产。

2）子宫内膜不规则脱落：月经周期正常，经期延长（9~10d），通常出血量较多。

2. 体征　观察患者营养状况，有无肥胖、皮肤瘀斑、黄疸、贫血貌等。全身查体需注意有无肥胖、消瘦、多毛、泌乳、皮肤瘀斑或色素沉着，有无盆腹腔包块、腹部压痛及反跳痛等。有过性生活者均建议使用阴道窥器辅助检查并行盆腔检查以确定出血来源，排除子宫颈、阴道病变。无性生活者必要时经肛门直肠检查盆腔，可发现盆腔包括子宫的异常。

（三）辅助检查

1. 实验室检查

（1）全血细胞计数、凝血功能检查。

（2）尿妊娠试验或血 hCG 检查：排除妊娠。

（3）血清激素测定：尽量选择早卵泡期检测 FSH、LH、催乳素（prolactin，PRL）、雌二醇（estradiol，E_2）、睾酮（testosterone，T）和促甲状腺素（TSH），有助于分析无排卵的病因。估计下次月经前 5~9d（相当于黄体中期）的血清孕酮水平测定是常用的 AUB-O 的诊断方法。

（4）宫颈黏液结晶检查：经前检查出羊齿植物叶状结晶提示无排卵。

2. 超声检查　了解子宫内膜厚度及回声情况，明确有无宫腔占位及其他生殖道器质性病变。

3. 其他检查

（1）基础体温测定（basal body temperature，BBT）：诊断无排卵性异常子宫出血最常用的方法，简单易行。无排卵性异常子宫出血者基础体温呈单相型（图 15-1）；黄体功能不足者基础体温呈双相型，但高温期 <11d（图 15-2）；子宫内膜不规则脱落者基础体温呈双相型，但下降缓慢（图 15-3）。

（2）诊断性刮宫（dilation and curettage，D&C）：简称诊刮，以明确子宫内膜病理诊断，兼具止血和诊断的作用。适用于年龄≥45 岁、长期不规则子宫出血、药物治疗无效、有子宫内膜癌高风险（如高血压、糖尿病、肥胖）、B超提示子宫内

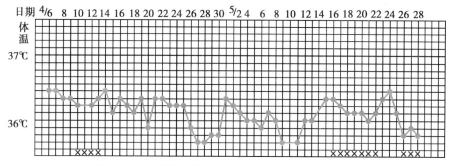

图15-1 基础体温单相型(无排卵性异常子宫出血)

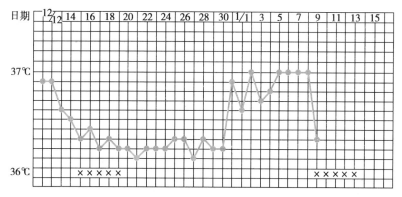

图15-2 基础体温双相型(黄体功能不足)

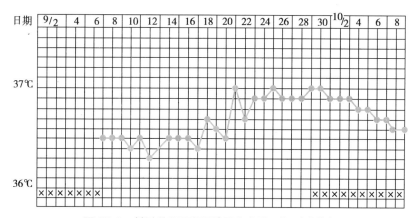

图15-3 基础体温双相型(子宫内膜不规则脱落)

膜过度增厚并且回声不均匀的患者。为确定有无排卵或黄体功能,应在月经来潮前 1~2d 或月经来潮 6h 内诊刮;为迅速止血且排除器质性疾病可随时诊刮;为确定是否为子宫内膜不规则脱落可在月经第 5~6d 诊刮。

（3）宫腔镜检查：直接观察到宫颈和子宫内膜的情况，直视下活检组织的诊断准确率较盲取时高。

（四）心理-社会状况

患者可能因为异常子宫出血感到紧张和焦虑，护士应注意观察患者精神心理状况，了解患者家庭社会支持系统。

【护理措施】

（一）病情观察

观察患者生命体征、面色、口唇及甲床颜色，嘱患者保留出血期间使用的卫生巾或会阴垫，正确估计患者的出血量并记录。

（二）用药指导

按时、按量正确服用性激素，保持药物的血药浓度，不得随意停服和漏服，药物减量必须按医嘱规定在血止后才能开始，每3d减量一次，每次减量不超过原剂量的1/3。建议护士和患者一起制订服药计划，可建议患者定制服药闹钟，避免遗忘。在院期间，护士应对患者服药计划进行班班交接，服药时应到患者床旁和患者一起查对后指导患者服下，患者服药后指导患者如何正确观察用药的效果和不良反应。

（三）补充营养

加强营养指导，必要时遵医嘱补充铁剂，指导患者多食高蛋白及含铁丰富的食物，如动物肝脏、肉类等。机体对铁的吸收与食物中铁的形式有关。膳食中的铁分为血红素铁和非血红素铁，前者主要来自动物性食物，其吸收率较高；非血红素铁存在于植物和奶类中，吸收率较低，因此补铁首选动物性食物。

（四）预防感染

行个人卫生健康教育，嘱患者保持会阴清洁，每2~4h更换卫生巾或会阴垫，早晚清洁外阴，及时更换有血渍的床单、被套、病员服等，避免逆行感染；观察患者体温、血象等有无感染征象。

（五）预防跌倒

出血较多或合并重度贫血者嘱其卧床休息，避免过度劳累和剧烈活动，强调使用床挡的重要性，同时可指导患者在床上进行适度的四肢锻炼和翻身活动，预防深静脉血栓和压力性损伤；出血较少或贫血症状不明显者可适度下床活动，指导患者下床时穿防滑鞋，指导患者体位变化宜慢，防止体位性低血压或乏力导致跌倒；建议家属24h陪护，对家属和患者进行预防跌倒措施的指导。

（六）心理护理

观察患者心理情况，鼓励患者倾诉，了解患者疑虑，解释病情并提供相关信息，缓解患者焦虑。教会患者分散注意力的方式方法，调动社会支持系统，帮助患者缓解心理压力。

（七）其他

需要手术的患者，按手术常规护理。

知识拓展

围绝经期异常子宫出血激素治疗专家共识

围绝经期异常子宫出血与育龄期异常子宫出血最大的不同之处在于：子宫内膜病变的风险显著增加；血栓形成风险显著增加；距离绝经期较近；大多数患者无生育要求。因此，围绝经期异常子宫出血的治疗原则为：控制急性出血，调整周期，保护子宫内膜，避免再次出血和重度出血。

对于无结构异常的围绝经期异常子宫出血推荐以药物治疗为主，推荐的药物治疗顺序为左炔诺孕酮宫内缓释系统、孕激素、复方短效口服避孕药（combination oral contraception, COC）。

左炔诺孕酮宫内缓释系统：宫腔内局部释放左炔诺孕酮，抑制内膜生长，可减少出血，适合于无生育要求者。

孕激素：孕激素可使子宫内膜转化为分泌期，达到止血的效果。停药后子宫内膜脱落较完全，起到药物性刮宫的作用，故又称"药物刮宫"。

低剂量COC：每天1片，根据情况周期服用或连续服用。由于年龄增长，应权衡利弊后再使用，注意其潜在风险。

（游华轩　蒲　燕）

第二节　闭经

闭经（amenorrhea）是常见的妇科症状，表现为无月经来潮或月经停止。根据既往有无月经来潮分为原发性和继发性闭经。原发性闭经（primary amenorrhea）指年龄超过14岁，第二性征未发育；或年龄超过16岁，第二性征已发育但无月经来潮。继发性闭经（second amenorrhea）指正常月经建立后停止6个月，或按自身原有月经周期计算停止3个周期以上者。

【处理原则】

1. **全身治疗**　包括积极治疗全身性疾病，提高机体体质，提供足够营养，保持标准体重；运动型闭经者可适量减少运动量；精神应激所致闭经应进行心理治疗；肿瘤、多囊卵巢综合征所致闭经应对因治疗。

2. **激素治疗**　根据病变环节及病因，给予相应激素治疗以补充体内激素不足或拮抗过量激素。

3. **手术治疗**　根据病因采取相应的手术治疗。

【护理评估】

（一）健康史

询问患者月经史,包括初潮情况、月经周期、经期、经量和闭经时间长短及伴随症状。了解发病前有无导致闭经的诱因,如有无精神应激、环境改变、体重变化、过量运动等;了解有无内分泌疾病,近期药物使用情况。已婚女性了解生育史及产后并发症。原发性闭经了解第二性征发育情况、生长发育情况、有无先天缺陷和其他疾病及家族史。

（二）身体状况

观察患者精神状况、营养状况、全身发育情况,进行全身体格检查及第二性征发育情况检查,妇科检查应注意内外生殖器发育。

（三）辅助检查

1. 功能试验

（1）药物撤退试验:用于评估体内雌激素水平,确定闭经程度。

（2）垂体兴奋试验:了解垂体对促性腺激素释放激素(gonadotropin-releasing hormone, GnRH)的反应性。

2. 血清激素测定　停用激素药至少 2 周后行孕酮(progesterone, P)、T、E_2、FSH、LH、PRL、TSH、胰岛素等激素测定以协助诊断。

3. 影像学检查

（1）盆腔超声:观察盆腔有无子宫,查看子宫形态及大小、内膜厚度、卵巢形态及大小、卵泡数目等。

（2）子宫输卵管造影:了解宫腔病变和宫腔粘连。

（3）CT 或 MRI:用于盆腔和头部蝶鞍区检查,了解盆腔肿块和中枢神经系统病变性质,诊断卵巢肿瘤、下丘脑病变、垂体微腺瘤、空蝶鞍等。

（4）静脉肾盂造影:怀疑米勒管发育不全综合征时用于确定有无肾脏畸形。

4. 宫腔镜检查　精确诊断宫腔粘连。

5. 腹腔镜检查　直视下观察卵巢形态、子宫大小。

6. 染色体检查　鉴别性腺发育不全的病因。

7. 其他检查　靶器官反应检查,包括基础体温测定、子宫内膜取样等。

【护理措施】

（一）减轻或消除闭经发生的诱因

提供足够营养,进行饮食建议,保持标准体重;运动型闭经者建议适量减少运动量;精神应激所致闭经应耐心沟通,必要时进行专业心理护理;肿瘤、多囊卵巢综合征所致闭经应配合对因治疗。

（二）指导合理用药

性激素使用应按时、按量,避免漏服或随意停服,告知患者用药的目的、用药的剂量、时间、方法和注意事项等,注意观察用药后的不良反应。建议护士和患者一起制订服药计划,可建议患者定制服药闹钟,避免遗忘。

(三)心理护理

原发性闭经伴生殖道异常的患者常有较为严重的心理压力和病耻感,护士应观察患者心理情况,鼓励患者倾诉,了解患者疑虑,解释病情并提供相关信息,缓解患者焦虑。鼓励患者与同伴、亲属交往,调动其社会支持系统,有助于减轻患者心理压力。部分患者家属的心理状况也值得护士关注,若患者家属出现焦虑、抑郁等心理状况,可进行以家庭为单位的心理护理,必要时请心理咨询师进行指导。

(四)其他

需要手术的患者,按手术常规护理。

知识拓展

促性腺激素释放激素泵治疗下丘脑性性腺功能减退症

低促性腺激素型性腺功能减退症(idiopathic hypogonadotropic hypogonadism,IHH)是由于下丘脑原因导致 GnRH 分泌缺乏或减少而导致的一组疾病。此类患者常因生育要求就诊,目前临床常用的方法包括激素替代治疗、GnRH 泵等。随着科技的发展,微电脑控制的 GnRH 泵由于其并发症少、使用方便成为该类患者的首选。GnRH 泵脉冲式注射 GnRH 可模拟生理性的下丘脑释放模式,作用于垂体前叶促进 FSH 和 LH 的释放,诱发卵泡发育成熟及排卵。该设备可个性化制订输注参数,且具有输注精准、安全、操作简单、体积小便于携带等优点。我院于 2013 年开展此项技术,其中有生育需求的患者使用 GnRH 泵成功受孕的比例约为 70%,所有患者均未发生严重不良反应或并发症,值得临床推广。

(游华轩 蒲燕)

第三节 多囊卵巢综合征

多囊卵巢综合征(polycystic ovary syndrome,PCOS)是最常见的女性生殖内分泌疾病之一。表现为雄激素过高,持续无排卵、卵巢多囊改变,常伴有胰岛素抵抗和肥胖。至今病因未明,目前研究认为是遗传和环境相互作用所致。

【处理原则】

1. 调整生活方式 肥胖型 PCOS 患者,应控制饮食和增加运动以降低体重和缩小腰围,进而增加胰岛素敏感性,降低胰岛素、睾酮水平,有利于恢复排卵及生育功能。

2. 药物治疗

(1)调节月经周期:合理使用性激素,对抗雄激素,控制月经周期。

(2)降低血雄激素水平,常用糖皮质激素、环丙孕酮、螺内酯等。

(3)改善胰岛素抵抗,常用二甲双胍,可抑制肝脏合成葡萄糖,增加外周组织对胰岛素的敏感性。

(4)诱发排卵:对有生育要求者可使用药物促排卵,常用氯米芬、促性腺激素等。诱发排卵易导致卵巢过度刺激综合征,应严密监测,加强预防措施。

3. 手术治疗 腹腔镜下卵巢打孔术适用于 LH 和游离睾酮升高者,可提高 90% 的排卵率和 70% 妊娠率,但易导致盆腔粘连和卵巢功能低下。

【护理评估】

(一)健康史

询问患者月经史,包括月经周期、经期、经量,闭经患者询问闭经开始及持续时间;询问患者婚姻情况、生育史、现有无生育要求等;了解患者饮食和生活习惯;了解患者家族史,包括糖尿病、肥胖、高血压、妇科肿瘤、体毛过多的病史。

(二)身体状况

1. 症状 PCOS 多起病于青春期女性,主要表现为月经失调、排卵障碍和血糖异常。

(1)月经失调:为 PCOS 的主要症状,多表现为月经稀发或闭经,也可表现为不规则子宫出血,月经周期、经期、经量无规律性。

(2)排卵障碍:生育期妇女因排卵障碍导致不孕。

(3)血糖异常:患者以餐后血糖升高为主,糖耐量受损(impaired glucose tolerance,IGT)的风险显著高于年龄和 BMI 匹配的女性。此外,PCOS 患者亦可能出现空腹血糖受损(impaired fasting glucose,IFG)。

2. 体征

(1)多毛、痤疮:高雄激素血症的主要表现,性毛不同程度增多,表现为阴毛浓密呈男性型倾向,也有上唇细须,乳晕周围有长毛出现等。油脂性皮肤及痤疮是由于雄激素积聚刺激皮脂腺分泌旺盛有关。

(2)肥胖:50% 以上患者出现肥胖(BMI≥25kg/m²),常为腹型肥胖,主要与胰岛素抵抗、雄激素过多、瘦素抵抗及游离睾酮比例增加有关。

(3)黑棘皮病:颈背部、腋下、乳房下、腹股沟、阴唇等皮肤皱褶处出现灰褐色色素沉着,呈对称性,皮肤增厚且柔软。

（三）辅助检查

1. **基础体温测定** 表现为单相型基础体温曲线。

2. **B超检查** 卵巢增大,卵巢体积≥10ml,包膜和间质回声增强;一侧或两侧各有≥12个直径为2~9mm无回声区围绕卵巢边缘,称"项链征",连续监测未见主导卵泡发育和排卵迹象。

3. **诊断性刮宫** 在月经前数天或月经来潮6h内刮宫,内膜呈不同程度的增生改变,无分泌期变化。

4. **腹腔镜检查** 卵巢增大,包膜增厚且光滑,呈灰白色,包膜下可见多个卵泡,无排卵迹象。

5. **内分泌测定** 血清睾酮水平升高,通常不超过正常范围上限的2倍;血清FSH正常或偏低,LH升高,但无排卵前LH高峰出现,非肥胖PCOS患者多伴有LH/FSH比值≥2;血清雌激素正常或轻度升高;20%~35%的患者血清PRL轻度升高;血清抗苗勒管激素(anti-Müllerian hormone,AMH)水平较正常明显增高。

6. **其他** 腹型肥胖者应检测空腹血糖、口服葡萄糖耐量试验(oral glucose tolerance test,OGTT)、空腹胰岛素等。

【护理措施】

（一）调整生活方式

1. **饮食控制** 监测热量的摄入,选择健康食物是饮食控制的主要组成部分。长期限制热量摄入,选用低糖、高纤维饮食,以不饱和脂肪酸代替饱和脂肪酸,改变不良的饮食习惯,减少精神应激,戒烟限酒,少饮咖啡、浓茶。此外,应给予患者鼓励和支持,使其能够坚持健康的饮食习惯。

2. **运动** 运动可有效减轻体重和预防体重增加。适量规律的体格锻炼(30min/d,每周至少5次)及减少久坐的行为是减重最有效的方法。可根据患者意愿和体力限度和患者一起制订个性化运动方案,有助于患者有信心和能力完成必要的锻炼任务。

3. **行为干预** 生活方式干预应包含饮食运动计划措施依从性的行为干预。行为干预包括对肥胖认知和行为两方面的调整,是在临床医师、心理医师、护士、营养学家等团队的指导和监督下,使患者逐步改变易于引起疾病的生活习惯和心理状态(如压力、沮丧和抑郁等)。行为干预能使饮食控制和运动更有效。

（二）指导合理用药

告知患者用药的目的、用药的剂量、时间、方法和注意事项等,注意观察用药后的不良反应。性激素使用应按时、按量,避免漏服或随意停服。建议护士和患者一起制订服药计划,可建议患者定制服药闹钟,避免遗忘。

（三）心理护理

由于激素紊乱、体型改变、不孕恐惧心理等多方面因素的联合作用，PCOS 患者的生命质量降低，心理负担增加。尤其是对于有暴饮暴食、自卑、有形体担忧的肥胖 PCOS 患者，医务人员应在尊重隐私和良好沟通的基础上，评估其心理状态并积极引导，调整、消除患者的心理障碍，并在必要时结合实际情况，通过咨询指导或互助小组等形式给予患者合理的心理支持及干预。

> **知识拓展**
>
> ## 多囊卵巢综合征代谢紊乱对女性生殖功能及围产期的影响
>
> 研究证实，肥胖和胰岛素抵抗可能破坏窦卵泡的发育、干扰下丘脑 - 垂体 - 卵巢轴功能，进而导致慢性不排卵。证据显示，肥胖 PCOS 患者不孕症患病率较高且对诱导排卵的药物反应性较差，胚胎质量也较差，体外受精移植成功率、受孕率、活产率均较低，患者流产率高，妊娠并发症也较多。此外，孕前期和孕早期的胰岛素抵抗会增加患者妊娠糖尿病、妊娠高血压和先兆子痫的发生率，导致胎盘功能不全、流产、先天畸形、早产、死产等发生率也增加。此外，PCOS 患者首次剖宫产率较高，新生儿并发症较多，同时子代成年后出现肥胖、胰岛素抵抗和糖尿病的风险增加。

（游华轩　蒲　燕）

第四节　痛经

痛经（dysmenorrhea）为最常见的妇科症状之一，指行经前后或月经期出现下腹部疼痛、坠胀、腰酸或合并头晕、乏力、恶心等其他不适。分为原发性痛经和继发性痛经，原发性痛经指生殖器无器质性病变，占痛经 90% 以上；继发性痛经指由盆腔器质性病变引发的痛经，本节只讨论原发性痛经。

【处理原则】

对症治疗，避免精神刺激或过度劳累。疼痛难忍者可使用镇痛药、解痉药，如布洛芬、萘普生等；口服避孕药适用于有避孕需求的痛经者。

【护理评估】

（一）健康史

询问患者年龄、月经史、婚育史，询问诱发痛经的相关因素，了解痛经发生的时间、部位、性质、程度、伴随症状等,了解用药情况及效果等。

（二）身体状况

1. **症状** 原发性痛经在青春期多见,常在初潮后 1~2 年内发病;疼痛常在月经来潮后开始,最早出现在经前 12h,经期第 1 天最为剧烈,持续 2~3d 缓解,多为痉挛性,位于下腹部耻骨上,可放射至腰骶部和大腿内侧;可伴有头晕、乏力、恶心、呕吐等症状,严重时面色苍白,出冷汗。

2. **体征** 妇科检查多无异常。

（三）辅助检查

妇科检查无阳性体征。为排除盆腔病变,可做超声、宫腔镜、腹腔镜等检查。

（四）心理 - 社会状况

观察患者心理状况、对待月经及痛经的态度等。

【护理措施】

（一）注重经期保健

合理休息,保证睡眠,加强营养,戒烟。注重经期卫生,经期禁止性生活。保暖,预防感冒。调节心情,分散注意力以减轻疼痛。

（二）缓解症状

局部热敷,进食热饮。遵医嘱服用止痛药,有避孕需求的患者可服用避孕药,避孕药通过抑制排卵抑制子宫内膜生长,降低前列腺素水平,缓解疼痛;无避孕需求的患者可服用前列腺素合成酶抑制剂,该类药物通过抑制前列腺素合成酶的活性减少前列腺素产生,减轻和消除痛经,常用药物有布洛芬、萘普生等。此外,还可使用生物反馈法,放松身体,缓解疼痛。

（三）心理护理

讲解痛经相关生理知识,阐明痛经是月经期常见的生理表现,关心并理解患者的不适和焦虑。

（游华轩　蒲　燕）

第五节　经前期综合征

经前期综合征（premenstrual syndrome, PMS）是指反复在黄体期出现周期性以情感、行为和躯体障碍为特征的综合征,常在月经来潮后消失。经前期综合征发病率为 30%~40%。

【处理原则】

1. **心理治疗** 调整心态,给予心理安慰和疏导,使患者精神放松。

2. **调整生活状态** 合理饮食及运动,戒烟,限制钠盐、咖啡因摄入。

3. **药物治疗**　对症治疗,如抗焦虑、抗抑郁、镇静止痛、利尿等。

【护理评估】

（一）健康史

询问患者月经史、婚育史,生理、心理方面的疾病史,了解诱发经前期综合征的相关因素,经前期综合征发生的时间及症状等。

（二）身体状况

1. **症状**　多见于 25~45 岁妇女,症状常见于月经前 1~2 周,月经来潮后消失。主要为:

（1）躯体症状

1）疼痛:乳房胀痛,头痛或伴恶心、呕吐,背痛,腰骶部疼痛等。

2）水钠潴留症状:颜面部、四肢水肿,体重增加,腹部胀满。

3）其他:疲乏,食欲增加等。

（2）精神症状:焦虑、易怒、抑郁、情绪不稳定、疲乏、失眠等。

（3）行为改变:注意力不集中,工作效率低,记忆力减退,神经质等。

2. **体征**　妇科检查多无异常,全身检查可有水肿。

（三）辅助检查

通过全面检查排除心、肝、肾等疾病。

（四）心理 - 社会状况

观察患者月经前的身体症状和心理状况等。

【护理措施】

（一）调整生活方式

合理休息,保证睡眠,加强营养,水肿者限制钠盐、糖分、咖啡因摄入,多食富含维生素 B_6 的食物,如猪肉、牛奶、蛋黄和豆类食物;加强锻炼和运动,鼓励参与有氧运动,如慢跑、游泳、舞蹈等。

（二）应对压力的技巧

腹式呼吸、生物反馈疗法、渐进性肌肉放松。

（三）用药指导

根据患者症状,遵医嘱指导用药,讲解用药的目的、时间、方法、剂量等,注意观察用药后疗效及不良反应。利尿剂适用于经前体重增加明显的患者,溴隐亭适用于乳房胀痛伴高催乳素血症者,维生素 B_6 调节自主神经系统和下丘脑 - 垂体 - 卵巢轴的关系,抑制 PRL 的合成而减轻抑郁症状。

（游华轩　蒲　燕）

第六节 绝经综合征

绝经(menopause)分为自然绝经和人工绝经。自然绝经是卵巢内卵泡生理性耗竭所致;人工绝经是两侧卵巢经手术切除或放射线照射等所致的绝经。绝经综合征(menopause syndrome,MPS)是指女性绝经前后性激素波动或减少所致的一系列躯体和精神心理症状,人工绝经更易发生绝经综合征。

【处理原则】

缓解近期症状,早期发现,有效预防骨质疏松症、动脉硬化等老年性疾病。

1. 一般治疗 通过心理疏导使绝经过渡期妇女以乐观的心态适应生理变化,鼓励建立健康生活方式,包括坚持身体锻炼,健康饮食,增加日晒时间,摄入足量蛋白质及含钙丰富食物,预防骨质疏松。

2. 激素补充治疗(hormone replacement therapy,HRT) 有适应证且无禁忌证时选用。HRT是针对绝经相关健康问题而采取的一种医疗措施,可有效缓解绝经相关症状,从而改善生活质量。

(1)适应证:绝经相关症状、泌尿生殖道萎缩相关问题、低骨量及骨质疏松症。

(2)禁忌证:妊娠、原因不明的阴道流血、乳腺癌、近6个月内有活动性血栓栓塞性疾病、严重肝肾功能障碍、血卟啉症等。

(3)慎用情况:在HRT应用前和应用中应咨询相关专业的医师,严密监测病情进展。慎用情况包括:子宫肌瘤、子宫内膜异位症、糖尿病、严重高血压、有血栓形成倾向、胆囊疾病、癫痫、哮喘、高催乳素血症、系统性红斑狼疮、乳腺良性疾病、乳腺癌家族史,及已完全缓解的部分性激素依赖性妇科恶性肿瘤等。

【护理评估】

(一)健康史

询问患者绝经综合征症状持续时间、主要症状及严重程度、既往治疗情况等;了解月经史和生育史;询问既往健康状况,排除肝病、高血压、糖尿病、冠心病、其他内分泌疾病及精神疾病;了解有无子宫、卵巢切除手术史,是否接受过盆腔放疗等;询问有无乳腺癌、子宫内膜癌、血栓、骨质疏松等病史。

(二)身体状况

1. 近期症状

(1)月经紊乱:绝经过渡期的常见症状,由于稀发排卵或无排卵导致月经周期不规则、经期持续时间长及经量增多或减少。

(2)血管舒缩症状:主要表现为潮热,由于血管舒缩功能不稳定所致,是雌激素降低的特征性症状。特点是反复出现短暂的面部、颈部及胸部皮肤阵阵发红,伴轰热,继之出汗,一般持续 1~3min。轻者每天发作数次,重者每天发作十余次,夜间或应激状态更易发作。该症状可持续 1~2 年,部分患者长达 5 年或更长。症状严重可影响工作、生活及睡眠,是绝经后期妇女需要性激素治疗的主要原因。

（3）自主神经失调症状:常出现如眩晕、头痛、心悸、失眠、耳鸣等自主神经失调的症状。

（4）精神神经症状:常表现为注意力不易集中,情绪波动大,激动易怒、焦虑不安或情绪低落、抑郁、情绪失控等情绪症状。记忆力减退也多见。

2. 远期症状

（1）泌尿生殖道症状:主要表现为泌尿生殖道萎缩症状,常见的症状有阴道干燥、性交困难及反复阴道感染,排尿困难、尿痛、尿急、尿频等反复发生的尿路感染等。

（2）骨质疏松:绝经后妇女雌激素水平较低使骨质吸收增加,导致骨量快速丢失而出现骨质疏松。50 岁以上女性 50% 以上会发生绝经后骨质疏松,一般发生在绝经后 5~10 年内,最常发生的部位是椎体。

（3）阿尔茨海默病:绝经后期女性比老年男性患病风险高,可能与绝经后内源性雌激素水平下降有关。

（4）心血管病变:绝经后女性糖脂代谢异常的风险增加,动脉硬化和冠心病的发病风险也较绝经前明显增加,可能与绝经后内源性雌激素水平低下有关。

3. 体征

评估患者绝经综合征的主要症状,进行全身体格检查,排除明显的器质性病变。妇科检查可见内、外生殖器呈现不同程度的萎缩性改变,如外阴萎缩,大、小阴唇变薄,阴道萎缩,子宫颈及子宫萎缩变小等。

（三）辅助检查

1. 血清激素测定

（1）FSH 及 E_2 测定:检查血清 FSH 及 E_2 了解卵巢功能。绝经过渡期血清 FSH>10U/L,提示卵巢储备功能下降。闭经、FSH>40U/L 且 E_2<10~20pg/ml,提示卵巢功能衰竭。

（2）抑制素 B:血清抑制素 B≤45ng/L,是卵巢功能减退最早的标志,比 FSH 更加敏感。

（3）AMH:AMH≤0.5~1.0ng/ml,预示卵巢储备功能下降。

2. 超声检查

基础状态卵巢的窦状卵泡数量减少、卵巢容积缩小、子宫内膜变薄等。

（四）心理 - 社会状况

评估患者近期出现可能导致生理及心理负担的生活事件。

【护理措施】

（一）调整生活方式

帮助患者建立适应绝经过渡期的新生活方式。帮助患者选择既营养又符合饮食习惯的食物,建议全谷物纤维、足量蔬菜和水果、每周 2 次鱼类食品、控糖（≤50g/d）、少油（25~30g/d）、限盐（6g/d）、限酒（酒精量≤15g/d）、戒烟,足量饮水（1 500~1 700ml/d）,建议多摄入奶制品,可补钙,多摄入豆制品,大豆中有类雌激素物质。鼓励患者加强体育锻炼,保持一定运动量,如散步、打太极拳、骑自行车等,每天规律有氧运动,每周累计 150min,另加 2~3 次抗阻运动以增加肌肉量和肌力。鼓励患者参加社交和脑力活动。

（二）用药指导

有适应证且无禁忌证时选用 HRT,可有效缓解绝经相关症状,对骨骼、心血管和神经系统产生长期的保护作用。HRT 需个体化用药,在卵巢功能开始减退并出现绝经症状后即开始使用 HRT 可达到最大益处。对年龄 <60 岁或绝经 10 年内、无禁忌证的女性,HRT 用于缓解血管舒缩症状、减缓骨量丢失和预防骨折的受益 / 风险比最高。停用雌激素治疗一般推荐缓慢减量或间歇用药,逐步停药防止症状复发。HRT 可引起子宫内膜异常出血,须高度重视并查明原因,必要时行诊刮以排除子宫内膜病变。在使用 HRT 后 1 个月、3 个月、6 个月、12 个月复查。HRT 可增加子宫内膜癌、乳腺癌、心血管疾病及血栓性疾病的发病风险,应督促患者每年至少进行一次个体化危险 / 受益评估,明确受益大于风险可继续使用。

（三）心理护理

认真倾听,鼓励患者表达忧虑和困扰,帮助患者了解绝经过渡期的生理和心理变化,减轻患者心理负担。若患者出现较为严重的心理问题,可建议患者至专业的心理咨询门诊就诊。

知识拓展

早发性卵巢功能不全

早发性卵巢功能不全（primary ovarian insufficiency, POI）指女性 40 岁前卵巢功能衰退的临床综合征,以停经或月经稀发 4 个月、间隔 >4 周,连续 2 次 FSH>25 U/L 为主要临床表现。40 岁以下和 30 岁以下的女性 POI 的发病率分别为 1% 和 0.1%。POI 患者由于雌激素水平下降更早,因雌激素低下导致的相关问题,如骨质疏松、心脑血管疾病、泌尿生殖系统疾病及中枢神经系统疾病的患病风险更高。研究显示,POI 患者开展绝经激素治疗（menopause hormone therapy, MHT）获益更多,风险更小,只要 POI 患者无禁忌证,应给予性激素补充治疗（hormone replacement therapy, HRT）至正常妇女自然绝经的平均年龄。

（游华轩　蒲　燕）

第七节　高催乳素血症

各种原因导致血清 PRL 异常升高,大于 1.14nmol/L（25μg/L）,称为高催乳素血症（hyperprolactinemia）。

【处理原则】

明确病因,及时治疗,治疗手段有药物治疗、手术治疗及放射治疗。

1. **药物治疗**

（1）甲磺酸溴隐亭:非特异性多巴胺受体激动剂,能有效降低 PRL。

（2）喹高利特:多巴胺 D_2 受体激动剂,副作用少,可用于甲磺酸溴隐亭副作用无法耐受者。

（3）维生素 B_6:和甲磺酸溴隐亭同时使用起协同作用。

2. **手术治疗**　当垂体肿瘤产生明显压迫及神经系统症状或药物治疗无效时,应考虑手术治疗。术前短期服用溴隐亭能使垂体肿瘤缩小,减少术中出血。术后应观察 PRL 水平和垂体其他功能。

3. **放射治疗**　用于不能坚持或耐受药物治疗者,不愿手术者或不能耐受手术者。放射治疗可能引起垂体功能低下、视神经损伤、诱发肿瘤等并发症,一般不单独放疗。

【护理评估】

（一）健康史

询问患者是否有月经紊乱或闭经、溢乳等症状;询问既往健康状况,有无自身免疫性疾病、精神疾病、PCOS、高血压、胃溃疡、癫痫等疾病。

（二）身体状况

1. **症状**

（1）月经紊乱及不育:高水平 PRL 可影响下丘脑 - 垂体 - 卵巢轴的功能,生育年龄患者可不排卵或黄体期缩短,表现为月经稀发甚至闭经。青春期前或青春期早期妇女可出现原发性闭经,生育期后多为继发性闭经。无排卵或卵巢功能异常可导致不育。

（2）溢乳:是本病的特征之一,患者在非妊娠期和非哺乳期出现溢乳或挤出乳汁。闭经 - 溢乳综合征患者中约 2/3 的患者存在高催乳素血症,其中有 1/3 的患者患有垂体微腺瘤。通常表现为双乳流出或可挤出非血性乳白色或透明液体。

（3）头痛、眼花及视觉障碍:垂体微腺瘤一般无症状,当腺瘤增大明显时,由于脑脊液回流障碍及周围脑组织和视神经受压,可出现头痛、眼花、恶心、呕吐、视野缺损及动眼神经麻痹等症状。

（4）性功能改变：由于 FSH 和 LH 分泌受抑制，表现低雌激素状态，具体为阴道壁变薄或萎缩，分泌物减少，性欲减退等。

2. **体征**　评估患者的主要症状，进行全身体格检查；观察乳房有无溢乳或挤压乳房有无乳白色或透明液体流出；妇科检查有无多毛、阴道萎缩等改变；进行眼底、视野检查确定有无肿瘤压迫视神经。

（三）**辅助检查**

1. **血液学检查**　血清 PRL>1.14nmol/L 可确认为高催乳素血症，检查时间最好在上午 9~12 时。

2. **影像学检查**　血清 PRL>4.55nmol/L 时，应行垂体 MRI 检查，明确是否有垂体微腺瘤或腺瘤。

3. **眼底检查**　垂体腺瘤可侵犯或压迫视神经引起视乳头水肿；肿瘤压迫视交叉导致视野缺损，眼底检查、视野检查有助于确定垂体腺瘤的大小及部位，适用于孕妇。

【护理措施】

（一）**用药指导**

讲解疾病相关知识，帮助患者了解治疗方案，进行用药指导，讲解药物常见的副作用。

（二）**心理护理**

认真倾听，鼓励患者表达忧虑和困扰，帮助患者了解症状产生的原因，减轻患者的心理负担。

（三）**预防跌倒**

视力减退的患者应加强防护，活动或外出时需有人陪伴；活动宜慢，避免直立性低血压。

（游华轩　蒲　燕）

第十六章　不孕症与辅助生殖的评估与护理

第一节　不孕症的评估与护理

婚后未采取避孕措施、有正常性生活、夫妻同居至少一年而未获得临床妊娠,称为不孕症(infertility)。不孕症,既包括女性不孕,也包括男性不育;未避孕而从未妊娠者称为原发性不孕症,曾有过妊娠而后未避孕连续一年未妊娠者称为继发性不孕症。

（一）病因

1. 女方因素

（1）输卵管:输卵管因素引起的不孕高达 25%~35%。其原因可为子宫内膜异位症、既往感染以及手术等引起的盆腔粘连、输卵管炎症及堵塞、输卵管周围病变等。

（2）卵巢:主要体现在内分泌激素紊乱和排卵障碍,包括早发性卵巢功能不全,高催乳激素血症,多囊卵巢综合征,黄体功能不全等内分泌及代谢性疾病。

（3）子宫:包括纵隔子宫及双角子宫等发育异常问题。此外,子宫肌瘤和子宫内膜异常(子宫内膜息肉、内膜增长过快)都可引起不孕。

（4）盆腔:包括盆腔结核、子宫内膜异位症以及盆腹腔炎症等。

（5）宫颈:包括宫颈炎症、宫颈肿物以及子宫颈发育异常等。

（6）外阴、阴道:外阴或阴道发育异常可影响性生活与精子进入宫颈口而导致不孕。滴虫性或真菌性阴道炎,可降低精子活力,从而影响受孕。

2. 男方因素

（1）精液异常:如精子数过少、活力减弱、形态异常或无精子等,其影响因素包括:

1）器质性病变:如精索静脉曲张,睾丸、附睾发育异常,腮腺炎并发睾丸炎导致睾丸萎缩;睾丸结核破坏睾丸组织等。

2）感染因素:沙眼衣原体、解脲支原体感染等。

3）全身因素:主要是慢性消耗性疾病,如慢性中毒(吸烟、酗酒)、长期营养不良、过度精神紧张都将影响精子生成。

（2）内分泌功能障碍:男性内分泌受下丘脑 - 垂体 - 睾丸轴调节。垂体、甲状腺及肾上腺功能障碍可能影响精子的产生而引起不育。

（3）精子运送受阻:附睾、输精管结核可阻塞输精管;阳痿、早泄使精子不能进入女性阴道。

（4）性功能障碍：男性勃起功能障碍、阴茎异常勃起等。

3. 男女双方因素

（1）女性体液免疫异常：包括抗心磷脂抗体、女方血清内抗精子抗体以及抗透明带抗体等。

（2）精子免疫因素：精子拥有很多特异性表达的抗原，这些抗原可导致男性自身免疫反应，精液进入女性体内也会引起女性的同种免疫反应。

（3）染色体异常：包括染色体结构和数量的变异，部分染色体异常会引起男方精液异常，或女方卵巢功能异常，这些均可导致不孕。比如女性的特纳综合征会导致原发性闭经等，还有部分染色体异常会怀孕，但容易发生流产，也是导致不孕的一种方式。

4. 原因不明性　临床常见，占不孕门诊患者比例 20%~30%。

5. 高危因素

（1）年龄：女性和男性的生育力随年龄增长而下降，但相比女性，男性生育能力下降速度较缓慢。子宫内膜容受性以及对激素的反应性随着年龄的增加也降低。

（2）性交频率及时机：每 2~3d 一次性生活有利于受孕，如果夫妇限定在排卵时进行性生活，心理压力增大，降低受孕率。

（3）体重：体质指数超过 $29kg/m^2$ 的女性或小于 $19kg/m^2$ 的女性，可能出现月经不规律或闭经。

（4）不良嗜好：如长期酗酒、吸烟、吸毒或接触有毒物质等，都会在不同程度上影响生育力。

（5）环境与职业：长期暴露在放射、高温、噪声、有害化学物质的环境或长期从事有关工作都会影响生育力。

（6）其他：夫妻双方的心理状态，以及微量元素的含量都会影响生育力。

（二）治疗原则

针对不孕症的病因，选择不同治疗方式，包括药物治疗，宫腹腔镜手术及辅助生殖技术等手段助孕，配合良好的生活方式。

（三）护理评估

1. 健康史

（1）现病史：年龄，不孕年限，是否有腹痛、畏寒、低热、白带异常、盆腔包块、阴道炎症等。近期辅助检查及治疗经过；是否有体重改变、溢乳等。

（2）既往史：既往有无结核等传染病史、既往性传播疾病史及治疗情况；盆腹腔手术史、自身免疫性疾病史、药物过敏史等。

（3）婚育史：结婚年龄、是否两地分居、性生活状况（性交频率、是否性交困难）、有无避孕及避孕方式、孕产史及有无并发症。

（4）月经史：患者的初潮年龄，月经周期、经期、经量等，有无伴发痛经及发生时间。

（5）个人史：是否有吸烟、酗酒、成瘾性药物、吸毒史等。

（6）家族史：家族中有无出生缺陷及其他遗传性疾病史。

（7）心理 - 社会状况：评估患者对疾病的认知情况及心理反应，评估夫妻情感、家庭与社会支持状况。

2. **体格检查**

（1）营养状况和身体发育：检查身高、体重、体脂分布特征、乳房及甲状腺情况，检查身体是否有多毛、痤疮。

（2）妇科检查：查看阴毛分布、外阴发育、阴道和宫颈有无异常；子宫位置、形状、活动度；盆腔及附件是否有包块、压痛感；腹壁有无反跳痛。

3. **辅助检查**

（1）卵巢功能检查：包括测定基础体温、B 型超声检查卵泡发育、内分泌检测等。

（2）输卵管功能测定：子宫输卵管通液试验、子宫输卵管造影等。

（3）腹腔镜和宫腔镜检查：目前临床上腹腔镜检查常联合宫腔镜，成为不孕症的常规检查方法。

（4）特殊感染检查：如支原体、淋球菌、结核、巨细胞病毒等。

（5）免疫检查：检查免疫性不孕主要确定是男方的自身抗体因素还是抗精子抗体因素。检查内容包括精子抗原、抗精子抗体、抗子宫内膜抗体及 IgG、IgA、IgM 等。

（四）护理措施

1. **健康教育**

（1）相关知识讲解：采用多种形式为患者讲解影响生育的各个环节及受孕相关知识，如公众号、开展健康教育课堂、科普视频等；详细说明辅助生育技术的治疗流程、适应证、禁忌证、成功率、费用、可能存在的并发症和处理方法。详细说明有关检查的目的、方法、检查时间和注意事项。

（2）治疗准备：行辅助生殖治疗的夫妻需准备合法证件（双方身份证、双方结婚证，供精者需另供双方户口本）并签署相关治疗知情同意书。

（3）用药和生活指导：介绍相关药物作用、不良反应及处理措施，指导患者遵医嘱正确使用药物。指导患者合理饮食，保持健康的生活方式。

2. **心理护理**　不孕症患者常伴焦虑、抑郁、高压力状态。夫妻双方家长、工作及社交等都可加重其心理负担，从而进一步影响怀孕。医务人员需要保持同理心和共情能力，接待患者热情，与患者保持有效、良好的沟通，在不同时间阶段给患者提供对应信息咨询和知识指导，及时关注了解患者的心理活动及变化，评估患者的认知水平，疏导患者负面情绪，解除思想顾虑，积极配合治疗。

知识拓展

膳食与女性生育力关系

女性的生育力受诸多因素的影响,其中最简易方式可通过合理膳食摄入以保持生育健康状态。叶酸不仅可以为细胞 DNA 的复制提供甲基,还因具有抗氧化作用可保护卵母细胞不被破坏。大量维生素 D 受体分布在生殖系统,参与类固醇生成,而维生素 C 与维生素 E 通过协同效应联合作用有效清除 OH^- 和 O^{2-},起到抗氧化作用,保护生殖细胞膜的结构和功能,从而保护核酸免受自由基的破坏。脂类中的不饱和脂肪酸可以促进胚泡形成、卵母细胞成熟和胚胎发育,可提高受精后胚胎的发育能力。植物蛋白质不仅在心血管和代谢方面有很多益处,也是人类植物类雌激素的主要来源。因此育龄期女性多摄入此类食物有助于保护女性生育力。

(唐 英 王宇扬)

第二节 辅助生殖的评估与护理

一、人工授精

人工授精是指采用非性交的方式将精子递送到女性生殖道中以达到使女子受孕目的的一种辅助生殖技术。按照其精子的来源,人工授精可分为来自丈夫精子的夫精人工授精(artificial insemination with husbands sperm, AIH)和来自第三方精子的供精人工授精(artificial insemination by donor, AID)。

(一)护理评估

1. **健康史** 不孕夫妇双方一般情况、年龄、婚龄、职业、生活习惯、工作环境、孕育史、有无慢性病史、手术史、有无吸烟酗酒等不良嗜好、有无吸毒史、有无多个性伴侣等。

2. **体格检查** 对夫妻双方全身体格检查,包括身高、体重、血压,重点检查内外生殖器官的发育、是否畸形等。

3. **辅助检查**

(1)女方检查

1)常规妇科检查:包括白带常规、衣原体、疱疹病毒Ⅱ、淋病及液基薄层细胞(fluid based thin layer cell, TCT)等。

2)卵巢功能检查:基础体温测定、B 超监测卵泡发育、性激素测定、宫颈黏液评分等。

3）输卵管功能的测定：子宫输卵管通液试验、子宫输卵管超声造影等。

4）内分泌检查：FSH、LH、E_2、雄激素、PRL以及总睾酮浓度测定。

5）腹腔镜和宫腔镜检查：宫腹腔镜主要是对生殖器官的结构进行监测，通过检查可以排除生殖器官的器质性病变，对于生殖器官的器质性病变，还可以给予适当的治疗。

6）免疫学检查：包括精子抗原、抗精子抗体、抗子宫内膜抗体等。

7）外周血染色体检查：包括染色体数目和结构。

（2）男方检查

1）精液检查：精液常规检查、精子形态学检查、抗精子抗体检查等。

2）常规男科检查：包括衣原体、淋球菌等。

3）外周血染色体检查：包括染色体数目和结构。

（二）护理措施

1. 人工授精术前护理

（1）建档：夫妻双方需提供双方身份证、结婚证原件（供精患者还需提供夫妻双方户口本）。首先，需登记夫妻的基本资料，核对双方身份证及结婚证，并扫描留档，录入双方指纹和人脸信息，协助签署相关承诺书和知情同意书，充分尊重患者的知情权和选择权，建档时应准确记录双方的家庭住址、电话、直系亲属的电话以及计划生育办的电话，便于后期随访。

（2）健康教育：用通俗易懂的语言耐心解释人工授精治疗方式的适应证和禁忌证、治疗流程、费用、成功率及潜在的并发症，消除患者的顾虑，指导患者完成人工授精术前检查。

（3）心理护理：对患者进行心理评估筛查，了解心理状态，进行针对性解释和提供措施，缓解患者的焦虑和紧张。与患者建立良好的护患关系可以帮助患者更顺利地进行治疗。

（4）诊治指导：指导患者应按时遵医嘱行阴道B超监测卵泡发育，如需使用促排药物，应严格遵医嘱正确使用促排药物。

（5）预约登记：根据医嘱确定患者手术日期、手术方式并做好手术预约登记，告知患者手术当天流程，并携带相关证件。

（6）配偶指导：指导男方在女方月经周期的第8天左右或卵泡发育至1.4cm左右，自行手淫排精1次。手术当天，医护人员需核对双方信息，确认无误后，给男方提供医用取精杯。取精困难者建议提前告知男科医生进行药物治疗或者精液冷冻。取精前男方须清洁双手及外生殖器，严禁触及取精杯杯口边缘和杯内，取精完毕后及时加盖送至实验室窗口，如不慎倒翻、溢出、异物掉入或其他突发事件，请及时与相关医务人员联系。

（7）供精患者精液选择：必须满足供精的适应证，夫妻双方根据自己的血型选择合适的供精者精子。精子库禁止提供新鲜精液，因为HIV有6个月的窗口期。

2. 术中护理

（1）环境准备：手术室清洁干燥，手术室应符合 GB 15982 Ⅱ类区域环境要求的标准，保持温度适宜 22~24℃，湿度相对维持在 50%~60%。

（2）用物准备：人工授精包、人工授精专用导管、无菌生理盐水、无菌手套、1ml 注射器。

（3）术中配合：患者排空膀胱后取截石位，注意保护患者隐私，使患者得到全身心的放松，避免宫颈内口痉挛影响插管。护士与实验室人员、手术医生共同核对患者身份信息，确认无误后开始手术并记录。术中注意观察患者的生命体征，与患者适当沟通，如有不适立即告知医生。

3. 术后护理

（1）病情观察：嘱患者放松心情，卧床休息 30min，观察是否出现腹痛及阴道流血情况，如有异常情况及时汇报医生。少数患者术后会因精液中的前列腺素刺激，立即出现明显腹痛，应安抚患者，调整卧床姿势，做好解释。

（2）健康教育：告知患者术后避免剧烈运动，注重营养均衡，宜进食清淡、易消化食物，避免辛辣刺激食物，保证充足睡眠，避免过度疲劳；指导患者遵医嘱用药。

（3）随访：根据《人类辅助生殖技术规范》，每位患者都要随访至分娩，其结果详细记录并永久保存。告知患者术后第 14 天查血检测 β-hCG，如妊娠则遵医嘱继续使用黄体酮等黄体支持药物，术后 35d 左右行超声检查宫腔内有无孕囊、胚芽大小及胎心搏动情况，了解胚胎的发育情况，确认临床妊娠后继续使用保胎药物至妊娠 10~12 周。如测血 β-hCG 发现未怀孕，嘱患者停用所有黄体支持药物，待休息后进入下一周期的人工授精或其他助孕方式。

二、体外受精 - 胚胎移植

体外受精 - 胚胎移植技术（in vitro fertilization and embryo transfer，IVF-ET），俗称试管婴儿，是指从妇女卵巢内取出卵子，与精子在体外受精形成胚胎，再移植到子宫腔内，着床发育成胎儿的全过程。

（一）护理评估

1. 健康史

（1）女方健康史：年龄、婚龄、月经史、生育史、性生活情况、家族史、手术史等。

（2）男方健康史：婚育史，既往有无影响生育的疾病史、外伤及手术史。男方的生活习惯、嗜好以及工作环境等。

2. 体格检查
体重、身高、血压，重点检查内外生殖器官的发育，有无畸形和病变。

3. 辅助检查
完成相关常规检查和不孕症专科检查。

（1）常规检查：女方需完成血常规、尿常规、血电解质、凝血、肝肾功能、风疹病毒、单纯疱疹病毒、弓形虫、巨细胞病毒筛查，还需要完成心电图、胸片、白带常规、支/衣原体、TCT 等检查。男方完成肝肾功能、衣原体检查。双方完成 ABO 血型及 Rh 血型抗体的测定，以及梅毒、艾滋病、各类肝炎病毒的抗原抗体等检查。

（2）专科检查

1）女方检查：①评估女性外阴、阴道是否有急性炎症，宫颈是否有息肉等异常。②B 超检查子宫位置形态、子宫及附件大小、是否有子宫畸形、子宫肌瘤、子宫内膜情况、宫腔内是否有积液。③生殖激素检查，通常在月经周期的 2~5d 抽血检查 FSH、LH、E_2、T、PRL 等，了解卵巢储备功能及内分泌状态，以便选择适宜的促排卵方案。必要时检查肾上腺皮质、甲状腺功能及其他内分泌。

2）男方检查：①精液常规检查，要求男方最好禁欲 2~7d。②少精、弱精或畸形精子率比较高者，需检查生殖激素 FSH、LH、E_2、T、PRL 等。③附睾或睾丸活检术：对于无精子症和不射精的患者可以行附睾或睾丸穿刺，必要时行染色体检查和 Y 染色体微缺失分析。

3）与不孕相关的其他检查：免疫性检查等。

4. **心理 - 社会状况**　评估患者心理状态，了解患者的家庭成员及亲友等社会支持情况。

（二）超声引导下经阴道取卵术护理措施

1. 进周促排

（1）健康教育：向患者说明治疗流程，相关治疗费、成功率及可能发生的并发症，让患者有充分的心理准备，坦然接受治疗。

（2）建档：参考人工授精术前护理。

（3）心理护理：患者进周前进行焦虑、抑郁的筛查，筛查结果为中度焦虑抑郁者及时给予心理疏导，必要时请心理治疗师协助干预，鼓励其采取积极的应对方式；重度以上患者建议患者转诊到心理卫生健康中心进行专业治疗。在患者治疗的过程中，护士需全程保护患者的隐私，取得患者的信任，与患者建立良好的护患关系。护士耐心解答患者提出的疑问，使其感受到温暖和亲切。同时，让家属尽量多陪伴在旁，为其提供足够的精神支持。

（4）促排卵药物指导：指导患者遵医嘱正确使用促排药物，告知促排药物的作用、剂量、使用方法及不良反应等；告知患者促排药的效果和用法有个体差异，无可比性；药物注射时应严格无菌操作，告知患者正确保存药物的方法。

（5）注射 hCG 日：协助医生为患者行阴道超声监测和性激素检查，当优势卵泡直径达 18~20mm，确定 hCG 注射时间和剂量，遵医嘱给患者注射绒毛膜促性腺激素，注射后 36~38h 行取卵术，并告知患者相关注意事项。

（6）配偶指导：参考人工授精术前护理。

（7）术前准备：术前宣教向患者详细介绍手术的步骤，患者需要进行麻醉评估确定麻醉方法，讲解手术前后注意事项，耐心解答患者的疑问，消除顾虑，患者保证充足的睡眠，手术当天需要清洁外阴，摘除各种首饰、角膜接触镜、活动义齿，避免使用香水，测量生命体征，核对身份信息，准确无误后进入手术间。

2. 超声引导下经阴道取卵术的护理

（1）环境准备：手术室清洁干燥，手术室应符合 GB 15982 Ⅱ类区域环境要求的标准，保持适宜温度 22~24℃，相对湿度维持在 50%~60%。卵子怕光，取卵过程中实验室及手术室宜暗。

（2）物品准备：取卵穿刺针、取卵穿刺架、试管、试管保温装置、负压吸引器、心电监护仪，一次性物品包装均完好并处于有效期内。提前将试管保温装置进行预热，B 超机处于工作状态，调整好负压吸引器压力。

（3）患者身份识别：取卵开始前，护士与手术医生、麻醉医生共同核对患者信息，仔细核对身份证件、患者姓名、配偶姓名，确认手腕带、指纹、人脸识别信息。

（4）术中配合：嘱患者排空膀胱，协助患者取膀胱截石位，调整适宜的手术高度，密切观察患者生命体征的变化并做好记录。洗手护士术中佩戴好无菌手套，传递试管应迅速准确，尽量缩短传递时间，保证卵子的质量。

3. 经阴道取卵术后护理

（1）病情观察：动态监测患者的生命体征，观察术后是否出现腹痛、肛门坠胀感、阴道流血、小便颜色有无异常等。患者如出现轻微腹痛、腹胀或少量血性分泌物均属于正常现象，若是剧烈腹痛呈进行性加重、血压下降、面色苍白等，应立即通知医生，做好取卵术后大出血的抢救准备。

（2）术后指导：适当卧床休息，活动时动作宜轻柔，禁止剧烈运动，注意保暖，防止感冒。术后应进食高热量、高蛋白、高维生素、易消化饮食，多饮水，保持大便通畅。告知患者到院看胚胎的时间，并准备移植及相关注意事项。术后遵医嘱继续使用黄体支持和消炎药物，严禁盆浴和性生活。如果患者有卵巢过度刺激综合征的高危风险则不能移植鲜胚，无须使用黄体支持药物，遵医嘱使用消炎药等。

（3）心理护理：及时告知患者取卵个数、受精、分裂情况；告知患者行胚胎移植术时间及相关注意事项；对未获卵、未受精的患者给予安慰，提供相关的决策供患者参与选择。

（4）全胚冷冻患者指导：对于卵巢过度刺激综合征高风险、子宫内膜过薄、宫腔积液等原因不宜进行新鲜胚胎移植，需取消鲜胚移植进行胚胎冷冻保存。护士应当耐心解释取消移植的原因，并给予鼓励和安慰，讲解胚胎冷冻相关知识、冷冻数目、费用、解冻的风险等并签署知情同意书,给患者讲解饮食和生活指导,如有腹胀、腹痛加剧的情况及时来院就诊。告知患者下次进周准备解冻的注意事项和时间。

(三)超声引导下经腹取卵术的护理

1. 进周促排　参照经阴道取卵术护理。

2. 取卵术中护理

(1)环境准备:参照经阴道取卵术护理。

(2)物品准备:备齐手术无菌用物,带有穿刺架的腹部探头、经腹部取卵穿刺针、无菌敷贴等,其余参照经阴道取卵术护理。

(3)患者准备:对腹部手术区域的皮肤完成术前准备,注意观察皮肤是否完整,患者按要求进行肠道准备,术前禁食 8h,禁饮 4h。

(4)患者身份识别:参照经阴道取卵术护理。

(5)术中配合:参照经阴道取卵术护理。

3. 取卵术后护理

(1)病情观察:监测患者的生命体征和变化,注意观察腹部穿刺点有无出血,定期更换敷料,保持敷料清洁、干燥。

(2)活动与饮食:术后应适当休息,避免剧烈运动和过度劳累,同时注意饮食调理,多摄入高蛋白质、高维生素、高纤维素和易消化的食物,避免刺激性食物和易胀气食物,保持充足的水分摄入。如有任何不适症状,应及时就医咨询。

(3)术后指导:参照经阴道取卵术护理。

(四)胚胎移植术的护理

1. 移植前准备　术前健康教育,讲解手术过程及相关知识,指导患者术前 1h 饮水充盈膀胱。

2. 移植术中护理

(1)手术环境:参照经阴道取卵术护理。

(2)物品准备:备好移植管、移植手术包、无菌手套、冲洗用培养液、1ml 注射器、生理盐水等,打开仪器设备处于备用状态。

(3)患者准备:协助患者取膀胱截石位,调整适宜的手术高度,手术前、中、后均需要与实验室、手术医生共同核对患者身份信息及胚胎数目,准确无误后配合医生行胚胎移植术。

3. 移植术后护理

(1)生活与休息:适当卧床休息,患者阴道无出血,自行解小便后就可离院,鼓励正常生活起居,避免剧烈运动,无须限制活动。嘱患者进食高维生素、高蛋白质食物,避免腹泻和便秘。指导患者进行自我身心调节,保持愉悦。术后避免性生活,不揉乳房和肚子,避免引起宫缩,保持会阴清洁,预防感染,如有腹痛、腹胀、阴道流血等情况请及时就医。

（2）用药指导：患者需遵医嘱正确使用黄体酮支持药物，不可随意增减剂量或者停药。黄体酮肌内注射药物，应在正规的医疗诊所进行注射，两侧臀部交替注射，避开硬结，注射后4h可热敷或用生土豆片敷注射部位，减少硬结形成，热敷时注意温度，避免烫伤；如使用黄体酮阴道缓释凝胶者，用药后适当休息即可下床活动，可以促进药物吸收，有利于药渣排出，用药期间注意保持外阴清洁，如有不适请立即就诊。

4. 随访　移植术后14d测血β-hCG，不提倡患者提前验孕，避免出现假阴性引起情绪波动。

（1）助孕成功患者指导：如果确诊怀孕者，继续做好保胎工作，在术后35d左右行B超检查，了解胚胎发育情况。如胎心搏动正常，则继续使用黄体支持药物至妊娠10~12周。异位妊娠立即入院治疗。如发现多胎妊娠者，则建议患者及时行多胎减胎术。如只见孕囊未见胎心搏动者，建议继续使用黄体支持药物1周左右再次复查，仍未见胎心搏动者提示胚胎停止发育，指导患者行流产治疗，安抚患者情绪。妊娠75d左右及妊娠中期各随访一次，指导孕期保健，及时随访妊娠结局，记录新生儿性别、体重、身长、分娩方式及母婴健康状况并记录保存。

（2）助孕失败患者指导：对于助孕失败的患者遵医嘱停用黄体支持药物，鼓励患者表达内心的感受，耐心倾听并给予回应，引导患者以平和的心态正确看待治疗，尽快恢复心态积极生活，为后续治疗做好准备。

三、冻融胚胎移植

冻融胚胎移植（frozen embryo transfer，FET）是体外受精-胚胎移植（IVF-ET）的补充和延续，指将一个取卵周期当中的优质胚胎进行冷冻保存，等到合适的时机再进行解冻移植的方法。

（一）护理评估

1. 健康史　了解患者近期生活环境状况，了解患者上个周期治疗经过，术后恢复情况。

2. 辅助检查　女方体格检查，术前各项常规检查，阴道、子宫内膜检查。

3. 心理 - 社会状况　了解夫妻双方心理状况，家庭和社会支持情况。

（二）护理措施

1. 心理护理　患者由于经历了未进行新鲜胚胎移植或由于鲜胚移植失败，焦虑、沮丧感明显，也有患者会担心胚胎冷冻或解冻过程对胚胎的伤害。因此，医护人员应针对不同情况给予相应的解释和说明，并向患者介绍FET的各个环节及注意事项，让患者有充分的心理准备，积极配合治疗。

2. 移植术前、中、后护理　参考胚胎移植术的护理。

3. 随访　参考胚胎移植术的护理。

知识拓展

移植后血 hCG 值对于不同年龄阶段女性
冷冻胚胎移植结局的预测

2021 年一项研究纳入 772 个解冻移植周期，通过检测移植后第 10 天母体血清 hCG 浓度并使用了 ROC 曲线来评估其预测临床妊娠和活产的价值。三个不同年龄组中分别确定了预测临床妊娠的阈值：A 组（21~29 岁，$n=360$）、B 组（30~34 岁，$n=290$）、C 组（35~47 岁，$n=122$）。结果显示临床妊娠和活产的 ROC 曲线下面积分别为 0.986 和 0.922，相应的截止值分别为 113.28 mIU/ml 和 146.37mIU/ml。通过 Youden 指数值确定的 A、B、C 三个年龄组临床诊断的 hCG 最佳阈值分别为 145.15mIU/ml、126.25mIU/ml 和 94.44mIU/ml。研究表明，在解冻移植周期中，单囊胚移植后第 10 天测定的初始血清 β-hCG 浓度可以帮助预测不同年龄妇女的妊娠结局，而且对于 35 岁以上患者来说，预测临床妊娠的最佳阈值低于较年轻的患者。

（唐 英 王宇扬）

第十七章 计划生育妇女的评估与护理

第一节 常用避孕方法与护理

避孕（contraception）是采用药物、器具或利用妇女生殖生理自然规律使妇女暂不受孕。

一、宫内节育器

宫内节育器（intrauterine device，IUD）是我国育龄妇女的主要避孕措施，是一种安全、高效、简便、经济、可逆的避孕工具。

（一）IUD放置术

1. **适应证** 育龄期妇女无禁忌证、要求放置IUD者。

2. **禁忌证** ①妊娠或者可疑妊娠。②生殖道炎症。③生殖器肿瘤。④月经频发、月经过多或阴道不规则流血。⑤宫颈过松、重度裂伤或狭窄、重度子宫脱垂。⑥生殖器畸形。⑦宫腔<5.5cm或>9.0cm者。⑧严重的全身急、慢性疾病。⑨性病未治愈。⑩盆腔结核。⑪人工流产术后出血多，怀疑有妊娠组织残留或感染。⑫分娩或剖宫产时胎盘娩出后。⑬铜过敏者。

3. **放置时间** ①一般在月经干净后3~7d，无性生活可放置，含孕激素IUD在月经第4~7d放置。②人工流产后立即放置。③产后42d恶露已净、会阴伤口愈合及子宫恢复正常。④自然流产转经后，药物流产2次正常月经后。⑤哺乳期排除早孕。⑥性交后5d内放置。

（二）IUD取出术

1. **适应证**

（1）生理情况：①有再生育需求或者已无性生活不再需避孕者。②放置期限已到需更换者。③绝经过渡期停经半年后。④拟改用其他避孕措施或者绝育者。

（2）病理情况：①有经治疗无效的副作用及并发症。②带器妊娠。

2. **禁忌证** 生殖道炎症或严重全身性疾病。

3. **取器时间** ①月经干净后3~7d。②带器早期妊娠行人工流产的同时。③带器异位妊娠术前行诊断性刮宫的时候，或术中、术后取出。④子宫不规则出血者可随时取出。

（三）护理评估

1. **健康史** 了解妇女的现病史、既往史、月经史和婚育史等，评估是否符合相关适应证，有无禁忌证，了解有无月经过多、月经过频或带器脱落史等。

2. 身体状况　全面评估妇女的身体状况。妇科检查外阴、阴道有无赘生物、皮肤黏膜完整性；宫颈有无炎症、裂伤；白带量、性状和气味；子宫位置、大小、活动度，有无压痛和脱垂；附件有无肿块、压痛等。

3. 辅助检查

（1）血、尿常规和出凝血时间。

（2）阴道分泌物检查。

（3）心电图、肝肾功能及腹部、盆腔 B 型超声检查等。

4. 心理 - 社会状况　由于缺乏相关知识，妇女对安置或取出 IUD 存在一定的思想顾虑，护士应及时评估妇女的心理状况，了解配偶或性伴侣的态度。

（四）护理措施

1. IUD 放置术

（1）节育器大小的选择：协助医师根据宫腔深度选择合适的节育器。一般宫腔深度≤7cm 的患者用 26 号，>7cm 者用 28 号。

（2）心理护理：术前向妇女介绍 IUD 的避孕原理、放置术过程，使其理解并主动配合。教会妇女深呼吸以缓解紧张情绪，采用音乐治疗等方式舒缓其不安心理。

（3）健康指导：①术后休息 3d，避免重体力劳动 1 周；术后 2 周内禁性生活、盆浴，保持外阴清洁干燥；术后 3 个月内，每次行经或排便时注意 IUD 是否脱落。②IUD 放置后 3 个月、6 个月、12 个月时各复查 1 次，以后每年复查 1 次直至取出。③术后可能出现少量阴道出血或下腹不适，嘱发热、下腹剧痛或阴道流血量多时立即就诊。

2. IUD 取出术　术后休息 1d，禁性生活和盆浴 2 周，保持外阴清洁干燥。

3. IUD 的副作用及其护理

（1）阴道流血：放置 IUD 最初 3 个月内常见，表现为经量过多、经期延长、点滴出血。一般不需处理，3~6 个月后可恢复。若需药物治疗，可遵医嘱予前列腺素合成酶抑制剂。出血时间长者应补充铁剂，并予抗生素预防感染。若上述处理无效，应取出 IUD，改用其他避孕方法。

（2）腰腹酸胀感：轻者无须处理，重者应更换合适的节育器。

4. IUD 的并发症及其护理

（1）感染：手术时未严格执行无菌操作、IUD 尾丝过长或生殖器存在感染灶等，均可导致宫腔炎症。确诊后应选用广谱抗生素进行治疗，并取出 IUD。

（2）节育器嵌顿或断裂：放置 IUD 时损伤子宫壁、放置时间过长或绝经后取出 IUD 过晚，均可致部分器体嵌入子宫肌壁或断裂。一经确诊，应尽早取出。为避免 IUD 嵌顿或断裂，放置术前应选择合适类型、大小的 IUD，放置时操作轻柔，绝经后及时取出 IUD。

（3）节育器异位：多因术前未查清子宫位置和大小、术中操作不当致子宫穿孔,导致 IUD 放于子宫外。哺乳期妇女子宫壁薄、软,极易发生子宫穿孔。发生 IUD 异位后,应经腹或经阴道将 IUD 取出。

（4）节育器脱落:原因主要有 IUD 与宫腔形态和大小不符、放置时操作不规范、宫颈内口松弛或经量过多等。IUD 脱落容易发生在放置术后第一年,尤其是最初 3 个月内,常发生在月经期。

（5）带器妊娠:多见于 IUD 嵌顿或异位者;当 IUD 小于宫腔时,子宫收缩使 IUD 下移至宫腔下段,使避孕失败;若双子宫者仅一侧宫腔放置 IUD,则另一侧妊娠。一旦确诊,立即终止妊娠。

二、激素避孕

激素避孕指女性应用甾体激素达到避孕效果,是一种高效避孕方法。

（一）适应证与禁忌证

1. **适应证**　所有健康育龄妇女。

2. **禁忌证**　①严重的心血管疾病、血栓性疾病。②急、慢性肝炎或肾炎。③恶性肿瘤、癌前病变者。④内分泌疾病,如糖尿病、甲状腺功能亢进症。⑤哺乳期妇女不宜用复方口服避孕药。⑥年龄 >35 岁的吸烟妇女。⑦精神病患者。⑧反复发作的严重偏头痛者。

（二）药物副作用及处理

1. **类早孕反应**　服药后可能出现食欲减退、恶心、呕吐、头晕、困倦、乳房胀痛、白带增多等反应,轻者不需处理,坚持服药可自行缓解。严重者需对症处理。

2. **不规则阴道流血**　多数由漏服、未定时服药、服用方法错误、药片质量受损引起。若点滴出血,不需处理;若出血量偏多,按医嘱每晚加服炔雌醇 1 片（0.005mg）,与避孕药一同服至 22d 停药;若流血量如月经量,或流血时间近月经期,应停止用药,将此次流血作为一次月经来潮,于流血第 5 天开始下一周期用药,或更换避孕药。

3. **月经过少或停经**　月经过少者可每天加服炔雌醇 1~2 片（0.005~0.01mg）。多数停经者在停药后月经可恢复。若停药后月经不来潮,应在停药第 7 天开始下一周期用药。若连续 2 个月停经,应更换避孕药。若更换药物后仍无月经来潮或连续 3 个月停经,应停药观察,或按医嘱每天予黄体酮 20mg 肌内注射,连续 5d,或予甲羟孕酮 10mg 口服,持续 5d。通常停药 2~7d 出现撤药性出血,否则应查找原因。停药期间采取其他措施避孕。

4. **色素沉着**　极少数妇女的颜面皮肤出现蝶形淡褐色色素沉着,多数在停药后自行消退或减轻。

5. **体重变化**　少数妇女长期服用避孕药后出现体重增加。应指导妇女均衡饮食、健康生活方式,适当减少盐分摄入,进行有氧运动。

6. **其他**　极少数妇女出现头痛、复视、皮疹、皮肤瘙痒或乳房胀痛等,应对症处理,严重者需停药,并行进一步检查。

（三）甾体激素避孕药种类

1. 口服避孕药（oral contraceptive，OC）　包括短效口服避孕药和探亲避孕药。

（1）短效口服避孕药：主要含孕激素，辅以雌激素构成。用法及注意事项：①单相片及双相片：月经周期第5天开始，每晚1片，连服22d。若漏服于次晨补服。一般停药后2~3d出现撤药性出血，于下一次月经第5天开始下一个周期用药。若停药7d仍无阴道出血，于当晚或第2天开始第2周期用药。若服用两个周期仍无月经来潮，应停药，更换其他避孕药或就医诊治。②三相片：指导妇女按箭头指示顺序服药。月经周期第3天开始，每天1片，连服21d。

（2）探亲避孕药：又称事后避孕药或速效避孕药，适用于短期探亲时避孕。避孕有效率达98%以上。用法：①孕激素制剂和雌孕激素复合制剂：在探亲前1天或当天中午服用1片，以后每晚服用1片，连续10~14d。若已服14d而探亲期未满，则改服短效口服避孕药至探亲结束。②非孕激素制剂：在第一次房事后立即服用1片，次晨加服1片，以后每次房事后即服1片。

2. 长效避孕针　避孕有效率达98%以上。适用于对OC有明显胃肠道反应者。

用法及注意事项：①单孕激素制剂：醋酸甲羟孕酮避孕针每隔3个月注射1针，庚炔诺酮避孕针每隔2个月注射1次。可能出现月经紊乱、点滴出血、闭经等副作用。适用于哺乳期妇女。②雌孕激素复合制剂：由于其激素剂量大，副作用大，现已少用。

3. 缓释系统避孕药

（1）皮下埋植剂：含孕激素，避孕有效率达99%以上。用法及注意事项：月经周期开始的7d内，将硅胶棒扇形排列埋入左上臂内侧皮下。放置后24h即发挥避孕作用，点滴出血或不规则流血为其主要副作用，少见闭经，随放置时间延长逐渐消失。若流血时间长或不能耐受者，可予雌激素治疗。少数妇女出现功能性卵巢囊肿、情绪变化或头痛等。

（2）缓释阴道避孕环：妊娠率0.6/百妇女年。甲地孕酮硅胶环在月经干净后放入阴道后穹窿或套于宫颈，一次放置可避孕1年，经期不需取出。

4. 避孕贴片　一种外用的缓释系统避孕药，通过皮肤吸收达到避孕效果。每周1片，连用3周，停药1周，每月3片。

三、其他避孕

（一）紧急避孕

紧急避孕指妇女在无保护性生活或者避孕失败后的几小时或几天内，为防止非意愿妊娠而采用的避孕方法，又称房事后避孕。

1. 适应证　①避孕失败者。②性生活没有采取任何避孕措施者。③遭受性暴力者。

2. **禁忌证**　确定妊娠妇女。

3. **方法**

（1）带铜 IUD：适于希望长期避孕且无禁忌证者。在无保护性生活 5d（120h）内放入。

（2）紧急避孕药：①激素类：如单孕激素制剂左炔诺孕酮片，在无保护性性交 3d（72h）内服用 1 片，12h 后再服 1 片。②非激素类：如抗孕激素制剂米非司酮片，在无保护性生活 120h 内单次口服 25mg。

（二）外用避孕

1. **阴茎套**　也称避孕套。选择合适型号的阴茎套，并吹气检查有无漏孔，排去囊内空气，射精后在阴茎尚未软缩时立即捏住套口和阴茎一起取出。事后检查阴茎套有无破裂，若有破裂或者使用过程中阴茎套脱落，应采取紧急避孕措施。每次性交均应更换阴茎套，全程使用。正确使用时避孕率达 95% 以上，且能防止性传播疾病。

2. **阴道套**　也称女用避孕套（图 17-1）。其既能避孕，又能防止性传播疾病。若有阴道过紧、生殖道畸形或急性炎症、子宫 II 度脱垂及对阴道套过敏，则不可使用。

3. **外用杀精剂**　性交前置入阴道，灭活精子而达到避孕目的。注意事项：①每次性交前都需要使用。②片剂、栓剂或薄膜置入阴道后需等待 5~10min，溶解后再性生活，若置入 30min 尚未开始性生活，应再次放置。③绝经过渡期妇女宜选用胶冻剂或凝胶剂。正确使用避孕率达 95% 以上，错误使用失败率高达 20% 以上，因此不作为首选避孕药。

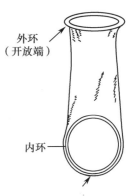

外环
（开放端）

内环

图 17-1　女用避孕套

（三）安全期避孕

安全期避孕也称自然避孕。月经周期规律者，多在下次月经前 14d 左右排卵，排卵前后 4~5d 均为易受孕期，其余时间为安全期。妇女排卵时间受情绪、生理状况、性生活和外界环境等影响较大，可提前或推迟，或额外排卵，因此，避孕效果并不可靠，不宜推广。

> 知识拓展
>
> # 复方短效口服避孕药
>
> 复方短效口服避孕药（combination oral contraception，COC）是目前国内外使用最广泛的避孕方法之一。COC 所含雌激素以炔雌醇（EE）为主，由于其副反应、血栓风险与雌激素相关，在不影响避孕效果的前提下，雌激

素的剂量从 150μg 持续下降至 10μg。目前绝大多数 COC 中 EE 的剂量为 20~35μg。另外,孕激素也是 COC 发挥避孕机制的重要成分,使用新型孕激素,可提高孕激素生物活性,降低剂量的同时保证避孕效果,减少孕激素的副反应,增加孕激素健康益处,使妇女在避孕的同时获得更多额外益处。对于 2 年内有生育计划,但又不想马上怀孕的女性,可优先选用 COC。由于 COC 存在深静脉血栓、脑卒中和心脏病发作等健康风险,因此应筛查妇女有无 COC 使用禁忌证,定期测量血压,保障用药安全。

（习春杨　雷岸江）

第二节　女性绝育方法与护理

女性绝育（sterlization）指女性通过手术或药物达到永不生育的目的。输卵管绝育术是一种安全、永久性的节育措施,指通过输卵管结扎术或药物使输卵管腔粘连、堵塞,阻断精子和卵子相遇而达到绝育目的。

一、经腹输卵管结扎术

（一）适应证

1. 夫妇双方不愿生育、要求接受绝育手术且无禁忌证者。
2. 患有严重全身性疾病不宜生育者。
3. 患有遗传性疾病不宜生育者。

（二）禁忌证

1. 急性生殖道感染、盆腔感染或腹壁皮肤感染等。
2. 24h 内两次体温≥37.5℃。
3. 全身状况不佳不能耐受手术者。
4. 严重的神经症。
5. 各种疾病急性期。

（三）护理评估

1. **健康史**　评估妇女现病史、既往史、月经史和婚育史等,了解是否符合手术适应证,有无禁忌证。

2. **身体状况**　全面评估妇女的身体状况,如有无发热、急性生殖道或盆腔感染、腹壁皮肤感染等。

3. **辅助检查**

（1）血、尿常规和出凝血时间。

（2）阴道分泌物常规检查。

（3）心电图、肝肾功能及腹部 B 型超声检查等。

4. 心理 - 社会状况 由于缺乏相关知识,担心术后出现并发症或影响性生活,妇女可能会出现忧虑、恐惧心理,护士应及时评估其心理状况,了解家属对手术的态度。

（四）护理措施

1. 手术时间 协助医师选择手术时间。非孕妇女在月经干净后 3~7d。人工流产或分娩后 48h 内,剖宫产同时。难产或疑有产时感染者,应用抗生素 3~5d 无异常情况后。哺乳期或闭经妇女排除妊娠后。

2. 术前准备 讲解手术操作流程和注意事项,耐心解答受术者提出的各种疑问,解除其思想顾虑和恐惧。详细询问病史,通过全身检查、妇科检查及辅助检查等全面评估受术者。按腹部手术要求做好皮肤准备。

3. 术后护理 除硬膜外麻醉以外,不需禁食,协助受术者尽早下床活动。观察生命体征,评估有无疼痛、出血或脏器损伤征象等。保持切口敷料清洁干燥,预防感染。嘱其及早排尿。术后休息 3~4 周,禁止性生活 1 个月。

（五）术后并发症及防治措施

1. 出血或血肿 由于手术时动作粗暴,过度牵拉、钳夹损伤输卵管或其系膜,导致腹腔内积血或血肿。因此,手术操作禁粗暴,关腹前仔细检查有无出血。一旦发生立即采取相应措施。

2. 感染 包括腹壁切口、盆腔与腹腔感染及全身感染。因体内原有感染灶尚未控制、无菌观念不强、手术器械和敷料消毒不严等所致。因此,术前应严格掌握手术适应证及禁忌证,术中严格执行无菌技术规范。

3. 脏器损伤 以膀胱或肠管损伤多见。因操作不熟练、粗暴或解剖关系辨认不清所致,一旦发生立即修补。

4. 绝育失败 由于绝育方法本身缺陷、手术操作技术误差引起。多为宫内妊娠,应警惕输卵管妊娠的可能。

二、经腹腔镜输卵管绝育术

（一）适应证

同经腹输卵管结扎术。

（二）禁忌证

心肺功能不全、膈疝、腹腔粘连者,余同经腹输卵管结扎术。

【护理评估】

同经腹输卵管结扎术。

【护理措施】

同经腹输卵管结扎术。

知识拓展

输卵管结扎后再通

近年来,随着我国计划生育政策发生了重大改变,要求输卵管绝育术后复通的人也越来越多。而辅助生殖技术的普及,也让绝育后女性看到了再生育的希望。对要求行输卵管复通术的患者,首先排除不宜妊娠的疾病,再了解女方的年龄和卵巢储备功能,监测排卵,检查子宫及内膜、盆腔情况。男方需行精液常规和男科检查。研究表明,年龄、绝育方式、复通术式以及复通术后输卵管的长度均会对复通后妊娠率产生影响,因此,年龄 <35 岁,未合并其他不孕因素的女性可采用显微外科缝合的方式进行输卵管复通术,年龄 >40 岁,合并其他不孕因素及电凝绝育史等不良因素或经评估认为输卵管复通后妊娠率低的女性可选择辅助生殖技术助孕。

(习春杨)

第三节   避孕失败补救措施与护理

避孕失败且无生育意愿者;有遗传性疾病或严重全身疾病不宜继续妊娠者;胚胎异常者,需终止妊娠。

一、早期妊娠终止方法

人工流产(induced abortion or artificial abortion)是指因意外妊娠、疾病等原因而采取人工方法来终止妊娠,是避孕失败的补救方法。

(一)手术流产

手术流产指采用手术方法终止妊娠,负压吸引术适用于妊娠 10 周以内者,钳刮术适用于妊娠 10~14 周者。

1. **适应证**   妊娠 14 周内要求终止妊娠而无禁忌证者;因疾病不宜继续妊娠者。

2. **禁忌证**   生殖道急性炎症;急性传染病或慢性传染病急性发作期;严重全身性疾病或全身情况不佳不能耐受手术者;术前两次体温 ≥37.5℃。

3. **护理评估**

(1)健康史:评估妇女现病史、既往史、月经史和婚育史等,了解是否符合手术流产的适应证,有无禁忌证。

(2)身体状况:全面评估妇女的身体状况。

（3）辅助检查

1）血常规和出凝血时间、血或尿 hCG 测定。

2）阴道分泌物常规检查。

3）盆腔 B 型超声检查。

（4）心理 - 社会状况：评估妇女有无紧张、恐惧，对于遭遇胎儿丢失的妇女，应评估妇女及其家属有无悲伤、抑郁等负性情绪。

4. 护理措施

（1）术前护理

1）询问停经时间、生育史和既往史，测量生命体征，根据 hCG 检查、B 型超声检查明确早期宫内妊娠诊断，完善术前检查。协助医师严格核查手术适应证和禁忌证，签署知情同意书。

2）讲解相关知识，包括对环境、医护人员的介绍、术前个人准备、术后注意事项等，教会患者放松方法，如深呼吸。

3）告知受术者手术过程和可能出现的情况，解除思想顾虑，取得配合。

（2）术中护理：严密观察生命体征，指导受术者运用深呼吸等方法减轻不适。

（3）术后护理

1）观察室卧床休息 1h，观察生命体征、腹痛及阴道流血情况。

2）遵医嘱予药物治疗，告知用药目的、方法和注意事项。

3）嘱妇女保持外阴清洁干燥，禁止性生活及盆浴 1 个月。

4）负压吸引术后休息 3 周，钳刮术后休息 4 周。术后适量活动，避免劳累、受凉等。若出现剧烈腹痛、阴道流血增多等立即就诊。

5）实施"流产后关爱"服务，向受术者及其家属作避孕知识指导，帮助其落实避孕方法，避免重复流产。

（4）人工流产术并发症及处理

1）人工流产综合反应：也称人工流产综合征，指受术者在术中或术毕时出现恶心、呕吐、心动过缓、面色苍白、血压下降、心律不齐、头晕、胸闷、大汗淋漓、甚至昏厥、抽搐等迷走神经兴奋症状。与受术者情绪、不能耐受宫颈过度扩张及牵拉、宫体及宫颈受机械性刺激有关。术前应做好心理护理，采用深呼吸、听音乐等方式缓解其紧张情绪；扩张宫颈动作轻柔，切忌用力过猛；减少不必要的反复吸刮宫壁，以降低人工流产综合征发生率。一旦心率减慢，遵医嘱予阿托品 0.5~1mg 静脉注射。

2）子宫穿孔：多见于哺乳期妊娠子宫、剖宫产后瘢痕子宫妊娠、子宫过度倾屈或畸形者、术者操作技术不当。子宫穿孔时立即停止手术。穿孔小、无脏器损伤或内出血、手术已完成者，可注射子宫收缩剂保守治疗，并予抗生素预防感染。密切观察受术者生命体征，有无腹痛、阴道流血、腹腔内出血征象。若胚胎组织尚未吸净,由有经验的医师避开穿孔处,也可在超声引导或者腹腔镜下完成手术。穿孔大、有内出血或怀疑脏器损伤者,应立即行经腹或腹腔镜探查术修补损伤脏器。

3)吸宫不全:指手术流产后宫腔内残留部分妊娠产物,与术者技术不熟练或者子宫位置异常有关。术后阴道流血时间超过10d、血量过多或流血停止后出现多量流血,应考虑吸宫不全,超声检查可明确诊断。若无感染征象,应尽快刮宫,刮出组织送病理检查,予抗生素预防感染。若伴有感染,应控制感染后再手术。

4)漏吸或空吸:漏吸是指已确诊宫内妊娠,手术时未能吸出胚胎或胎盘绒毛,与孕周过小、子宫畸形、术者技术不熟练等有关。发现漏吸后应再行吸宫术。空吸是指误诊宫内妊娠而行负压吸引术。若肉眼未见吸刮出组织有绒毛,需重复尿妊娠试验及超声检查,宫内未见妊娠囊即可诊断。必须将吸刮组织全部送病理检查,警惕异位妊娠。

5)术中出血:妊娠月份较大、吸管过细时,妊娠产物不能及时排出,影响子宫收缩致出血量多。可在扩张宫颈后注射缩宫素,并尽快取出妊娠产物。

6)术后感染:主要由吸宫不全、术后过早性交、敷料及器械消毒不合格或术中无菌技术不规范引起,导致急性子宫内膜炎、盆腔炎等,严重时可致败血症。遵医嘱予抗生素。宫腔残留妊娠产物者,按感染性流产处理。

7)羊水栓塞:少见,由于宫颈损伤、胎盘剥离使血窦开放,羊水进入母体血液循环引起。治疗包括抗过敏、抗休克等。

(二)药物流产

药物流产是用药物终止早孕的一种避孕失败的补救措施。

1. 适应证

(1)停经49d以内,超过49d可酌情考虑;宫内妊娠;本人自愿要求。

(2)手术流产高危对象,如瘢痕子宫、哺乳期、多次人工流产史、严重骨盆畸形。

(3)对手术流产有疑虑或者恐惧心理者。

2. 禁忌证

(1)有米非司酮使用禁忌证,如肾上腺和其他内分泌疾病、血液病、血管栓塞、妊娠期皮肤瘙痒史等。

(2)有前列腺素药物使用禁忌证,如心血管疾病、青光眼、癫痫、哮喘、结肠炎等。

(3)其他:过敏体质、妊娠剧吐、带器妊娠、异位妊娠,长期服用抗前列腺素药、抗抑郁、抗结核、抗癫痫等。

3. 用药方法

(1)顿服法:第1天顿服米非司酮200mg,第3天早上予米索前列醇0.6mg

口服。

（2）分服法：米非司酮第 1 天早上服用 50mg，8~12h 后服 25mg，第 2 天早、晚各服 25mg，第 3 天上午 7 时再服 25mg，共 150mg。于第 3 天服用米非司酮 1h 后，予米索前列醇 0.6mg 口服。

4. 护理评估

（1）健康史：评估妇女现病史、既往史、月经史和婚育史等，了解有无药物流产的适应证、禁忌证。

（2）身体状况：全面评估妇女的身体状况，了解有无米非司酮及前列腺素药物禁忌证。

（3）辅助检查：同手术流产。

（4）心理 - 社会状况：同手术流产。

5. 护理措施

（1）术前询问停经时间、生育史和既往史，询问有无过敏史，测量生命体征，根据 hCG 检查、B 型超声检查明确早期宫内妊娠诊断，完善相关检查。协助医师严格核查药物流产适应证、禁忌证，签署知情同意书。

（2）讲解药物流产相关知识，关心患者心理变化，嘱家属陪伴患者，减轻其思想顾虑。

（3）讲解米非司酮和米索前列醇的用法、剂量、不良反应等，告知患者遵医嘱服药，不可漏服、少服、多服等。指导患者服药前后 1h 禁食禁饮，避免恶心、呕吐等胃肠道反应。

（4）向患者说明服药后胎囊排出的可能时间，多数患者在服药 6h 内排出胎囊。少数患者需更长时间，应密切观察，告知患者可能出现阴道流血、小腹下坠感和腹痛等症状。

（5）指导患者使用专用便器或者一次性杯收集妊娠排出物。协助医师鉴定妊娠囊大小、完整性。

（6）密切观察腹痛、阴道流血等情况，若流产不全或者流产失败则行清宫术。

（7）告知患者流产后注意休息，保持外阴部清洁卫生，禁止性生活及盆浴 1 个月，预防感染。

（8）实施"流产后关爱"服务项目，向女性及其家属做避孕知识指导，帮助其选择并落实避孕方法，避免重复流产。

二、中期妊娠终止方法

患严重疾病不宜继续妊娠或者防止先天性畸形儿出生需终止中期妊娠者，可采取依沙吖啶（利凡诺）或水囊引产。

（一）适应证

1. 孕 13 周至不足 28 周，患有严重疾病不宜继续妊娠者。

2. 胚胎异常者。

（二）**禁忌证**

1. 严重的全身性疾病；能胜任手术的肝、肾疾病者不作为水囊引产的禁忌证。

2. 生殖道急性炎症、穿刺局部皮肤感染、各种急性感染性疾病或慢性疾病急性发作期。

3. 剖宫产术或者肌瘤挖除术 2 年内。子宫壁瘢痕、宫颈陈旧性裂伤者慎用。

4. 术前 24h 内两次体温超过 37.5℃。

5. 前置胎盘或者腹部皮肤感染者。

（三）**护理评估**

1. **健康史**　评估妇女现病史、既往史、月经史和婚育史等，了解是否符合依沙丁啶或水囊引产的适应证，有无相关禁忌证。

2. **身体状况**　全面评估妇女的身体状况。

3. **辅助检查**　同手术流产。

4. **心理 - 社会状况**　同手术流产。

（四）**护理措施**

1. **术前护理**　全面评估孕妇的身心状况，协助医师核对适应证和禁忌证。告知孕妇手术过程和可能出现的情况，取得配合，并签署知情同意书。指导孕妇术前 3d 禁止性生活，做好穿刺部位的皮肤准备。

2. **术中护理**　利凡诺羊膜腔内注射时应注意观察并记录患者生命体征，识别有无羊水栓塞症状，做好抢救准备。

3. **术后护理**　引产术后监测生命体征，观察并记录宫缩、阴道流血等情况。引产过程中，密切观察产程进展。产后协助医师查看胎盘胎膜是否完整，有无软产道裂伤，观察产后宫缩、阴道流血、排尿和泌乳情况等。指导妊娠月份大的产妇回奶，保持外阴清洁，以预防感染。

4. **健康指导**　指导使用生麦芽泡水当茶饮，芒硝敷乳房，嘱产妇产后勿进食汤类，勿挤奶，避免乳汁产生。术后禁止性生活及盆浴 6 周。告知产妇出现发热、腹痛、阴道流血多等异常情况及时就诊。为妇女及其家属讲解避孕知识，帮助选择并落实避孕措施。

知识拓展

流产后关爱

从 19 世纪 90 年代中期开始，流产后关爱（post abortion care，PAC）就成为了国际上解决流产问题和保障妇女生殖健康的关键。PAC 包括流产后咨询服务、流产后社区服务、流产后计划生育服务（post-abortion family planning service，PAFPS）、流产后并发症治疗服务和流产后生殖健康及其他健康综合服务，其中，PAFPS是最重要的部分。2004年，PAC被引入我国，中华医学会计划生育学分会于2011年制定并颁布了我国首部《流产后计划生育服务指南》，为我国医疗机构开展PAFPS提供了规范和参照基础。截至2018年，我国已有300多个地级以上城市、799家医疗机构开展了PAC服务，PAFPS降低重复流产率、保障妇女生殖健康初见成效。

（习春杨　雷岸江）

第四节　避孕节育措施的选择

避孕方法知情选择是指通过宣传、教育、培训及咨询，妇女根据自身特点，选择适宜、安全、有效的避孕方法。

【护理评估】

（一）健康史

评估妇女现病史、既往史、月经史和婚育史，了解是否符合避孕节育措施的适应证，有无避孕节育措施的禁忌证。

（二）身体状况

全面评估自愿采取避孕节育措施妇女的身体状况，如有无发热和急、慢性疾病。

（三）辅助检查

根据妇女的实际情况，选择相应的检查项目，如血、尿常规，出凝血时间，阴道分泌物常规检查，心电图，肝肾功能，腹部及盆腔B型超声等。

（四）心理 - 社会状况

由于缺乏相关知识，妇女对避孕节育措施会存在思想顾虑，担心会影响正常生育功能、出现各种并发症、影响性生活质量等。护士应及时评估妇女的心理状况，了解家庭支持情况，提供正确、个性化的健康指导，协助其采取安全、有效的避孕节育措施。

【护理措施】

（一）生育年龄各期避孕方法的选择

护士应告知育龄夫妇常用避孕方法的种类、原理、适应证和禁忌证、副作用、并发症及配合方法,耐心解答各种问题,做好心理疏导,解除思想顾虑。根据育龄夫妇的具体情况和需求,协助其选择最适宜、安全、有效、经济的避孕措施。

1. 新婚期

(1)原则:选择操作简便、不影响生育的避孕方法。

(2)选用方法:复方短效口服避孕药为首选方法。此外,还可选择阴茎套、外用避孕栓或薄膜等。一般不选用宫内节育器。不适宜用安全期避孕法、体外排精等低效避孕方法。

2. 哺乳期

(1)原则:不影响乳汁质量和婴儿健康。

(2)选用方法:最佳避孕方式为阴茎套。也可选用皮下埋植剂。不宜选用IUD,雌、孕激素复合避孕药或避孕针。不适宜用低效避孕方法,以免发生非意愿妊娠。

3. 生育后期

(1)原则:选择高效、可逆、可靠、安全的避孕方法,减少非意愿妊娠;满足避孕需求,避免或降低避孕导致的健康风险,并获得额外健康获益。

(2)选用方法:首选含铜IUD、左炔诺孕酮宫内缓释系统、皮下埋植剂。其次为避孕套。对于无生育需求或再次妊娠存在安全风险的夫妇,可选用绝育术。复方甾体激素避孕药、自然避孕法、外用避孕药等不推荐。紧急避孕时首选含铜IUD,其次为紧急避孕药。

4. 绝经过渡期

(1)原则:坚持避孕,应选择以外用避孕为主的避孕方法。

(2)选用方法:首选外用避孕方法,如阴茎套。放置IUD者可继续使用,绝经后半年内取出。不宜选用避孕药膜,可选用避孕栓、凝胶剂。不宜选择复方避孕药、安全期避孕。

(二)健康指导

1. 门诊即可进行IUD放置与取出术等,受术者观察1h后便可回家。告知阴道流血量多、持续时间长、腹部疼痛加剧等情况时及时就诊。放置或取出IUD者,术后应禁止性生活和盆浴2周。

2. 拟行输卵管结扎术者应住院,术后休息3~4周,禁止性生活和盆浴1个月。术后协助其尽早下床活动,密切观察生命体征,有无腹痛、腹腔内出血或脏器损伤征象。

3. 教会妇女避孕节育措施的正确使用方法,告知其不良反应、并发症的观察及应对措施。

知识拓展

青少年避孕

中国 15~24 岁青少年占总人口的 17.1%，由于初次性生活年龄提前、结婚和生育年龄后移，致青少年发生非意愿妊娠后多以人工流产为结局。研究发现，青少年非意愿妊娠的原因除因心存侥幸而未采取避孕措施外，更多与未采取高效避孕方法有关。为避免人工流产对青少年身心健康产生不利影响，医务人员应遵循不歧视、保密及知情同意的原则，向青少年提供友好、规范的避孕服务；依据确保安全、效果可靠、易于使用、价格可接受的原则，在人工流产后、产后和寻求紧急避孕时，指导青少年首选并落实长效可逆避孕方法（宫内避孕、皮下埋植）；对选择短效复方口服避孕药、避孕套等的青少年，指导坚持和正确使用；指导青少年坚持使用避孕套，以减少性传播疾病感染的风险。

（雷岸江）

第十八章 常见手术方式 / 不同术式护理路径

妇科常见的手术方式,根据手术路径可分为经腹手术与经外阴 / 阴道手术两大类。其中经腹手术有开腹手术、普通腹腔镜手术(单孔、多孔)和机器人腹腔镜手术(单孔、多孔),经外阴 / 阴道手术有阴式手术、宫腔镜手术、经阴道普通腹腔镜手术(vaginal natural orififice transluminal endoscopic surgery, V-NOTES)和经阴道机器人腹腔镜手术。

临床护理路径是指医护人员针对特定的疾病或手术方式制订的具有时间性、最适当、有序的护理方案,是医务人员必须遵循的治疗、护理模式。主要目的在于减少人力、物力等资源的浪费,促使患者早日恢复,提高患者治疗期间的舒适度。我院结合临床实际,制订了妇科经腹手术和经外阴 / 阴道手术护理路径(表 18-1),按照其标准化的护理流程,使护理工作程序化、标准化和规范化,以确保医疗质量安全。

表 18-1 妇科经腹手术和经外阴 / 阴道手术护理路径

名称		经腹手术护理路径	经外阴 / 阴道手术护理路径
时间	项目	内容	
入院 / 术前 1d	病情 观察	1. 专科病情如包块、腹痛、阴道流血等;既往史、现病史、合并症等相关病情观察 2. 疼痛评估 数字与脸谱评估量表 3. 跌倒评估 MFS 评估量表、HDFS 评估量表(儿童) 4. 皮肤压力性损伤评估 Norton 评估量表、Braden-Q 评估量表(儿童) 5. 静脉血栓风险评估 Caprini 评估量表 6. 营养风险评估 NRS2002 评估量表 7. 心理状况评估 HADS 量表 8. 自理能力评估 ADL 量表 9. 吞咽功能障碍评估 YSP 量表(>60 岁者) 10. 完成以上评估,填写《入院评估单》	
	医嘱 执行	1. 妇科护理常规 2. 相应护理级别 3. 相应饮食 4. 患者既往用药 5. 完善辅助检查	

续表

名称		经腹手术护理路径	经外阴/阴道手术护理路径
时间	项目	内容	
入院/ 术前 1d	医嘱 执行	6. 不常规进行术前机械性肠道准备；机械性肠道准备仅适用于 （1）部分三、四级手术经术前评估可能导致肠道损伤者 （2）深部盆腔子宫内膜异位症患者 （3）严重便秘患者。遵医嘱口服泻剂（<60岁者用复方聚乙二醇电解质散溶液 2L，<18岁或≥60岁者用蓖麻油 40ml）和/或清洁灌肠，并同时酌情服用覆盖肠道菌群的抗生素（如替硝唑、甲硝唑等） 7. 宫颈阴道消毒/部分宫颈癌患者行低压阴道冲洗 8. 阴道上药（宫腔镜手术）	
	基础 护理	入院： 1. 与患者核对手腕带上的信息无误后，佩戴于患者的左手腕 2. 测量生命体征、身高、体重 3. 休息与睡眠，术前应保证充足睡眠。对于存在严重焦虑症状的患者，遵医嘱予以短效镇静药物（例：艾司唑仑）	
		术前： 沐浴清洁肚脐、腹部及会阴部皮肤	术前： 1. 皮肤准备　沐浴清洁会阴部皮肤 2. 物品准备　外阴癌根治术备棉布绷带、棉垫及方形抱枕，术后床上加垫泡沫垫或电动减压床垫；阴道成形术备阴道模型、丁字带、浸泡阴道模型的容器
	健康 教育	入院： 1. 完成入院健康教育，介绍主管医护人员、病区环境及设施、住院制度等，详见《妇科护患沟通书》，完善健康教育单 2. 签署《妇科护患沟通书》	
		术前： 1. 如口服导泻剂，复方聚乙二醇电解质散溶液在 2h 内喝完，并来回走动，可促进肠胃蠕动 2. 指导患者正确深呼吸、咳痰的方法，预防术后肺部并发症 3. 指导恶性肿瘤癌患者练习床上大小便 4. 指导血栓风险评估中危以上患者，在病情允许的情况下多饮水，选择合适型号的弹力袜，并检查弹力袜穿着是否正确以及下肢皮肤情况 5. 心理支持	

续表

名称		经腹手术护理路径	经外阴/阴道手术护理路径
时间	项目	内容	
手术日	病情观察	术前： 1. 询问患者的自我感受,有无不适 2. 询问有无月经来潮,若发现月经突然来潮,需及时通知医生 3. 测量生命体征,如异常通知医生	
		术后： 1. 意识及生命体征　术后 2h 内 15~30min 测一次,2h 后 1~2h 测一次,6h 后 2~4h 测一次,直至停止心电监护 2. 阴道流血 3. 各类管道 4. 受压部位皮肤 5. 出入量 6. 恶心呕吐 7. 肢体活动 8. 疼痛评估　数字与脸谱评估量表 9. 跌倒评估　MFS 评估量表、HDFS 评估量表（儿童） 10. 皮肤压力性损伤评估　Norton 评估量表、Braden-Q 评估量表（儿童） 11. 静脉血栓风险评估　Caprini 评估量表 12. 自理能力评估　ADL 量表	
		13. 切口敷料 14. 腹腔镜手术后有无高碳酸血症、皮下气肿、肩背酸痛等不适	13. 外阴敷料 14. 阴道纱条 15. 用棉布绷带加压包扎的外阴癌根治术患者,应观察包扎处皮肤及双下肢血液循环情况,如皮温、足背动脉搏动、皮肤颜色等
	医嘱执行	术前： 1. 禁食禁饮 （1）禁饮时间：麻醉前 3h。麻醉前 3~6h,可口服清饮料,包括清水、清茶、糖水、无渣果汁、碳酸类饮料、黑咖啡（不含奶）,但均不能含有酒精,总量不超过 200ml （2）禁食时间：麻醉前 6h 开始禁食淀粉类固体食物及乳制品（油炸、脂肪及肉类食物需禁食 8h 以上） （3）以下情况者有必要延长禁食禁饮时间：严重创伤患者,禁食时间至受伤时间不足 6h;消化道肠梗阻患者;肥胖患者,BMI≥28kg/m²;糖尿病患者;困难气道患者;颅脑损伤、颅内高压、昏迷等中枢神经系统疾病	

名称		经腹手术护理路径	经外阴 / 阴道手术护理路径
时间	项目	内容	
手术日	医嘱执行	患者；消化道或其他对术前禁食有特殊或更高要求的择期手术患者，按专科医生要求实施 2. 宫颈阴道消毒（无性生活史患者除外）/ 部分宫颈癌患者行低压阴道冲洗 3. 清洁灌肠（部分三、四级手术可能导致肠道损伤者或深部盆腔子宫内膜异位症患者） 4. 脐部清洁（腹腔镜单孔手术，脐部清洁后用碘伏进行消毒） 5. 静脉补充液体 6. 术前安全核查后，填写《患者交接表》，接入手术室	
		术后： 1. 相应护理级别 2. 禁食 / 流食 / 半流食 3. 保留尿管（全子宫切除以下的手术不常规安置尿管） 4. 外阴擦洗 5. 负压引流管　观察引流量、颜色及性状（不常规安置；如术中腹腔用药，术后暂时夹闭 4~6h 后开放） 6. 吸氧　低流量吸氧 2~6h，维持氧饱和度 95% 以上 7. 心电监护 8. 补液、维持水电平衡 9. 进行疼痛、跌倒、皮肤压力性损伤、静脉血栓风险、非计划拔管风险及自理能力评估 10. 腹部切口压沙袋 6~8h（不常规使用，医生根据患者术中情况而定） 11. 遵医嘱使用止吐、镇痛等药物 12. 出入量	
	基础护理	术前： 1. 术晨测生命体征 2. 术前核查患者是否更换手术衣，发夹、首饰等是否取下	
		术后： 1. 体位及活动　全麻术后清醒即可垫枕或半卧位，并可床上活动 2. 尿管护理　保持固定通畅，观察尿液颜色、性状、量，每天行外阴擦洗，每周更换尿袋 2 次	术后： 1. 体位及活动　全麻术后清醒即可垫枕或半卧位，并可床上活动；盆底修补术患者平卧 24h；尿瘘修补术患者根据瘘孔情况，瘘孔在膀胱后底部者取俯卧位，在膀胱侧面者取健侧卧位 48h；外阴癌根治术后患者平卧 72h，双下肢屈膝外展，将抱枕垫于腘窝处

续表

名称		经腹手术护理路径	经外阴 / 阴道手术护理路径
时间	项目	内容	
手术日	基础护理	3. 负压引流 保持固定通畅、观察引流物颜色、性状、量，每天更换负压引流器 1 次	2. 尿管护理 保持固定通畅，观察尿液颜色、性状、量，每天行外阴擦洗（外阴癌根治术待棉布绷带去除后进行），每周更换尿袋 2 次 3. 负压引流 / 中心负压引流 保持固定通畅、观察引流物颜色、性状、量，每天更换负压引流器 1 次（中心负压引流瓶无须更换）
		4. 遵医嘱静脉输入液体，根据病情控制输液速度 5. 保证休息，积极止吐、镇痛，根据疼痛评估分数，遵医嘱予镇痛药物 6. 清洁卫生 协助晨、晚间护理	
	健康教育	术前： 心理支持	
		术后： 1. 饮食指导 遵医嘱进行饮食指导。麻醉清醒后无恶心、呕吐即可饮温开水 10~15ml/h 至可进食，4~6h 开始进流质饮食或半流质饮食；妇科恶性肿瘤患者，包括接受肠切除吻合术的患者，术后 24h 内可以开始进食流质饮食；外阴癌根治术患者，适当延长进食普食的时间 2. 活动指导 24h 内尽早离床活动，活动顺序为床上坐起→床边站立→扶床行走→室内行走→室外活动，活动时需家属搀扶，循序渐进，逐步增加活动量，注意预防跌倒 3. 管道护理 保持管道通畅	
术后 1d	病情观察	术后： 1. 生命体征 2. 各类管道 3. 阴道流血 4. 受压部位皮肤 5. 肠功能恢复 6. 恶心呕吐 7. 疼痛评估 数字与脸谱评估量表 8. 自理能力评估 ADL 量表 9. 皮下注射低分子肝素的血栓风险评估高危患者，观察注射部位皮肤状况以及有无出血倾向和寒战、发热、荨麻疹等过敏反应	

续表

名称		经腹手术护理路径	经外阴/阴道手术护理路径
时间	项目	内容	
术后 1d	病情 观察	10. 切口敷料 11. 腹腔镜手术后有无高碳酸血症、皮下气肿、肩背酸痛等不适	10. 外阴敷料 11. 阴道纱条 12. 用棉布绷带加压包扎的外阴癌根治术患者,应观察包扎处皮肤及双下肢血液循环情况,如皮温、足背动脉搏动、皮肤颜色等
	医嘱 执行	1. 相应护理级别 2. 禁食/流食/半流食 3. 保留尿管 4. 外阴擦洗 5. 更换负压引流器/中心负压引流 6. 补液、维持水电平衡 7. 血栓评估高风险患者皮下注射低分子肝素联合弹力袜或间歇充气加压装置	
	基础 护理	1. 晨、晚间护理 2. 遵医嘱静脉输入液体,根据病情控制输液速度 3. 管道护理 4. 疼痛护理　根据疼痛评估分数,遵医嘱予以镇痛药物 5. 恶心呕吐的护理　遵医嘱使用止吐剂,必要时联合用药	
	健康 教育	1. 饮食指导　遵医嘱进食,避免牛奶、豆浆等产气食物 2. 活动指导　鼓励床旁活动,年老体弱或合并贫血、心脏病等疾病患者可适当延长卧床时间,卧床期间掌握床上运动疗法 3. 术后并发症的预防　指导深呼吸、咳痰,预防肺部感染;对血栓评估高风险患者应继续穿着弹力袜,在患者耐受的情况下,建议日夜均穿着,可间歇脱下 4. 管道护理　保持管道通畅 5. 腹腔镜手术后若有肩背酸痛,可指导家属进行按摩	
术后 2~5d	病情 观察	同"术后1d"	
	医嘱 执行	1. 相应护理级别 2. 禁食/流食/半流食/普食 3. 外阴擦洗 4. 更换负压引流器/中心负压引流	

续表

名称		经腹手术护理路径	经外阴/阴道手术护理路径
时间	项目	内容	

时间	项目	经腹手术护理路径	经外阴/阴道手术护理路径
术后 2~5d	医嘱 执行	5. 补液、维持水电平衡 6. 血栓评估高风险患者皮下注射低分子肝素联合弹力袜或间歇充气加压装置 7. 特殊医嘱（拔除尿管后进行膀胱残余尿量测定）	
		8. 尿管留置时间　子宫全切术 2~3d；次广泛子宫全切术 5~7d；广泛子宫全切术 14~28d	8. 尿管留置时间　宫颈锥形切除术 2~3d；阴道前后壁修补术、阴道成形术、曼氏手术 3~5d；外阴癌根治术 5~7d；尿瘘修补术 7~14d
	基础 护理	1. 晨、晚间护理 2. 遵医嘱静脉输入液体，根据病情控制输液速度 3. 管道护理 4. 排泄护理　观察大小便情况 5. 疼痛与睡眠　根据疼痛评估分数，遵医嘱予以镇痛药物（使用镇痛泵的患者，72h 后由麻醉科评估后停用）。若有睡眠障碍者，遵医嘱予以适当的镇静药物 6. 恶心呕吐的护理　遵医嘱使用止吐剂，必要时联合用药	
	健康 教育	1. 饮食指导　根据医嘱指导进食 2. 活动指导　鼓励床旁活动；患者卧床期间掌握床上运动疗法 3. 管道护理　保持管道通畅；拔除尿管后，观察小便自解情况 4. 个人卫生指导　每次排便后应清洁肛门及会阴部，勤换会阴垫或宽松内裤	
		5. 排泄护理　若肛门未排气，诉腹胀者可予薄荷水口服、小茴香腹部热敷；便秘者可予麻仁丸口服、开塞露外用；肠造瘘者应观察造瘘口排气、排便情况	5. 排泄护理　部分外阴/阴道手术的患者为防止大便对切口的污染及排便时对切口的牵拉，于术后 3d 开始口服液状石蜡或麻仁丸以软化大便 6. 阴道成形术后 3~5d 协助医生安置阴道模型，上模型前给予适当镇痛药物
出院日	病情 观察	自理能力评估：ADL 量表	
	医嘱 执行	1. 今日出院 2. 出院带药	

续表

名称		经腹手术护理路径	经外阴 / 阴道手术护理路径
时间	项目	内容	
出院日	基础护理	1. 拔除留置针 2. 取下手腕带 3. 整理床单元,行终末消毒	
	健康教育	1. 活动指导　根据手术范围,指导患者休息并禁止同房、盆浴 1~3 个月;避免重体力劳动和剧烈运动;避免下蹲、咳嗽等增加腹压的动作 2. 饮食指导　1 个月内避免进食辛辣刺激的食物,保持大便通畅 3. 切口、阴道分泌物 / 流血等异常情况及时就诊 4. 如带尿管出院者,指导患者或家属掌握尿管的护理 5. 术后 1~3 个月复诊 6. 指导办理出院手续	
		7. 特殊用药指导,比如促性腺激素释放激素激动剂、低分子肝素等 8. 有肠造瘘者,指导患者或家属掌握造瘘口的护理	7. 特殊用药指导,比如碘伏、开塞露使用的方法 8. 阴道成形术后特殊指导　鼓励患者出院后坚持使用阴道模型,并要求每天更换。教会患者更换阴道模型方法及模型的消毒处理(洗净外包小方巾,冷水下锅煮沸后再煮 15~30min,冷却后就可使用)。术后 3~6 个月,经医生检查阴道切口完全愈合后方可有性生活,性生活时可暂时不用,结束后应继续使用至阴道有一定的扩张性为止;青春期女性应用阴道模型至结婚有性生活为止

知识拓展

如何降低抗菌药物过敏反应风险?

因为对药物过敏反应机制、皮试意义的认识误区,许多医务人员在临床实践中过于依赖皮试,导致过敏史甄别欠细致、皮试适应证偏宽泛、皮试操作不规范、结果判读不正确等现象普遍存在。

皮试仅为预防过敏反应的措施之一,其预测作用仅限于少数药物引发的 IgE 介导的速发型过敏反应。预防和降低过敏反应风险应更多依靠：

1. 详细询问和甄别过敏史。
2. 用药期间的密切观察。
3. 配备过敏反应抢救药品和设备。
4. 医务人员熟悉严重过敏反应救治措施流程。

（王　佳）

妇科护理技术操作

第十九章　妇科常用护理技术

第一节　会阴擦洗 / 冲洗

【目的】

1. 保持会阴及肛门清洁,促进患者舒适及会阴伤口愈合。

2. 防止生殖系统、泌尿系统的逆行感染。

【适应证】

1. 留置导尿管。

2. 会阴部手术后。

3. 生活不能自理。

4. 急性外阴炎。

【用物】

1. **物品准备**　会阴擦洗包(内含:无菌弯盘 2 个、无菌镊子 2 把、无菌干棉球若干个、无菌干纱布 2 块、治疗巾 1 张)、一次性手套 1 副、一次性会阴垫 1 张、便盆 1 个、冲洗壶 1 个、水温计 1 个、快速手消毒液及垃圾袋。

2. **药液准备**　常用药液有 0.1% 苯扎溴铵溶液或 0.02% 碘伏溶液等。

【评估】

1. 患者的病情、意识水平、认知水平、自理能力及合作程度。

2. 患者外阴清洁、外阴伤口以及各种引流管情况。

【流程】

会阴擦洗 / 冲洗流程见图 19-1。

291

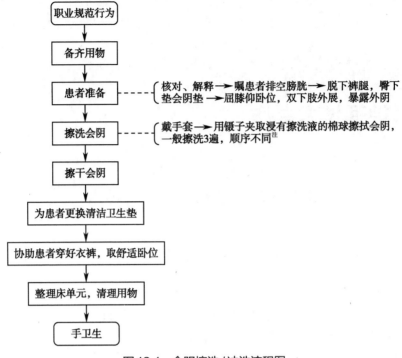

图 19-1   会阴擦洗 / 冲洗流程图

注：第 1 遍擦洗顺序为从上到下、从外到内、先对侧后近侧。从耻骨联合向下擦至臀部,擦净一侧后更换棉球擦净另一侧,之后再更换棉球从阴阜向下擦净中间。第 2 遍擦洗顺序为从上到下、从内到外、先对侧后近侧或以伤口为中心向外擦洗。每擦洗一个部位更换一个棉球,最后擦洗肛门。第 3 遍擦洗顺序同第 2 遍。根据患者情况可增加擦洗次数至擦净。

【注意事项】

1. 为患者遮挡,保护隐私,注意保暖。

2. 操作时注意观察伤口有无红肿及分泌物等情况。

3. 如有留置尿管者,应注意尿管是否通畅或脱落,并对尿管近尿道口端进行擦洗,保持清洁。

4. 如需会阴冲洗,先将便盆及一次性会阴垫置于患者臀下。一手用镊子夹住棉球进行擦拭,另一手执冲洗壶配合进行冲洗,冲洗顺序同会阴擦洗。冲洗液温度约 40℃,以患者舒适为宜,注意避免烫伤。勿使冲洗液流入阴道,可先用无菌棉球堵住阴道口。冲洗完毕撤去便盆,更换一次性会阴垫。

5. 操作中动作轻柔,避免引起患者不适或疼痛。

6. 为多个患者行会阴擦洗时,最后擦洗有伤口感染者,以免交叉感染。

（刘　星）

第二节　阴道冲洗

【目的】

1. 保持阴道和宫颈清洁,预防感染。

2. 清除坏死物,增加宫颈癌放疗敏感性。

【适应证】

1. 宫颈癌等行术前阴道准备。

2. 宫颈癌放疗。

【禁忌证】

1. 月经期、产后或人工流产术后子宫颈口未闭或有阴道流血。

2. 宫颈癌有活动性出血。

【用物】

1. **物品准备**　一次性冲洗袋 1 个、便盆 1 个、一次性会阴垫(或治疗巾) 1 张、一次性手套 1 副、水温计 1 个、干纱布若干、输液架 1 个、快速手消毒液及垃圾袋。

2. **药液准备**　常用冲洗液有 0.02% 碘伏溶液、生理盐水等。

【评估】

1. 患者的病情、性生活史、意识水平、认知水平、自理能力及合作程度。

2. 患者膀胱充盈、阴道流血及外阴清洁情况。

【流程】

阴道冲洗流程见图 19-2。

【注意事项】

1. 为患者遮挡,保护隐私,注意保暖。

2. 冲洗袋距床面不得超过 70cm,以免压力过大、水流过快,使液体或污物进入子宫腔,或冲洗液与局部作用时间过短,影响治疗效果。

3. 产后 10d 或妇产科手术 2 周后的患者,行低位阴道冲洗,冲洗袋的高度一般不超过床沿 30cm,以免污物进入宫腔或损伤阴道残端伤口。

4. 冲洗液温度以 41~43℃为宜。温度过高可能烫伤阴道黏膜,温度过低可引起患者不适。

5. 冲洗头不能插入过深,冲洗过程中动作轻柔,以减轻患者不适,避免损伤。

6. 阴道冲洗过程中,注意观察患者的反应、冲洗液面下降情况以及阴道内冲洗液流出的情况,如有异常及时暂停操作,进行处理。

7. 必要时可用窥阴器扩开阴道,暴露宫颈后进行冲洗。冲洗时需轻轻旋转窥阴器,使冲洗液能到达阴道各部。

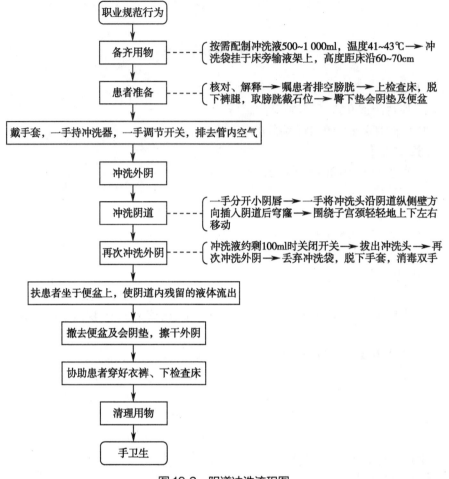

图 19-2 阴道冲洗流程图

8. 无性生活女性一般不做阴道冲洗,必要时用导尿管代替进行,不能使用窥阴器。

(刘 星)

第三节 坐浴

【目的】
清洁外阴以及创面,改善局部血液循环,减轻局部炎症,利于组织修复。
【适应证】
1. 外阴手术等术前准备。

2. 外阴及阴道炎症、慢性盆腔炎。

3. 子宫脱垂、膀胱及阴道松弛。

4. 会阴伤口愈合不良。

【禁忌证】

月经期、阴道流血者、孕妇及产后 7d 内。

【用物】

1. **物品准备**　坐浴盆 1 个、坐浴架 1 个、无菌纱布或消毒毛巾 1 张及水温计 1 个。

2. **坐浴液准备**　常用药液：滴虫性阴道炎可用 0.5% 醋酸溶液、1% 乳酸溶液或 1∶5 000 高锰酸钾溶液；外阴阴道假丝酵母菌病可用 2%~4% 碳酸氢钠溶液；萎缩性阴道炎可用 0.5%~1% 乳酸溶液；外阴炎及其他非特异性阴道炎、外阴阴道手术前准备可用 1∶5 000 高锰酸钾溶液、0.02% 碘伏溶液等。

【评估】

1. 患者的病情、意识水平、认知水平、自理能力及合作程度。

2. 患者膀胱充盈、会阴清洁、阴道流血及局部皮肤情况。

【流程】

坐浴流程见图 19-3。

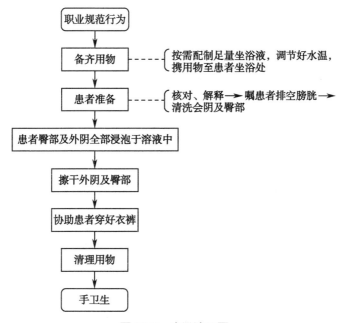

图 19-3　坐浴流程图

【注意事项】

1. 坐浴液应该严格按照比例配制,浓度过高容易造成黏膜损伤,浓度太低影响治疗效果。

2. 根据病情需要调节水温及坐浴时间

（1）热浴：水温为 39~41℃,适用于渗出性病变及急性炎性浸润,可先熏后坐,持续 20min。

（2）温浴：水温为 35~37℃,适用于慢性盆腔炎症、外阴手术等术前准备,持续 20min。

（3）冷浴：水温为 14~15℃,刺激肌肉和神经,使其张力增加,适用于膀胱阴道松弛等,持续 2~5min。

3. 为患者遮挡,保护隐私,注意保暖。

4. 坐浴时需将臀部及外阴全部浸入药液中。

（刘　星）

第四节　宫颈阴道消毒

【目的】

保持阴道和宫颈清洁,预防感染。

【适应证】

1. 阴道炎、宫颈炎或术后阴道残端炎。

2. 子宫全切术等术前准备。

【禁忌证】

无性生活史者一般不行宫颈阴道消毒。

【用物】

1. **用物准备**　窥阴器 1 个、无菌长棉签若干、一次性会阴垫（或治疗巾）1 张、一次性手套 1 副、鹅颈灯 1 个、快速手消毒液及垃圾袋。

2. **药液准备**　常用药液有碘伏液等。

【评估】

1. 患者的病情、性生活史、意识水平、认知水平、自理能力及合作程度。

2. 患者膀胱充盈、阴道流血及外阴清洁情况。

【流程】

宫颈阴道消毒流程见图 19-4。

【注意事项】

1. 为患者遮挡,保护隐私,注意保暖。

2. 转动窥阴器时,应闭合窥阴器两叶。操作中动作轻柔,以减轻患者不适,避免损伤。

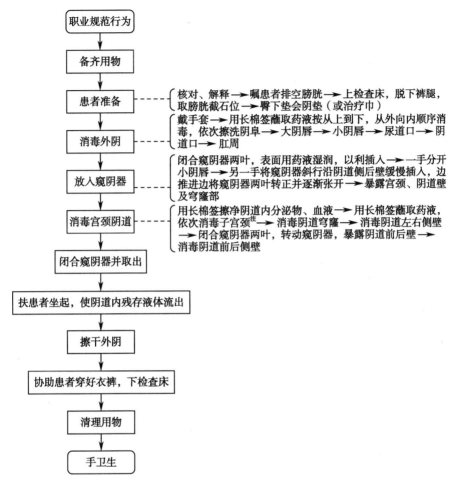

图 19-4　宫颈阴道消毒流程图

注：每个部位消毒两遍，根据患者情况增加消毒次数直至擦净。每遍消毒时均更换棉签。消毒阴道壁时，从内向外呈"Z"字形消毒，以擦净阴道壁。

（刘　星）

第五节　阴道/宫颈上药

【目的】

改善阴道内环境和清洁度，治疗阴道、宫颈炎症。

【适应证】

阴道炎、宫颈炎或术后阴道残端炎。

【用物】

1. **物品准备**   窥阴器 1 个、消毒长棉签若干、一次性会阴垫（或治疗巾）1 张、一次性手套 1 副、鹅颈灯 1 个、快速手消毒液及垃圾袋。根据病情及药物性状准备长镊子、消毒干棉球、消毒带线棉球或纱布等。

2. **药物准备**   根据患者病情准备相应的药物。

【评估】

1. 患者的病情、性生活史、意识水平、认知水平、自理能力及合作程度。

2. 患者膀胱充盈、阴道流血及外阴清洁情况。

【流程】

阴道 / 宫颈上药流程见图 19-5。

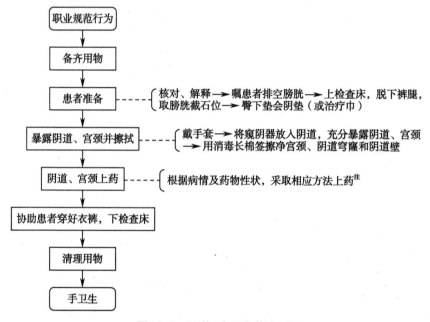

图 19-5   阴道 / 宫颈上药流程图

注:

1. 阴道后穹窿上药   护士用长镊子夹住药物后将其放至阴道后穹窿。也可指导患者自行用药。指导患者洗净双手或戴指套，用一手示指和中指夹持药物放入阴道，并沿阴道壁推至手指完全伸入阴道后穹窿。通常睡前用药，以免药物脱出并保证药物作用时间。

2. 非腐蚀性药物   用消毒长棉签蘸取药液直接涂擦于阴道壁或子宫颈。

3. 腐蚀性药物   用于治疗宫颈糜烂样改变。用长棉签蘸少许药液涂于宫颈的糜烂面，并插入宫颈管内约 0.5cm，再用生理盐水棉球擦去宫颈表面残余药液，最后用干棉球吸干。

4. 宫颈棉球上药   适用于宫颈亚急性或急性炎症伴出血者。用长镊子夹持蘸取药液的带线棉球，将其塞压至宫颈处。轻轻将窥阴器从阴道退出，然后取出长镊。注意避免退出窥阴器时棉球带出或移位。将棉球线尾露于阴道口外，并用胶布固定。通常于放药 12~24h 后牵引棉球尾线将其取出，取出后注意观察出血情况。

5. 喷雾器上药   使用喷雾器将药粉均匀散布于阴道或宫颈处。

【注意事项】

1. 用药期间禁止性生活。月经期或子宫出血者不宜上药。无性生活史者上药时不可使用窥阴器,可使用长棉签涂抹药物。

2. 为患者遮挡,保护隐私,注意保暖。

3. 用消毒长棉签涂药前,注意捻紧棉签上的棉花。涂药时顺一个方向转动,避免棉花脱落于阴道内。

4. 阴道上药时应轻轻转动窥阴器,将药物均匀地涂布阴道各壁。

5. 使用腐蚀性药物时,要注意保护阴道壁及正常宫颈组织。上药前将棉球或纱布垫于阴道后壁及后穹窿,蘸取的药液不宜过多,以免灼伤正常组织。

6. 操作中动作轻柔,以减轻患者不适,避免损伤。

7. 若阴道内留有棉球或纱布,需按时如数取出,避免遗漏。如由患者自行取出,应告知患者。如由医务人员取出,应做好交接。

（刘　星）

第六节　无创膀胱容量测定

【目的】

测量膀胱残余尿量。

【适应证】

1. 协助判断尿潴留。

2. 协助判断保留尿管是否堵塞。

【禁忌证】

孕妇、大量腹水或测量部位有明显疤痕会影响测量的准确度。

【用物】

膀胱容量测定仪、纸巾、医用超声耦合剂及快速手消毒液。

【评估】

1. 患者的病情、意识水平、认知水平、自理能力及合作程度。

2. 患者的手术方式及腹部伤口情况。

3. 患者膀胱充盈及排尿情况。

【流程】

无创膀胱容量测定流程见图 19-6。

【注意事项】

1. 根据手术方式选择正确的测量模式。

2. 避免耦合剂接触伤口敷料,以保持敷料清洁干燥。

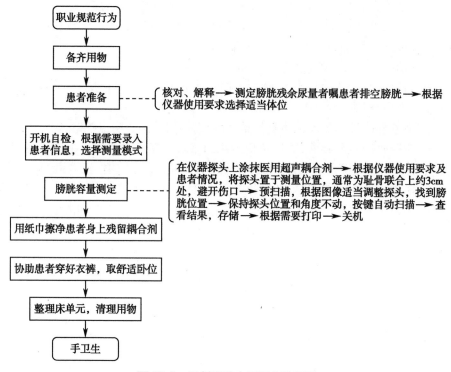

图 19-6 无创膀胱容量测定流程图

3. 测量期间探头应与膀胱前壁保持垂直,稳定探头,避免位置移动导致测量误差较大。

（刘　星）

第七节　气压治疗

【目的】
1. 加快下肢血液流速,改善血液循环。
2. 促进静脉回流,消除水肿。
3. 防止肌肉萎缩。
4. 刺激血管内皮细胞纤维蛋白溶解物的释放。
【适应证】
1. 围手术期患者。
2. 抗凝治疗的患者,起协同作用。

3. 不能使用抗凝剂的患者。

4. 有发生深静脉血栓风险的患者。

5. 用于长期限制活动的患者。

6. 肢体瘫痪的患者。

【禁忌证】

1. 严重的外周动脉疾病和其他缺血性血管病的患者。

2. 已经确诊或者怀疑是深静脉血栓或有下肢血栓性静脉炎的患者。

3. 严重的充血性心力衰竭或由于增加血流量会造成心脏损伤的患者。

4. 任何由于患者自身原因,如坏疽、未治疗的感染伤口、新的皮肤移植,使用护套可能会加重损伤的患者。

【用物】

物品准备:气压治疗仪、一次性腿套、酒精消毒湿巾、手消毒液。

【评估】

1. 患者的病情、意识水平、认知水平、自理能力及合作程度。

2. 患者的肢体活动度、肢体皮肤完整性。

3. 患者有无血栓病史、有无心脏疾病。

【流程】

气压治疗流程见图 19-7。

【注意事项】

1. 治疗前向患者说明治疗作用,解除其顾虑,鼓励患者积极参与并配合治疗。

2. 治疗前应检查设备性能是否完好和患者有无出血倾向。

3. 每次治疗前应检查患者双下肢,若有尚未结痂的溃疡或压力性损伤,应加以隔离保护后再行治疗,若有新鲜出血伤口则应暂缓治疗。

4. 治疗应在患者清醒的状态下进行,双下肢应无感觉障碍。

5. 患者治疗期间应穿清洁衣物或使用一次性腿套,防止交叉感染。

6. 根据医嘱设置气压治疗仪的时间、压力和频率,设定压力一般为 30~90mmHg(先从低于患者舒张压的较小压力开始,待适应后,可逐渐调大压力),治疗频率一般为 1~2 次 /d,每次持续 30~40 min。

7. 气压治疗仪是有序地从患者足踝、小腿、大腿部位充气加压,达到促进下肢静脉血流回流的目的,应提前与患者做好解释工作。

8. 治疗过程中,应询问患者的主观感觉,根据情况及时调节治疗压力。

9. 对老年、血管弹性差者,治疗压力可从低值开始,随后逐渐增至所需的压力。

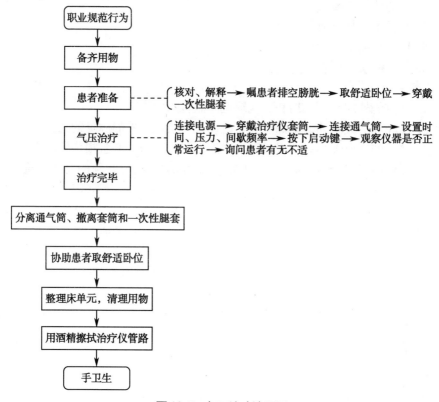

图 19-7　气压治疗流程图

（张梦琴）

第八节　运动疗法

【目的】

1. 改善肺通气,促进气体交换,预防肺部感染和肺部并发症。

2. 有利于缩短肛门排气时间,减轻腹胀腹痛,促进胃肠道功能恢复,减少术后肠粘连等并发症。

3. 有利于促进静脉血液回流,降低术后深静脉血栓的发生率。

【适应证】

1. 围手术期的患者。

2. 腹腔镜手术后 CO_2 气腹后遗效应的患者。

3. 术后麻醉已清醒、生命体征平稳、体力能耐受的患者。

【禁忌证】

1. 病情危重的患者。

2. 严重贫血的患者。

3. 患侧肢体有动脉或静脉血栓的患者。

4. 运动过程中可能会发生严重并发症或死亡的患者。

【用物】

物品准备：运动疗法纸质宣传单、运动疗法宣教视频、视频播放器。

【评估】

1. 患者的病情、意识水平、认知水平、自理能力及合作程度。

2. 患者的伤口、管道、液体情况。

3. 患者的体力恢复及肢体活动度情况、关节、肌肉功能等。

【流程】

运动疗法流程见图 19-8。

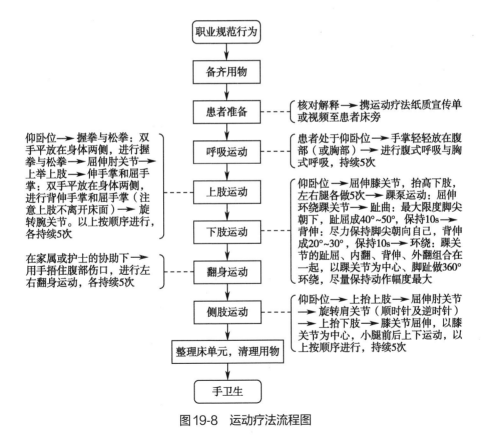

图19-8　运动疗法流程图

【注意事项】

1. 围手术期患者应做好术前术后的评估,根据患者个体情况如体力、肢体活动度、对疼痛的耐受性等制订早期的个体化活动计划。

2. 术后清醒患者即可开始床上运动,运动范围和幅度应由小到大,循序渐进,鼓励患者术后第一天尝试下床活动,警惕直立性低血压引发患者跌倒。

3. 患者床上运动时,应拉起双侧床挡,保护患者安全,同时注意防寒保暖。有输液管道者,输液过程中应避免该侧上肢运动,以免造成输液肢体肿胀或药液渗漏;有引流管道者,应注意避免引流管道脱落;有伤口者,应注意避免伤口受压或过度牵拉引发伤口渗血渗液。

4. 运动疗法应注重患者感受,询问患者是否有心慌、气短、呼吸费力等情况,每次运动以患者自我感觉不累为宜。

5. 做好患者及家属的健康宣教,使患者及家属了解术前准备项目和运动疗法的重要性,提升患者及家属的依从性。

(谢　宏)

第九节　造瘘口评估与护理

【目的】

疾病特殊情况下进行粪便改流术。将一端或两端肠管引到体表,形成开口,用于排泄粪便,达到减轻肠梗阻、旷置远端肠道、促进肠疾病痊愈等。

【适应证】

卵巢癌侵犯肠道及深部浸润型子宫内膜异位症。

【用物】

1. **物品准备**　换药盘、纱布、纸巾、温水或生理盐水、垃圾袋、造口用物(测量尺、剪刀、护肤粉、保护膜、防漏膏等)。

2. **药液准备**　温水或生理盐水。

【评估】

1. **造口的类型**

(1)按造口时间分类

1)临时性造口:当部分肠道中出现一些问题,在其近端造口为临时造口。根据愈合过程,可能需要数周、数月甚至数年,但最终临时造口会被还纳(移除),并恢复正常的肠道运动。

2)永久性造口:当结肠或直肠末端发生病变时,需要创建永久性造口。必须永久性绕过病变的部位或全部移除。该造口可以为粪便提供一个出口,并且将来也不会闭合。

（2）按造口部位分类：升结肠造口、降结肠造口、回肠造口、横结肠造口、乙状结肠造口、输尿管皮肤造口。

（3）按造口的方式分类

1）单腔造口：在腹壁仅见一个开口，通常先切除病变的肠段，游离近端肠道，通过切口拉出腹壁，黏膜外翻并与腹壁相缝合，通常远端肠管多移除或封闭于腹腔内。单腔造口往往是永久性造口，结肠端式造口常用来治疗直肠或肛门部恶性肿瘤及无法修复的直肠肛门损伤。

2）袢式造口：手术时，将一段肠道经切口拉到腹壁表面，用支撑架或支撑棒支持防止缩回腹腔，支架往往放置 10d 左右，纵向切开肠壁，黏膜外翻形成两个开口，分层缝合固定于腹壁。远端为非功能袢，近端为功能袢。

2. **造口的大小** 测量造口的长度、宽度及突出的高度。

3. **造口的形状** 可以是圆形、椭圆形、不规则形、蘑菇形。

4. **造口的高度** 可能与皮肤齐平、也可能是突出的，一般造口的高度为 1~2.5cm。

5. **造口的血运情况** 造口正常的颜色是粉红色、淡红色或牛肉红色，类似正常人嘴唇内侧的颜色，表面光滑、湿润。当造口外观苍白时，提示患者血红蛋白过低；颜色青紫、暗红甚至发黑，说明造口可能缺血。手术后初期有轻微水肿，水肿会于术后约 6 周内逐渐减退，发现造口颜色异常应及时通知医生。

6. 观察造口黏膜与皮肤缝合处的缝线是否松脱而导致出血或分离。

7. **造口的支架管** 通常用于袢式的回肠及结肠造口，一般于术后第 7d 拔除。要观察支架管是否有松脱或太紧压伤黏膜及皮肤。

8. **造口周围皮肤** 正常情况下造口周围皮肤应完整、无损、健康，其颜色与毗邻皮肤没有分别，如出现潮红、皮疹或破损，应及时对症处理。

9. **造口的排泄物** 注意观察造口排泄物的颜色、性质、量。造口排气说明肠蠕动恢复，所以手术后使用的造口用具不应该装有过滤装置。术后数天造口处排出黏液，当进食后，排泄物最初可能会较为稀薄，排泄次数较多，但以后将逐渐趋于正常，排泄物将会转变为固体状，排泄次数也会减少。

【流程】
更换造口袋流程见图 19-9。

【注意事项】

1. 更换下来的造口产品应放在垃圾袋内，不能直接扔在马桶内。

2. 更换造口袋应在饮食前或饮食后 2h，或根据患者排便习惯而定。

3. 造口袋中的粪便超过 1/3~1/2 时就要排放，如发生渗漏时，及时更换造口袋。

4. 及时护理好皮肤的红疹和皮炎。

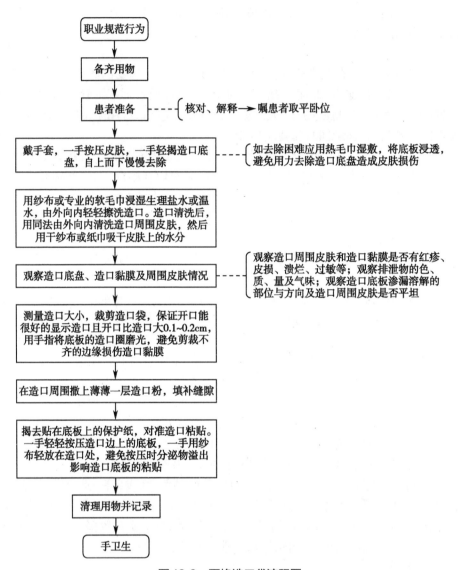

图19-9　更换造口袋流程图

5. 造口袋底盘下应避免油、面霜、乳液等,会导致底盘与皮肤不能很好地贴合。

（刘　娅）

第十节 IHH 的微泵治疗

【目的】

模拟人体 GnRH 的脉冲分泌,通过皮下持续脉冲微量注入 GnRH 类似物,以刺激脑垂体分泌 FSH、LH,从而诱导性腺的发育,合成性激素并促进生殖细胞发育,实现第二性征发育及恢复正常的生理调节功能。

【适应证】

1. 诊断为 IHH 的患者,垂体兴奋试验有反应(阳性)者。

2. 已诊断为 IHH 的患者,停用 hCG、HMG、雄激素或雌、孕激素人工周期等药物治疗至少 1 个月。

【禁忌证】

1. 有严重心、肝、肾功能障碍的患者(ALT> 正常上限 2 倍,Cr> 正常上限 2 倍,心功能Ⅳ级)。

2. 意识障碍者、精神病患者;内分泌肿瘤或恶性肿瘤活跃期或危重疾病应激期。

【用物】

1. **物品准备** 微泵,泵用储液器,输注管路,7 号电池,5ml 空针,棉签,碘伏,敷贴,快速手消毒液,垃圾桶,垂体激素泵健康教育手册。

2. **药物准备** 戈那瑞林,生理盐水。

【评估】

1. 患者的病情、意识水平、认知水平、自理能力及合作程度。

2. 腹部皮肤状态。

【流程】

IHH 的微泵治疗流程见图 19-10。

【注意事项】

1. 一般 3d 需重新配制药液及连接管路。

2. 更换电池请注意 电池正极向外,反装会对设备造成损坏,低劣的电池易出现电池漏液,以至于造成设备损坏。

3. 剧烈的撞击可能会造成泵的损坏或报废,嘱患者一定要确认牢固佩戴。

4. 每天观察穿刺部位有无红肿、硬结等,有异常及时就诊。

5. 淋浴时避免直接用水冲洗穿刺部位。

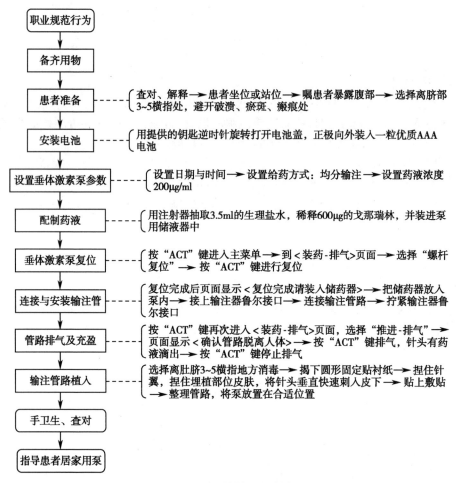

图 19-10   IHH 的微泵治疗流程图

（雷岸江）

第十一节   盆底肌肉锻炼技术

【目的】

1. 帮助患者了解盆底肌的作用,正确识别盆底肌的位置。

2. 帮助患者掌握正确的盆底肌肉收缩方法。

【适应证】

有性生活史且想改善盆底肌功能的女性。

【禁忌证】

1. 月经期禁止进行盆底肌锻炼。

2. 产后恶露未尽或有阴道流血者。

3. 阴道或盆腔处于急性炎症期者。

【用物】

一次性检查手套、快速免洗手消液、治疗巾、润滑剂。

【评估】

1. 患者的病情、意识水平、认知水平、自理能力及合作程度。

2. 是否有盆底肌锻炼的禁忌证。

【流程】

盆底肌肉锻炼流程见图 19-11。

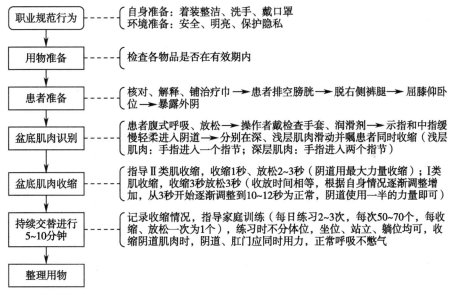

图 19-11　盆底肌肉锻炼流程图

【注意事项】

1. 指导过程中动作熟练、轻柔,以免损伤阴道或宫颈组织。

2. 评估患者是否找到盆底肌位置,并掌握正确的收缩方法。

3. 指导并要求患者掌握并进行家庭训练的方法,每次盆底肌锻炼以自我感觉不疲劳为原则。

4. 初次开始训练者,如训练的次数、个数均达不到要求时,可循序渐进,逐渐增加,收缩的最大力量也要根据自身情况逐渐加强。

5. 当练习到后期,阴道收缩保持时间较长时,练习的次数、个数可相应减少,由原来的每天 3 次改为每天 2 次或每次 70 个改为每次 50 个。

（陈 静）

第十二节 清洁间歇导尿

【目的】

1. 促进广泛性子宫全切术后膀胱功能的恢复。

2. 建立排尿反射,缓解尿潴留、尿失禁等现象。

3. 治疗神经源性膀胱功能障碍。

【适应证】

1. 广泛性子宫全切术后存在膀胱功能障碍。

2. 尿潴留、尿失禁等尿管依赖的各类患者。

3. 存在不同程度的排尿功能障碍。

4. 神经源性膀胱功能障碍。

【禁忌证】

1. 泌尿系统感染者。

2. 存在先天尿路畸形、尿路梗阻、结石、肾积水者。

3. 危急重症患者。

4. 有出血倾向,凝血功能障碍者。

5. 全身感染免疫力极度低下者。

6. 阴道瘘、膀胱瘘、输尿管瘘患者。

7. 严重精神疾病、语言沟通认知障碍者。

8. 严重心肺疾病患者。

【用物】

一次性导尿管、润滑剂(采用亲水涂层导尿管者可不准备)、聚维酮碘溶液、有刻度量杯(用于测量尿量)、手套、手消毒液。

【评估】

1. 患者的病情、意识水平、认知水平及自理能力。

2. 患者及家属对清洁间歇导尿接受程度及配合程度。

3. 患者对于泌尿系统知识掌握程度。

【流程】

清洁间歇导尿流程见图 19-12,自我间歇导尿流程见图 19-13。

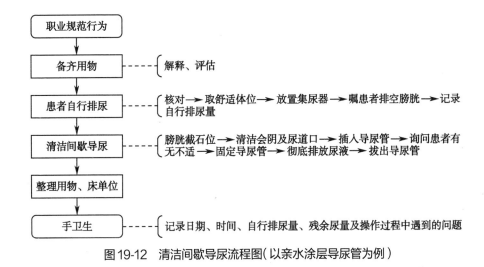

图 19-12　清洁间歇导尿流程图（以亲水涂层导尿管为例）

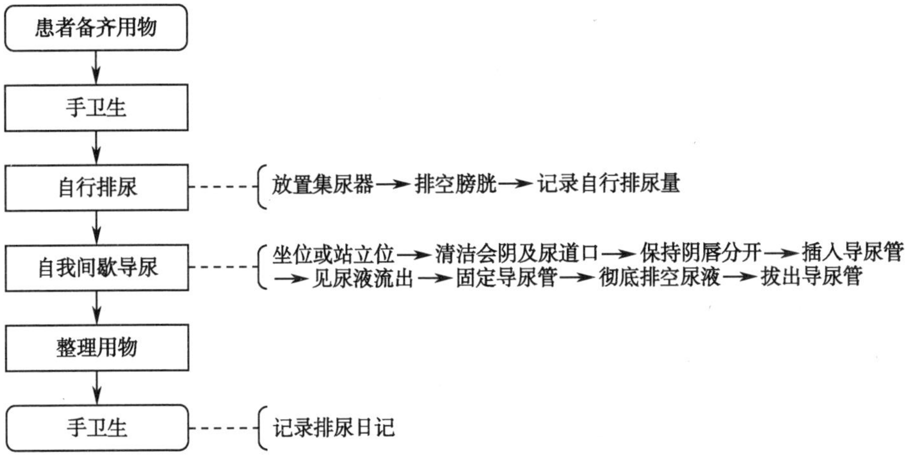

图 19-13　自我间歇导尿流程图（以亲水涂层导尿管为例）

【注意事项】

1. 做好健康知识宣教　告知间歇清洁导尿术的优点及注意事项,利用清洁间歇导尿流程图或观看视频等方式帮助患者了解治疗流程,在自我间歇导尿（图 19-13）时需要加强对细节的关注与监督,帮助患者掌握操作过程中的相关事项。

2. 心理护理　了解患者的心理状态并进行安抚,及时解答患者的相关疑问,缓解其焦虑、紧张的情绪。

3. 指导进行膀胱功能训练,教会患者诱导排尿的方法,比如听流水声、热敷法等。

4. 指导患者掌握盆底肌训练方法。

5. 根据患者的生活习惯和功能训练的时间为患者制订饮水计划时间表,发放饮水排尿记录表,指导患者准确记录饮水时间、量,自解尿量、残余尿量等情况。

6. 推荐每天液体摄入量 1 500~2 000ml,饮水包括所有流质,如粥、汤、果汁、稀饭等,如饮用了流质食物,饮水量应相应减少。

7. 避免饮用茶、汽水、糖水、薏米水、西瓜汁等有利尿作用的饮品;避免短时间内、睡前 3h 内大量饮水以致膀胱过度充盈。

8. 导尿次数根据患者的自解尿量和残余尿量进行调整;前期导尿间隔时间 4~6h,后期间隔 8~10h;两次导尿之间能自行排尿 100ml 以上,残余尿量 300ml 以下,每 6h 导尿一次;两次导尿之间能自行排尿 200ml 以上,残余尿量 200ml 以下时,每 8h 导尿一次;当残余尿量连续 3d 少于 100ml,停止间歇导尿。

9. 并发症的观察及处理 泌尿系感染为常见并发症,注意观察尿液的颜色、性状等,如出现尿急、尿痛、发热等症状,应立即通知医生并遵医嘱处理。

10. 开展延续性护理 建立排尿日记;出院后进行延续性护理干预,每个月检测尿常规,每 3 个月进行中段尿细菌培养,并注意观察有无不适,定期通过电话、微信等随访方式,全面了解患者自我间歇导尿实施情况,督促患者记录排尿情况并适时调整饮水计划,解决患者遇到的实际问题。

(王　佳)

第二十章　妇科常用检查

第一节　生殖道脱落细胞学检查

【概述】

女性生殖道细胞是指阴道、子宫颈管、子宫和输卵管的上皮细胞。临床上通过生殖道脱落上皮细胞检查可反映其生理及病理变化。阴道上皮细胞受卵巢性激素影响出现周期性变化,女性生殖道脱落细胞检查既可反映体内性激素水平,又能帮助诊断生殖系统恶性肿瘤及观察其治疗效果,是一种简便、经济、实用的辅助方法。

【生殖道脱落上皮细胞分类】

1. 阴道上段脱落上皮细胞。

2. 宫颈阴道部脱落上皮细胞。

3. 子宫脱落上皮细胞。

4. 输卵管脱落上皮细胞。

5. 腹腔脱落上皮细胞。

其中,以阴道上段和宫颈阴道部上皮细胞为主。

【适应证】

1. 宫颈癌的早期筛查。

2. 宫颈炎症需除外癌变者。

3. 卵巢功能检查,适用于卵巢功能低下、功能失调性子宫出血、性早熟等患者。

4. 怀疑宫颈管恶性病变者。

5. 胎盘功能检查,适用于疑似妊娠期间胎盘功能减退的孕妇。

【禁忌证】

1. 月经期。

2. 生殖器急性炎症。

【用物准备】

阴道窥器1个,宫颈刮片2个或宫颈刷1个,载玻片2张、无菌干燥棉签及棉球数个,装有固定液的标本瓶1个,无菌注射器1个。

【操作方法】

1. **阴道涂片**

（1）检查目的:了解未孕妇女的卵巢功能或妊娠妇女的胎盘功能。

（2）体位：膀胱截石位。

（3）检查方法

1）已婚妇女：用未涂润滑剂的阴道窥器扩张阴道，在阴道上 1/3 段侧壁，用无菌干燥棉签轻轻蘸取分泌物及浅层细胞，避免混入深层细胞影响诊断，薄而均匀地涂于玻片上，放置于固定液中固定。

2）未婚妇女：将紧卷的无菌棉签先在生理盐水中浸湿，再将湿棉签伸入阴道上 1/3 段侧壁轻刮取细胞，取出棉签平放玻片上，一个方向滚涂，放置于固定液中固定。

2. 宫颈刮片

（1）检查目的：筛查早期宫颈癌。

（2）方法及注意事项：取材应在宫颈外口鳞柱状上皮交界处，以宫颈外口为圆心，用木质小刮板轻轻刮取 1 周，避免损伤组织引起出血而影响涂片质量和检查结果。白带过多患者，应先拭净黏液后再刮取标本，然后均匀地涂在玻片上并固定。该法所获取的细胞数量较少且制片效果不理想，故多推荐涂片法。

3. 宫颈管涂片

（1）检查目的：了解宫颈管内状况。

（2）方法

方法 1：先用无菌棉球将宫颈管表面分泌物拭干净，再用小刮板放在宫颈管内，轻轻刮取一圈后涂片、固定。

方法 2：薄层液基细胞学检查（thinprep cytologic test, TCT）。TCT 是利用专制的"宫颈采样刷"在子宫颈管内旋转一周（360°），刷取子宫颈管上皮后取出，旋转"细胞刷"，将附着于刷子上标本均匀地涂于玻片上或立即固定或者洗脱于保存液中。刷子的摩擦力可刮取上皮细胞，其效果优于棉拭子。

4. 宫腔吸片

（1）检查目的：适合于绝经后出血的患者，目的是检查宫腔内是否有恶性病变。

（2）方法：选择直径为 1~5mm 不同型号的塑料管，一端连接于无菌注射器，将塑料管的另一端用大镊子送入宫腔内直至子宫底部，上下左右旋转，并轻轻抽吸注射器。然后将注射器内吸出物涂片、固定及染色。取出吸管时，注意停止抽吸，避免吸入宫颈管内容物。

【生殖道脱落细胞检查结果评定及临床意义】

（一）女性生殖道脱落细胞的种类

1. 鳞状上皮细胞　阴道与子宫颈阴道部被覆的鳞状上皮基本相同，均为非角化性分层鳞状上皮。上皮细胞可分为底层、中层和表层，生长与成熟均受体内雌激素水平的影响。细胞由底层向表层逐渐成熟。

2. 柱状上皮细胞　分为子宫颈黏膜细胞和子宫内膜细胞两类，在宫颈刮片及涂片中均可见到。

3. **非上皮成分** 不属于生殖道上皮细胞,例如吞噬细胞、白细胞、红细胞。

(二)内分泌检查方面的应用

临床上常使用4种指数代表体内雌激素水平,即嗜伊红细胞指数(eosinophilic index, EI)、成熟指数(maturation index, MI)、致密核细胞指数(karyopyknotic index, KI)与角化指数(certification index, CI)。

1. EI用于计算鳞状细胞中表层红染细胞百分率,值越高,提示上皮细胞越成熟。

2. MI用于计算阴道底层、中层和表层的细胞百分比。

(1)若底层细胞百分率高则称为左移,提示不成熟细胞增多,而雌激素水平下降;表层细胞百分率高则称为右移,提示雌激素水平升高。

(2)通常雌激素影响的涂片几乎无底层细胞;轻度影响表层细胞 <20%;高度影响表层细胞 >60%。

3. KI用于计算鳞状上皮细胞中表层致密核细胞百分率,值越高,提示上皮越成熟。

4. CI用于鳞状上皮细胞中表层嗜伊红致密核细胞百分率,提示雌激素水平。

(三)妇科疾病诊断方面的应用

生殖道脱落细胞涂片可有助于对闭经、流产、功能失调性子宫出血、生殖道感染性疾病的诊断。

根据细胞周期性变化、MI结果和EI数值推断闭经病变部位、功能失调性子宫出血类型及流产疗效的评价。细胞形态特征可用于推断生殖道感染的病原体类型,例如HPV感染可见典型的挖空细胞。

(四)妇科肿瘤诊断方面的应用

癌细胞特征主要在细胞核、细胞形态及细胞间关系改变中有所表现。生殖道脱落细胞学诊断报告形式有两种:一种是分级诊断,过去我国多使用分级诊断,巴氏5级分类法;另一种是描述性诊断,现在我国更推荐应用TBS分类法。

1. **巴氏5级分类法**

(1)巴氏Ⅰ级:正常。未见不典型或异常细胞,为正常阴道细胞涂片。

(2)巴氏Ⅱ级:炎症。发现不典型细胞,但无恶性特征细胞。

(3)巴氏Ⅲ级:可疑癌。发现可疑恶性细胞。

(4)巴氏Ⅳ级:高度可疑癌。发现不典型癌细胞,待证实。

(5)巴氏Ⅴ级:癌。发现大量典型的癌细胞。

巴氏分级法缺点:①级别表示细胞改变程度容易出现假象。②癌前病变缺乏客观标准。③不能同组织病理学诊断名词对应。因此,巴氏分类法已逐渐被

TBS 分类法所取代。

2. TBS 分类法　包括标本满意度的评估和对细胞形态特征的描述性诊断。对细胞形态特征的描述性诊断内容包括：

（1）良性细胞学改变：包括感染及反应性细胞学改变。

（2）鳞状上皮细胞异常：包括不典型鳞状上皮细胞、鳞状上皮细胞内病变（分低度、高度）和鳞状细胞癌。

（3）腺上皮细胞异常：不典型腺上皮细胞、腺原位癌、腺癌。

（4）其他恶性肿瘤。

【护理要点】

1. 向受检者讲解生殖道脱落细胞检查的相关知识，使其积极配合检查。准备好检查所需用物。

2. 受检者于检查前 2d 内禁止性生活、行阴道检查及阴道内放置药物治疗。

3. 取标本时，操作者动作需轻、稳、准，避免损伤组织引起出血。阴道分泌物较多者，可先用无菌棉球轻轻擦拭后，再取标本。

4. 涂片必须均匀地朝一个方向涂抹，禁止来回涂抹，破坏细胞。

5. 载玻片需作好标记，放入装有固定液的标本瓶中，及时送检。

6. 向受检者解释生殖道脱落细胞检查结果的目的和意义，督促受检者及时取回化验结果，交给医生处理。

7. 若受检者为检查卵巢功能者，需为其制订出月经周期的检查计划，协助提前预约。

（聂　俏）

第二节　宫颈脱落细胞 HPV-DNA 检测

【概述】

流行病学和分子生物学资料均表明，HPV 感染可引起子宫颈上皮内病变和子宫颈癌的发生，高危型 HPV 的持续感染是引起子宫颈癌发生的最主要因素。因此，HPV 感染的早期发现、准确分型及病毒定量对于子宫颈癌的防治具有重要意义，HPV 检测是子宫颈癌及其癌前病变的常规筛查方式。

【HPV 生理特性】

HPV 归属于乳头多瘤空泡病毒科乳头瘤病毒属，它是一种环状双链 DNA 病毒。HPV 具有高度宿主特异性，主要感染人体特异部位的复层鳞状上皮，如皮肤、黏膜，性接触是其主要的传染途径。性活跃期妇女的 HPV 感染率最高，但绝大部分妇女的 HPV 感染期较短，可自行消失，只有少数妇女可呈持续感染状态。

女性一生中可反复感染 HPV,也可出现同时感染多种不同型别的 HPV。

HPV 具有多种基因型,HPV 感染可因不同基因型导致不同的临床病变。根据其生物学特征和致癌的潜能,HPV 分为高危型和低危型。HPV16、18、31、33、35、39、45、51、52、56、58、59、66、68 等与癌及癌前病变相关,属于高危型;而低危型如 HPV6、11、42、43、44 等与轻度鳞状上皮内病变、泌尿生殖系统疣及复发性呼吸道息肉密切相关。

【HPV 检测方法】

HPV 感染大部分无临床症状或为亚临床感染,只能通过 HPV 检测而得知。

1. **传统检测方法**　通过形态学和免疫学方法对 HPV 进行检测,特异度和灵敏度都不够理想,不利于 HPV 进行分型,目前应用较少。

2. **PCR 检测 HPV-DNA**　该方法可检测核酸杂交阳性标本中的 HPV-DNA 片段,灵敏度高。对 HPV 阳性感染不仅可以确诊,还可以进行 HPV 的分型。

3. **杂交捕获检测 HPV-DNA** 有较好的特异度和敏感度,可进行 HPV 分型。

4. **转录介导的扩增(transcription mediated amplification,TMA)**　是一种通过 RNA 转录(RNA 聚合酶)与 DNA 合成(反转录酶),靶核酸产生 RNA 扩增子的靶核酸扩增方法,可扩增 RNA 也可扩增 DNA。可分为定性检测的终点 TMA(end-poimt TMA)和定量检测的实时 TMA(real-time TMA)。

5. **病理组织学检查结合原位杂交技术**　应用组织或者细胞在病理切片上和分子探针进行 HPV-DNA 杂交,可观察组织学形态的变化,也可对 HPV 进行分型,是比较理想的病理学检测及研究方法。

国家食品药品监督管理总局已批准的 HPV 检测技术数十种之多,但大多数还需临床试验验证。目前美国食品药品监督管理局(FDA)批准的四种 HPV 检测技术:①Hybrid Capure 2(HC-2)(USA,1999)。②Cervista HPV HR(USA,2009)。③Cobas HPV(USA,2011)。④Aptima HPV(USA,2011)。其中前三种为病毒 DNA 检测,第四种属于病毒 mRNA 检测。

【适应证】

1. 宫颈癌的筛查。

2. 怀疑子宫颈管恶性病变者。

【禁忌证】

1. 月经期。

2. 生殖道急性炎症未得到控制。

【用物准备】

阴道窥器 1 个,宫颈刮片 2 个或宫颈刷 1 个,载玻片 2 张,无菌干燥棉签及棉球数个,装有固定液的标本瓶 1 个。

【操作方法】

1. 受检者取膀胱截石位,利用阴道窥器充分暴露宫颈管。

2. 使用刮板在子宫颈阴道部刮取一圈；或者将宫颈刷中间的刷毛放置在宫颈管内,两边的刷毛与子宫颈阴道部接触,朝同一方向旋转细胞刷 5 圈获得样本。

3. 将已采好样的工具放在固定液中并剧烈搅动或者旋转 10 次。

【HPV 检测的临床应用】

高危型 HPV 感染检测对预防和早期发现子宫颈癌和子宫颈癌前病变均有非常重要的意义。HPV 检测主要用于筛查子宫颈癌中以下几方面：

1. 联合细胞学检查用于子宫颈癌初筛,减少细胞学检查的假阴性结果。

2. 子宫颈癌初筛中单独使用,结果为阳性者进一步用细胞学分流。鉴于 HPV 在年轻妇女中感染率高、多为一过性感染,因此不推荐 25 岁以下妇女使用 HPV 初筛。不同型别 HPV 对子宫颈上皮的致病力不相同,如 HPV16 或者 HPV18 阳性的妇女发生高级别病变的风险更高,因此 HPV16 或 HPV18 阳性者,可直接转诊阴道镜。

3. 作为细胞学初筛为 ASC-US 的分流,避免过度诊断和治疗,给受检者和医师造成的负担。

4. 作为子宫颈高度病变手术治疗后患者的疗效判断及随访监测,如果术后 HPV 检测持续阳性,提示有残余病灶或复发可能,应严密随访。

【子宫颈癌筛查策略】

目前主要的筛查策略有三种,分别为：细胞学与 HPV 联合筛查、细胞学初筛和 HPV 初筛。筛查要点为：有性生活妇女从 21 岁开始筛查。细胞学和高危型 HPV 检测均为阴性者,发病风险较低,筛查间隔可为 3~5 年；细胞学阴性、高危型 HPV 阳性者发病风险有所增加,可于 1 年后复查；ASC-US 及以上且 HPV 阳性；或细胞学 LSIL 及以上；或 HPV16/HPV18 阳性者直接转诊阴道镜。65 岁以上妇女,如果过去 20 年有完善的阴性筛查结果、无高级别病变病史,可以终止筛查；任何年龄阶段的妇女,如果因良性疾病已行全子宫切除、无高级别病变史者,也可终止筛查。

【护理要点】

1. 向受检者讲解宫颈癌脱落细胞 HPV-DNA 检测的相关知识,促使其积极配合检查。准备好检查所需用物。

2. 受检者应于检查前 48h 内禁止性生活、行阴道操作(如阴道冲洗)、采用阴道内卫生棉条及阴道内放置药物治疗。

3. 采集标本时操作者动作应轻、稳、准,避免损伤组织引起出血。如果阴道分泌物及白带较多者,或子宫颈管少量出血时,应先用无菌棉球轻轻擦拭后,再取标本。

4. 涂片必须均匀地朝一个方向涂抹,避免反复、来回涂抹,以免破坏细胞。

5. 子宫大幅度前倾或后倾,多种原因导致阴道萎缩、穹窿消失,子宫次全切除术后子宫颈管难以充分暴露的妇女,可采用双合诊、变换体位等方法确定宫颈位置后,再行取样。

6. 告知受检者操作后可能会出现少量阴道流血均属正常现象,保持会阴部清洁卫生;阴道流血量多及其他不适,及时就诊。

7. 向受检者讲解检查结果的临床意义,督促及时取回化验结果,交医生处理。

（聂 俏）

第三节　生殖器官活组织检查

一、概述

生殖器活组织检查是指在生殖器病变处或可疑部位取小部分组织送病理学检查,简称活检(biopsy)。大多数的活检可作为诊断的最可靠依据。常用的取材方法有局部活组织检查、诊断性子宫颈锥切术、组织穿刺检查、诊断性刮宫。

二、活组织检查

（一）外阴活组织检查

1. **适应证**

（1）确定外阴色素减退性疾病的类别、排除恶变者。

（2）外阴部赘生物或久治不愈的溃疡。

（3）外阴特异性感染,如尖锐湿疣、结核等。

2. **禁忌证**

（1）外阴急性感染。

（2）月经期。

（3）疑恶性黑色素瘤。

3. **方法**　患者采取膀胱截石位,行外阴消毒,铺无菌孔巾,取样部位使用0.5% 利多卡因进行局部浸润麻醉。小型赘生物可由蒂部剪下或用活检钳夹取,局部给予压迫止血。病灶面积大者,需行部分切除,若有局部活动性出血,可行创面缝合止血。病灶较小者应整块切除,注意取材深度。将标本放置于 4% 甲醛溶液中固定、送检。

（二）阴道活组织检查

1. **适应证**

（1）阴道溃疡灶、阴道赘生物。

（2）阴道特异性感染,如尖锐湿疣等。

（3）阴道镜诊断为高级别病变者。

2. 禁忌证

（1）急性、亚急性生殖器炎症或盆腔炎性疾病。

（2）月经期。

3. 方法　患者采取膀胱截石位,阴道窥器充分暴露活检部位,行消毒。活检钳钳取可疑部位组织,若表面有坏死的肿物,需取至深层新鲜组织。使用无菌纱布压迫止血,必要时可在阴道内放置无菌带尾纱布压迫止血,嘱受检者24h后自行取出。活检组织送病理检查。

（三）子宫颈活组织检查

子宫颈活组织检查是诊断子宫颈癌前病变和子宫颈癌的必需步骤。

1. 适应证

（1）阴道镜诊断为子宫颈 HSIL 或可疑癌者。

（2）阴道镜诊断为子宫颈 LSIL,但细胞学为 ASC-H 及以上或 AGC 及以上,或阴道镜检查不充分,或检查者经验不足等。

（3）肉眼检查可疑癌。

2. 方法

（1）患者采取膀胱截石位,阴道窥器充分暴露子宫颈管,用棉球擦拭净子宫颈黏液及分泌物,行局部消毒。

（2）活检时,在病变最严重区,用活检钳多点或单点取样,注意取样深度,应钳取上皮全层及部分间质,用于组织学评估。

（3）当病变延伸至子宫颈管或细胞学 AGC 及以上或 3 型转化区时,需同时行子宫颈管搔刮术(endocervical curettage, ECC)。

（4）子宫颈局部填塞带尾纱布压迫止血,嘱受检者24h后自行取出。

3. 护理要点

（1）急性、亚急性生殖器炎症或盆腔炎性疾病需治疗后再取活检。

（2）月经前期不适宜做活检,避免与活检处出血相混淆,并且月经来潮时创面不易愈合,有增加内膜在切口种植的风险。妊娠期必要时也可做活检。

（四）子宫内膜活组织检查

子宫内膜活组织检查可间接反映卵巢功能,也可直接反映子宫内膜病变;判断子宫发育程度及是否有子宫颈管及宫腔粘连,因此作为妇科临床常用的辅助诊断方法。

1. 适应证

（1）确定异常子宫出血原因。

（2）影像学检查有宫腔占位病变。

（3）检查不孕症病因。

（4）提示子宫内膜来源的不典型腺细胞。

2. **禁忌证**

（1）急性、亚急性生殖器炎症或盆腔炎性疾病。

（2）可疑妊娠。

（3）急性严重全身性疾病。

（4）体温 >37.5℃者。

3. **方法**

（1）排空尿液后，受检者采取膀胱截石位，查明子宫大小及位置。

（2）行消毒外阴，铺孔巾。阴道窥器充分暴露子宫颈，消毒子宫颈管。

（3）使用子宫颈钳夹持子宫颈前唇或后唇，探针探查子宫位置和深度。

（4）对于有宫腔占位病变诊断者，应在宫腔镜引导下定点活检。若无条件进行，也可采用专用活检钳。为了解子宫内膜功能状态，可用小刮匙沿宫壁刮取宫腔组织。收集全部采样组织固定于 4% 甲醛溶液中送检。检查申请单需注明末次月经时间。

4. **护理要点**

（1）了解卵巢功能常在月经期前 1~2d 取，多在月经来潮 6h 内取，从宫腔前、后壁各取一条内膜；闭经并排除妊娠者则可随时取。

（2）若怀疑子宫内膜异常增生者，应于月经前 1~2d 或月经来潮 6h 内取材；怀疑子宫内膜不规则脱落时，应于月经第 5~7d 取材。

（3）原发性不孕者，应在月经来潮前 1~2d 取材。若为分泌期内膜，提示有排卵；内膜仍呈增殖期改变提示无排卵。

（4）怀疑有子宫内膜结核，应于经前 1 周或月经来潮 6h 内取材。检查前 3d 及术后 4d 每天肌内注射链霉素 0.75g 及异烟肼 0.3g 口服，避免引起结核病灶扩散。

（5）疑有子宫内膜癌者随时可取。

三、诊断性子宫颈锥切术

诊断性子宫颈锥切术是指对子宫颈活检诊断不足或者有怀疑时，实施的补充诊断手段，并不是子宫颈癌及其癌前病变诊断的必需步骤。

1. **适应证**

（1）子宫颈活检为 LSIL 及以下，为排除 HSIL，如细胞学检查为 HSIL 及以上、HPV16 和 / 或 HPV18 阳性等。

（2）子宫颈活检为 HSIL，而临床为可疑浸润癌，为明确病变累及程度及决定手术范围者。

（3）子宫颈活检诊断为原位腺癌。

2. **禁忌证**

（1）急性、亚急性生殖器炎症或盆腔炎性疾病。

（2）有血液病等出血倾向。

3. 方法

（1）受检者行麻醉,取膀胱截石位,外阴、阴道消毒,铺无菌孔巾。

（2）导尿后,阴道窥器充分暴露子宫颈并消毒阴道、子宫颈及子宫颈外口。

（3）子宫颈钳钳住子宫颈前唇向外牵引,子宫颈涂抹复方碘溶液。行冷刀锥切术者,在碘不着色区域外 0.5cm 处,使用尖刀在子宫颈表面行深约 0.2cm 的环形切口,包括子宫颈上皮与少许皮下组织,按照 30°~50° 向内做子宫颈锥形切除,切除子宫颈管深度可达 1~2.5cm。也可使用子宫颈环形电切除术（loop electrosurgical excision procedure, LEEP）,根据病灶情况,选用相应电极,设置合适的治疗参数,以免热损伤影响切缘的病理分析结果。

（4）在切除标本的 12 点处做好标志,用 4% 甲醛溶液固定,送病理检查。

（5）创面止血可用无菌纱布压迫,多可奏效。如果有动脉出血,可用可吸收线缝扎止血,也可结合使用止血粉、吸收性明胶海绵、凝血酶等。

（6）要行子宫切除的冷刀锥切者,可采用子宫颈前后唇相对缝合的方法封闭创面止血。如果不在短期内行子宫切除或不需要行进一步手术者,应行子宫颈成形缝合术或者荷包缝合术,术毕后探查子宫颈管。

4. 护理要点

（1）操作时不宜用电刀、激光刀,避免破坏边缘组织而影响诊断。

（2）月经干净后 3~7d 内施行操作。

（3）遵医嘱使用抗生素预防感染。

（4）术后 6 周复查。

（5）2 个月内禁止性生活及盆浴。

四、诊断性刮宫

诊断性刮宫简称诊刮,是诊断宫腔疾病最常用的方法。其目的是刮取子宫内膜和内膜病灶行活组织检查,做出病理学诊断。怀疑同时有宫颈管病变时,应对子宫颈管和宫腔分别进行诊刮,简称分段诊刮。诊刮既可以明确诊断、指导治疗,又可以治疗疾病。

（一）一般诊断性刮宫

1. 适应证

（1）异常子宫出血或阴道排液需证实或排除子宫内膜癌、子宫颈管癌,或其他病变如流产、子宫内膜炎等。

（2）判断月经失调类型。

（3）宫腔内有组织残留、反复或多次异常子宫出血时,彻底刮宫有助于明确诊断,并有迅速止血效果。

（4）不孕症行诊刮有助于了解有无排卵,并能发现子宫内膜病变。

（5）疑有子宫内膜结核者。

2. **禁忌证**

（1）急性阴道炎、宫颈炎、急性或亚急性盆腔炎性疾病。

（2）术前体温 >37.5℃。

3. **用物准备**　无菌刮宫包 1 个,内有无齿卵圆钳 1 把,宫颈钳 1 把,子宫探针 1 个,有齿卵圆钳 1 把,宫颈扩张器 4~7 号各 1 个,刮匙 1 把,弯盘 1 个,纱布 2 块,阴道窥器 1 个,棉球、棉签若干,装有固定液的标本瓶 2~3 个。

4. **操作方法**　与子宫内膜活组织检查基本相同,一般不需麻醉。对宫颈内口较紧者,酌情给予镇痛剂、局麻或静脉麻醉。

5. **护理要点**

（1）术前向患者讲解手术的目的、过程、注意事项,耐心解答患者提出的疑问,解除其思想顾虑。

（2）出血、穿孔和感染是刮宫的主要并发症,要做好输液、配血的准备。

（3）刮宫前 5d 禁止性生活。不孕症患者,应选择月经前期或月经来潮 6h 内刮宫,以判断有无排卵或黄体功能不良。了解卵巢功能时,术前至少 1 个月停用性激素,以免得出错误结果。

（4）术中指导患者放松,减轻疼痛。

（5）术后

1）观察阴道流血情况,患者回家后出血多时嘱其及时就诊。

2）保持会阴部清洁。

3）2 周内禁止性生活及盆浴。

4）遵医嘱服用抗生素预防感染。

5）1 周后到门诊复查,并了解病理检查结果。

（二）分段诊断性刮宫

1. **适应证**

（1）绝经后子宫出血者。

（2）异常子宫出血可疑子宫内膜癌者。

（3）区分子宫颈管癌和子宫内膜癌。

2. **禁忌证**　同一般诊断性刮宫。

3. **用物准备**　同一般诊断性刮宫。

4. **操作方法**

（1）患者排尿后取膀胱截石位,常规消毒外阴后铺无菌洞巾。

（2）双合诊查清子宫位置、大小及附件情况。

（3）阴道窥器暴露宫颈,消毒宫颈及宫颈管后,宫颈钳钳夹宫颈前唇,不探测宫腔,先用刮匙自宫颈内口至宫颈外口顺序刮宫颈管一周,将刮取组织置纱布上。然后刮匙进入宫腔刮取子宫内膜。

（4）用刮匙由内向外沿宫腔前壁、侧壁、后壁、宫底和两侧宫角部刮取组织。

刮出物高度怀疑为癌组织,无须彻底刮宫,只要刮出组织足以组织学诊断即可,以避免出血及癌扩散。怀疑子宫内膜结核,应注意刮取两侧宫角部。若刮出物肉眼观察未见明显的癌组织时,应全面刮宫,以防漏诊。

（5）将刮出的组织分别装入标本瓶中固定好分别送检。

5. **护理要点**　同一般诊断性刮宫。

（聂　俏　雷岸江）

第四节　妇科肿瘤标志物检查与基因检测

一、概述

肿瘤标志物（tumor marker）是指肿瘤细胞异常表达所产生的蛋白抗原或具有生物活性的物质,可在肿瘤患者的组织、血液或体液及其排泄物中检测出,可协助肿瘤的诊断、鉴别及疗效与预后的检测。

二、肿瘤相关抗原及胚胎抗原

（一）癌抗原 125

1. **检测方法及正常值**　癌抗原 125（cancer antigen 125, CA125）检测方法常选用放射免疫测定方法和酶联免疫法,使用标准试剂盒。常用血清检测参考范围为 <35U/ml。

2. **临床意义**　CA125 是目前应用最广泛的卵巢上皮性肿瘤标志物,可用于盆腔肿块的鉴别诊断、治疗后病情进展监测及预后判断等,其中对疗效检测相当敏感。在大多数卵巢浆液性腺癌表达阳性,阳性准确率可达 80% 以上。术后患者持续的血 CA125 高水平可预示肿瘤残留、肿瘤复发或恶化。同时 CA125 水平可反映肿瘤大小,但血 CA125 降至正常也不能排除直径小于 1cm 的肿瘤存在。

CA125 在子宫颈腺癌和子宫内膜癌的诊断中也有一定敏感性,还与宫内膜癌的分期有关,如当 CA125>40U/ml 时,90% 可能肿瘤已侵及子宫浆肌层。

子宫内膜异位症患者血 CA125 水平增高,但很少超过 200U/ml。

（二）人附睾蛋白 4

1. **检测方法及正常值**　人附睾蛋白 4（human epididymis protein 4, HE4）使用标准试剂盒。正常参考范围为 <150pmol/L。

2. **临床意义**　HE4 在正常卵巢表面上皮中不表达,但在卵巢浆液性癌及子宫内膜样癌中明显高表达。研究表明,HE4 联合 CA125 检测在卵巢上皮性癌的早期诊断、疾病监测、术后复发监测中及同良性肿瘤的鉴别诊断中均显示出卓越的临床价值。

HE4 在子宫内膜癌的诊断中有一定的敏感性,其测定值与子宫内膜癌的分级分化程度等具有关联性。

（三）糖类抗原 19-9

1. **检测方法及正常值**　糖类抗原 19-9（carbohydrate antigen 19-9，CA19-9）测定方法有两种：单抗、双抗 RIA 法，血清正常参考范围为 <37U/ml。

2. **临床意义**　CA19-9 除对消化道肿瘤，如胃癌、肝癌、胰腺癌、结直肠癌有标记作用外，在卵巢上皮性肿瘤中也有约 50% 的阳性表达，在卵巢黏液性腺癌的阳性表达率可高达 76%，浆液性肿瘤为 27%。而在子宫内膜癌和子宫颈管腺癌也可有阳性表达。

（四）甲胎蛋白

1. **检测方法及正常值**　甲胎蛋白（alpha-fetoprotein，AFP）常用 RIA 或 ELSA 检测，血清正常参考范围 <20μg/L。

2. **临床意义**　AFP 在卵巢生殖细胞肿瘤中，有部分类型肿瘤的 AFP 水平明显升高，例如卵黄囊瘤（内胚窦瘤）、卵巢胚胎性癌、未成熟畸胎瘤等。这部分肿瘤患者经手术及化疗后，血 AFP 可出现转阴或消失，如果 AFP 持续保持阴性，患者多无复发；如果 AFP 升高，即使临床上无症状，也可出现隐性复发及转移，需严密随访，早发现并及时治疗。

（五）癌胚抗原

1. **检测方法及正常值**　癌胚抗原（carcinoembryonic antigen，CEA）检测方法多采用 RIA 和 ELISA。血浆正常阈值因测定方法不同而有所不同，一般不超过 2.5μg/L，当 CEA>5μg/L 可视为异常。

2. **临床意义**　CEA 在多种妇科恶性肿瘤均可表达阳性，如子宫颈癌、子宫内膜癌、卵巢上皮性癌、阴道癌及外阴癌等，但 CEA 对肿瘤类别并无特异性标记功能。在妇科恶性肿瘤中，CEA 阳性率在卵巢黏液性腺癌中最高，Brenner 瘤次之，子宫内膜样癌和透明细胞癌也有一定的表达水平，而在浆液性肿瘤中相对较低。同时 CEA 的阳性率与肿瘤的恶性程度也具有相关性。血 CEA 水平持续升高者易发展为复发性卵巢肿瘤，生存时间短。

（六）鳞状细胞癌抗原

1. **检测方法及正常值**　鳞状细胞癌抗原（squamous cell carcinoma antigen，SCCA）常用测定方法为 RIA 和 ELISA，也可使用化学发光方法，其敏感度明显提高。血 SCCA 正常参考范围为 <1.5μg/L。

2. **临床意义**　SCCA 对绝大多数鳞状上皮细胞癌均有较高特异性，其水平与子宫颈鳞癌患者病情进展及临床分期均有关，也可作为子宫颈癌患者疗效评价指标之一，对预示复发癌的敏感性可高达 65%~85%。

三、雌激素受体与孕激素受体

1. **检测方法及正常值**　雌激素受体（estrogen receptor，ER）与孕激素受体（progesterone receptor，PR）常采用单克隆抗体组织化学染色进行定性测定，若采用从细胞或组织匀浆进行测定,则定量参考范围 ER 为 20pmol/ml,PR 为 50pmol/ml。

2. **临床意义** ER、PR 在大量的激素作用下对妇科肿瘤的发生和发展具有一定的影响。ER、PR 的阳性率在不同分化的恶性肿瘤中有所不同。此外,受体阳性患者生存时间明显较受体阴性者长。ER 和 PR 对子宫内膜癌的发展及转归具有较大影响,主要是因为两者在不同患者中的表达有差异性,因此对应用激素治疗具有确定性的价值。

四、妇科肿瘤相关癌基因和肿瘤抑制基因

1. *Myc* **基因** 是细胞周期的正性调节基因,其改变常常是扩增或重排所致。*Myc* 基因在妇科恶性肿瘤中异常表达,例如卵巢恶性肿瘤、子宫颈癌和子宫内膜癌等。*Myc* 基因在卵巢肿瘤及子宫颈癌患者中存在过度表达。*c-myc* 表达上调不仅具有宫颈鳞癌化疗疗效的预测作用,还是宫颈鳞癌预后的判断指标,其异常扩增提示着患者预后极差。

2. *ras* **基因** *ras* 基因家族(*N-ras*、*K-ras* 和 *H-ras*)属于原癌基因类,对某些动物和人类恶性肿瘤的发生和发展中具有重要作用,同时在人类激素依赖性肿瘤发生和发展中也起重要作用。研究表明,*K-ras* 可以作为判断卵巢恶性肿瘤患者预后的指标之一。近年发现,卵巢低级别浆液性癌和交界性肿瘤患者中存在 *K-ras* 基因突变;子宫颈癌是由 *ras* 基因异常和 *Myc* 基因的扩增或过度表达共同影响其预后;*K-ras* 基因的表达在子宫内膜癌中与其组织学分级及临床分期有关。

3. *P53* **基因** 50%~96% 卵巢恶性肿瘤患者有 *P53* 基因的缺陷,与肿瘤分化程度相关,也提示预后不良。在子宫颈癌中,*HPVs* 基因产物 E6 和 *P53* 蛋白结合后使 *P53* 蛋白迅速失活。而在子宫内膜癌患者中,*P53* 异常过度表达常常与临床分期、组织分级、肌层侵蚀度均密切相关。

4. *BRCA1/BRCA2* **基因** 卵巢癌的发生与遗传性基因突变具有关系,其中遗传性卵巢癌中 *BRCA* 胚系突变为 65%~85%,因此,在遗传性卵巢癌的防治中 *BRCA1/BRCA2* 基因诊断具有重大意义。另外,聚腺苷二磷酸核酸聚合酶(poly ADP-ribose polymerase,PARP)是一种 DNA 修复酶,可使用其抑制剂治疗 BRCA 基因突变的卵巢癌患者。目前 PARP 抑制剂有 olaparib、veliparib、rucaparib、iniparib 等,其中奥拉帕尼(olaparib)在晚期卵巢癌的研究结果中效果显著,成为首个被 FDA 批准的单药治疗 BRCA 基因突变晚期卵巢癌患者(既往接受过三线以上化疗)的药物。

5. *HER2* **基因** 人表皮生长因子受体 2(human epidermal growth factor receptor 2,HER2)属于表皮生长因子受体家族,其过度表达可见于卵巢癌、子宫内膜癌等。*HER2* 基因的表达与卵巢癌对铂类化疗敏感性具有相关性。从分子机制分类,靶向 *HER2* 的药物分 3 大类:单克隆抗体、小分子酪氨酸激酶抑制剂及单克隆抗体和化疗药物的偶联体。

6. **血管内皮生长因子** 血管内皮生长因子（vascular endothelial growth factor, VEGF）是指血管内皮细胞特异性肝素结合生长因子，在体内诱导血管形成。新生血管提供营养物质和氧气支持肿瘤的生长、侵袭及转移，通过抑制 VEGF 通路可达到阻止初始肿瘤细胞生长和转移；VEGF 提高血管通透性的作用帮助肿瘤细胞进入新生血管，从而促使肿瘤转移。贝伐单抗可阻断 VEGF 通路，通过阻止新生血管的形成，从而抑制肿瘤的生长和转移。

7. **PTEN 基因** 第 10 号染色体同源丢失性磷酸酶张力蛋白基因（gene of phosphate and tension homology deleted on chromsome ten, PTEN），在子宫内膜癌中突变率最高。PTEN 通过使 PIP3 去磷酸化，达到阻止细胞生长和促进细胞凋亡的目的。对于 PTEN 基因表达与子宫内膜癌分化程度、病理类型、临床分期、肌层浸润等是否有关，目前还存在分歧。

8. **MMR 基因** 是 DNA 错配修复（mismatch repair, MMR）基因。Lynch 综合征（又称遗传性非息肉病性结直肠癌）是由 MMR 基因突变引起的对结直肠癌及某些其他癌症（如子宫内膜癌，胃癌）的遗传具有易感性。子宫内膜癌是 Lynch 综合征最常见的肠外肿瘤，终身发病率为 40%~60%，也称 Lynch 综合征相关性子宫内膜癌，在子宫内膜癌患者中占 2%~6%。

9. **hTERC 基因** 在各级宫颈病变中 hTERC 基因均有一定程度的表达，其阳性率随宫颈病变的分级有上升趋势，表达水平也与宫颈癌的分期、分级及淋巴转移呈正相关，因此 hTERC 基因在促使宫颈肿瘤发生和发展中发挥的作用非常关键。

10. **PD-1** 程序性细胞死亡蛋白 -1（programmed cell death protein-1, PD-1）多表达于活化 B 细胞、T 细胞、单核细胞、自然杀伤细胞及间充质干细胞，参与自身免疫、肿瘤免疫的调节过程。研究认为，PD-1 抑制剂对于治疗 MMR 基因缺陷型子宫内膜癌具有一定价值。

（聂 俏）

第五节 常用穿刺检查

妇科常用的穿刺检查有经腹壁腹腔穿刺、经阴道后穹窿穿刺。

一、经腹壁腹腔穿刺

经腹壁腹腔穿刺术是指在无菌条件下用穿刺针经腹壁进入腹腔抽取腹腔积液行化验检查、细菌培养、脱落细胞学检查及药敏试验等，以明确积液性质或查找肿瘤细胞。达到诊断目的，兼有治疗作用。

【适应证】

1. 协助诊断腹腔积液性质。

2. 鉴别贴近腹壁的肿物性质。

3. 穿刺放出部分腹水,降低腹压、减轻腹胀、暂时缓解呼吸困难症状,使腹壁松软便于行腹部及盆腔检查。

4. 腹腔穿刺同时注入抗癌药物进行腹腔化疗。

5. 腹腔穿刺注入二氧化碳气体,做气腹 X 线造影,使盆腔器官清晰显影。

【禁忌证】

1. 疑有腹腔内严重粘连,特别是晚期卵巢癌广泛盆、腹腔转移致肠梗阻者。

2. 疑为巨大卵巢囊肿者。

3. 大量腹腔积液伴有严重电解质紊乱者禁大量放腹腔积液。

4. 中、晚期妊娠者。

5. 弥散性血管内凝血者。

6. 精神异常或不能配合者。

【用物准备】

1. **物品准备** 无菌腹腔穿刺包 1 个(内有洞巾 1 块、腰椎穿刺针或长穿刺针 1 个、弯盘 1 个、小镊子 2 把、止血钳 1 把),20ml 注射器 1 支,无菌手套 1 副,无菌纱布块若干,棉球若干,标本瓶,胶布,消毒液,必要时准备无菌导管或橡皮管、引流袋、腹带。

2. **药品准备** 2% 利多卡因注射液,根据需要准备化疗药物。

【操作方法】

1. 经腹 B 型超声引导下穿刺时,需先充盈膀胱;经阴道 B 型超声引导穿刺时,需排空膀胱。

2. 术前选好体位和穿刺点。若腹腔积液量较多或行囊内穿刺时,取仰卧位;积液量较少,取半卧位或侧卧位。穿刺点一般选择在脐与左髂前上棘连线中外 1/3 交界处,囊内穿刺点应选择在囊性感明显部位。

3. 消毒穿刺皮肤区后铺洞巾,注意无菌操作。

4. 穿刺通常不需麻醉,精神过于紧张者,0.5% 利多卡因行局部麻醉深达腹膜。

5. 腰椎穿刺针在选定的穿刺点垂直刺入腹腔,针头阻力感消失时证明穿透腹膜,停止再进入,避免刺伤血管及肠管。拔出针芯,见有液体流出,连接 20ml 注射器或引流袋,按需要量抽取液体或注入药物。

6. 操作结束,拔出穿刺针,局部再次消毒,覆盖无菌纱布,压迫片刻,固定。

【护理要点】

1. **术前** 向患者讲解操作目的及过程,减轻其心理压力。

2. 术中

（1）严密观察患者的生命体征及反应。

（2）注意引流管是否通畅,记录腹水性质及引流量。

（3）控制穿刺针刺入深度,避免刺伤血管及肠管。

（4）拟放腹水者:①必须固定好针头。②放腹水速度应缓慢,每小时不应超过 1 000ml,一次放腹水不应超过 4 000ml,以免腹压骤减,患者出现休克征象。③若出现异常,应立即停止放腹水。④术后应紧束腹带或腹部加压沙袋。

3. 抽出液体应标记后及时送检,脓性液体应做细菌培养和药物敏感试验。

4. 因气腹造影而行穿刺者,X 线摄片完毕需将气体排出。

5. 向腹腔内注入药物时要慎重,很多药物不适合腹腔内注入。

6. 术后

（1）卧床休息 8~12h。

（2）遵医嘱给予抗生素预防感染。

【穿刺液性质和结果判断】

穿刺液性质和结果判断见表 20-1。

表 20-1　穿刺液性质和结果判断

穿刺液性质	结果判断
新鲜血液	放置后迅速凝固,为刺破血管,应改变穿刺针方向或重新穿刺
陈旧性暗红色血液	放置 10min 以上不凝固表明有腹腔内出血。多见于异位妊娠、卵巢黄体破裂或其他脏器破裂
小血块或不凝固陈旧性血液	陈旧性异位妊娠
巧克力色黏稠液体	卵巢子宫内膜异位囊肿破裂
脓液	盆腔、腹腔内有化脓性病变或脓肿破裂
炎性渗出物	盆腔、腹腔内有炎症
腹水	肉眼血性腹腔积液,多疑恶性肿瘤

二、经阴道后穹窿穿刺

直肠子宫陷凹是腹腔最低部位,腹腔内的积血、积液、积脓易积存于该处。阴道后穹窿顶端与直肠子宫陷凹贴接。经阴道后穹窿穿刺术是指在无菌条件下,用穿刺针经阴道后穹窿刺入盆腔,抽取直肠子宫陷凹处积存物进行肉眼观察、化验和病理检查,是妇产科临床常用的辅助诊断方法。

【适应证】

1. 疑有腹腔内出血,如异位妊娠、卵巢黄体破裂等。

2. 疑盆腔内有积液、积脓,穿刺抽液检查了解积液性质。

3. 盆腔脓肿穿刺引流及局部注入药物。

4. B 型超声引导下行卵巢子宫内膜异位囊肿或输卵管妊娠部位注药治疗。

5. B 型超声引导下经后穹窿穿刺取卵,用于各种助孕技术。

6. 盆腔肿块位于直肠子宫陷凹内,抽吸内容物行细胞学检查。

【禁忌证】

1. 盆腔严重粘连,较大肿块占据直肠子宫陷凹部位并凸向直肠者。

2. 怀疑肠管和子宫后壁粘连者。

3. 临床高度怀疑恶性肿瘤者。

4. 异位妊娠准备采用非手术治疗时应避免穿刺,以免引起感染。

【用物准备】

阴道窥器 1 个、宫颈钳 1 把、长镊子 2 把、20ml 注射器 1 支,腰椎穿刺针或 7 号注射针 1 个、无菌试管数个、洞巾 1 块、纱布若干、手套 1 副、消毒液等。

【操作方法】

1. 患者排空膀胱,取膀胱截石位,外阴、阴道常规消毒,铺无菌孔洞巾。

2. 阴道检查了解子宫及附件情况,注意阴道后穹窿部位是否膨隆。

3. 阴道窥器充分暴露宫颈及阴道后穹窿并消毒。

4. 宫颈钳夹持宫颈后唇并向前提拉,充分暴露阴道后穹窿,再次消毒。

5. 于后穹窿中央或稍偏患侧进行穿刺。穿刺针于宫颈后唇与阴道后壁黏膜交界处稍下方平行宫颈管刺入,当针穿过阴道壁有落空感时,进针深度约为 2cm,立即抽吸,必要时改变方向或深浅度,若无液体抽出,可以边退针边抽吸。

6. 穿刺完毕,拔出穿刺针,穿刺点有活动性出血用无菌棉球压迫片刻,血止后取出阴道窥器。

【护理要点】

1. 术前向患者讲解操作目的、过程、对诊断的意义,鼓励患者,减轻其心理压力。

2. 术中应严密观察并记录患者生命体征的变化,重视患者的主诉。

3. 穿刺时一定要注意进针方向和深度,告知患者禁止移动身体,避免伤及直肠和子宫。

4. 若抽出血液,应观察血液是否在短时间内凝固,出现凝固为血管内血液,血液不凝固为腹腔内血液。

5. 若未能抽出不凝血液,不能完全除外异位妊娠,因内出血量少、血肿位置较高或与周围组织粘连时,均可造成假阴性结果。

6. 抽出液体应标记并及时送检,做常规和细胞学检查,脓性液体应行细菌培养和药物敏感试验。

7. 术后患者半卧位休息,观察患者情况,有无脏器损伤、内出血等症状,注意阴道流血情况。

8. 保持外阴、阴道部清洁。

（雷岸江）

第六节　输卵管通畅检查

【概述】

输卵管通畅检查的主要目的是检查输卵管是否通畅,了解子宫腔和输卵管形态及输卵管的阻塞部位。临床常用方法有输卵管通液术、子宫输卵管造影术。输卵管通气术因有发生气栓的危险,准确率不高,临床已逐渐被其他方法取代。近年随着内镜的临床应用,已普遍采用腹腔镜直视下输卵管通液检查、宫腔镜下经输卵管口插管通液检查和腹腔镜联合检查等方法。

【适应证】

1. 不孕症,男方精液正常,疑有输卵管阻塞。

2. 检验和评价输卵管绝育术、输卵管再通术或输卵管成形术的效果。

3. 对输卵管黏膜轻度粘连者有疏通作用。

4. 了解宫腔形态,确定有无子宫畸形及类型,有无宫腔粘连、子宫黏膜下肌瘤及子宫内膜息肉等。

5. 内生殖器结核非活动期。

6. 不明原因的习惯性流产,了解内口是否松弛、宫颈及子宫有无畸形等。

【禁忌证】

1. 内外生殖器官急性炎症或慢性炎症急性或亚急性发作。

2. 月经期或不规则阴道流血。

3. 可疑妊娠。

4. 严重的全身性疾病。

5. 术前体温 >37.5℃。

6. 产后、流产、刮宫术后 6 周内。

7. 碘过敏者不能做子宫输卵管造影术。

【用物准备】

阴道窥器 1 个,宫颈导管 1 根,弯盘 1 个,卵圆钳 1 把,宫颈钳 1 把,子宫探针 1 根,宫颈扩张器 1 套,纱布 6 块,治疗巾、孔巾各 1 张,棉签、棉球若干,氧气,抢救用品等。输卵管通液术需 20ml 注射器 1 支,0.9% 氯化钠液 20ml,庆大霉素 8 万 U 1 支,地塞米松 5mg 1 支,玻璃酸酶 15 000U 1 支。子宫输卵管造影术需 10ml 注射器 1 支,40% 碘化钠造影剂 1 支,宫颈导管等。

【输卵管通液术】

1. **操作方法**

（1）患者排尿后取膀胱截石位,消毒外阴及阴道,铺无菌巾。

（2）双合诊检查子宫大小及位置。

（3）放置阴道窥器充分暴露宫颈,消毒阴道穹窿及宫颈。宫颈钳夹持宫颈前唇。沿宫腔方向置入宫颈导管,并使其与宫颈外口紧密相贴。

（4）用 Y 形管将宫颈导管与压力表、注射器相连,压力表应高于 Y 形管水平。

（5）将宫颈导管内注满 0.9% 氯化钠溶液或抗生素液(庆大霉素 8 万 U、地塞米松 5mg),排出空气后沿宫腔方向缓慢推注,压力不超过 160mmHg。观察推注时阻力大小及有无液体回流,患者下腹部是否疼痛等。

（6）术毕取出宫颈导管及宫颈钳,消毒宫颈、阴道,取出阴道窥器。

2. **结果评定**

（1）输卵管通畅:顺利推注 20ml 生理盐水无阻力,压力维持在 60~80mmHg,或开始稍有阻力,随后阻力消失,无液体回流,患者无不适感,提示输卵管通畅。

（2）输卵管阻塞:勉强注入 5ml 液体即感有阻力,压力表见压力持续上升不见下降,患者感下腹部胀痛,液体回流至注射器内,提示输卵管阻塞。

（3）输卵管通而不畅:注射液体有阻力,再加压力注入又能推进,提示轻度粘连已被分离,患者感轻微腹痛。

【子宫输卵管造影术】

1. **操作方法**

（1）1~3 同输卵管通液术。

（2）将 40% 碘化油充满宫颈导管,排出空气,缓慢注入碘化油,在 X 线透视下观察碘化油流经输卵管及宫腔情况并摄片。24h 后再摄盆腔平片,观察腹腔内有无游离碘化油。若用泛影葡胺液造影,应在注射后立即摄片,10~20min 后再次摄片,观察泛影葡胺液流入盆腔情况。

2. **结果评定**

（1）正常子宫、输卵管:宫腔呈倒三角形,双输卵管显影形态柔软,24h 摄片盆腔内见散在造影剂。

（2）宫腔异常:患子宫内膜结核时子宫失去倒三角形态,内膜呈锯齿状不平;患子宫黏膜下肌瘤时可见宫腔充盈缺损;子宫畸形时有相应显示。

（3）输卵管异常:输卵管结核显示输卵管形态不规则、僵直或呈串珠状、有钙化点;输卵管积水见输卵管远端呈气囊状扩张;24h 后摄片盆腔未见散在造影剂,提示输卵管不通畅;输卵管发育异常可见过长或过短的输卵管、异常扩张的输卵管、输卵管憩室等。

【护理要点】

1. 术前准备

（1）向患者讲解检查输卵管通畅术的简要过程及重要性。鼓励患者树立信心，以良好的心态合作，查明病因，为治愈疾病提供依据。

（2）遵医嘱准备好相应的器械和物品。

（3）子宫输卵管碘油造影患者，行碘过敏试验。

（4）月经干净后 3~7d 进行检查为宜，术前 3d 禁止性生活。

（5）术前 30min 肌内注射阿托品 0.5mg 解痉。

（6）术前患者排空膀胱；便秘者术前行清洁灌肠。

2. 术中配合

（1）为医师提供手术中必需物品。

（2）陪伴患者与其交谈，分散注意力。

（3）观察患者一般情况及反应，发现异常及时通知医师处理。

（4）检查时所需 0.9% 氯化钠溶液应加温至接近体温，以免引起输卵管痉挛。

（5）宫颈导管须紧贴宫颈外口，以免液体外漏。

（6）宫颈导管插入不能太深，以免损伤子宫或造成子宫穿孔。

（7）推注液体速度不可过快，压力不可过大，防止输卵管受损伤。

（8）碘油充盈宫颈导管时，必须排尽管内空气，以免空气进入宫腔造成充盈缺损，导致误诊。

（9）受检者在注射造影剂过程中出现咳嗽时，警惕造影剂栓塞，应立即停止操作，取出造影管，取头高脚低位，严密观察生命体征，必要时按肺栓塞处理。

3. 术后护理

（1）安置患者休息，观察 1h 无异常后方可让患者离开医院。

（2）术后 2 周内禁止性生活及盆浴。

（3）按医嘱应用抗生素预防感染。

（雷岸江）

第七节　下丘脑促性腺激素释放激素测定

女性生殖内分泌系统激素包括下丘脑、垂体、卵巢分泌的激素。各器官分泌的各类激素相互调节、相互影响，发挥正常的生理功能。如下丘脑分泌的促性腺激素释放激素通过调节垂体促性腺激素的分泌从而调控卵巢功能，卵巢分泌的性激素又对下丘脑 - 垂体有反馈调节作用。因此，测定下丘脑 - 垂体 - 卵巢轴各激素的水平,对于某些疾病的诊断、疗效观察、预后评估以及生殖生理和避孕药物的研发均有重要意义。本节重点介绍下丘脑促性腺激素释放激素的测定。

下丘脑弓状核神经细胞分泌的促性腺激素释放激素(gonadotropin-releasing hormone,GnRH)是一种十肽激素,直接通过垂体门脉系统输送到腺垂体,调节垂体促性腺激素的合成和分泌。人工合成的 10 肽 GnRH 因能使垂体分泌黄体生成素的作用高于卵泡雌激素,故也称为黄体生成素释放激素(luteinizing hormone releasing hormone,LHRH)。正常妇女月经周期中最显著的激素变化是在中期出现排卵前 LH 高峰。由于 GnRH 在外周血中含量很少,半衰期又短,故直接测定 GnRH 有困难,目前主要采用 GnRH 刺激试验(也称垂体兴奋试验)了解下丘脑和垂体的功能以及其病理生理状态。

【GnRH 刺激试验原理】

LHRH 对垂体促性腺激素的释放有兴奋作用,给受试者注射外源性 LHRH 后在不同时相抽取外周血测定促性腺激素含量,可了解垂体功能。垂体功能良好,则促性腺激素水平反应性高;垂体功能不良,则反应性差或延迟反应,促性腺激素水平不升高或延迟升高。

【方法】

静脉注射 LHRH 100μg(溶于 5ml 0.9% 氯化钠溶液中),于注射前和注射后 15min、30min、60min 和 90min 分别取静脉血 2ml,测定 LH 值。

【结果分析】

1. **正常反应**　静脉注射 LHRH 后,LH 值比基值升高 2~3 倍,高峰出现在 15~30min。

2. **活跃反应**　高峰值比基值升高 5 倍。

3. **延迟反应**　高峰出现时间迟于正常反应出现的时间。

4. **无反应或低弱反应**　注入 GnRH 后 LH 值无变化,一直处于低水平或稍有上升但不足基值的 2 倍。

【临床意义】

1. **青春期延迟**　GnRH 兴奋试验呈正常反应。

2. **垂体功能减退**　如希恩综合征、垂体肿瘤、空碟鞍综合征等引起垂体组织遭到破坏的疾病,GnRH 兴奋试验呈无反应或低弱反应。

3. **下丘脑功能减退**　可能出现延迟反应或正常反应,多见于下丘脑性闭经。

4. **卵巢功能不全**　FSH、LH 基值均 >30U/L,GnRH 兴奋试验呈活跃反应。

5. **多囊卵巢综合征**　LH/FSH 比值≥2~3 倍,GnRH 兴奋试验呈现活跃反应。

【护理要点】

1. 因 GnRH 刺激试验时注射的 LHRH 可能会导致个别患者出现过敏反应,因此必须在具备抢救条件的医疗区域进行 GnRH 刺激试验。

2. 进行 GnRH 刺激时必须准备好抢救药物和抢救物资,以便过敏性反应发生时及时进行抢救。

3. 进行 GnRH 刺激试验之前,患者不用禁食,应提前告知患者正常进食后再进行抽血,以免空腹时间太久引起患者的不适或晕针。

4. 进行 GnRH 刺激试验需多次抽血,因此一般建立留置针进行抽血,应做好留置针的封管。

5. 进行 GnRH 刺激时全程最好能有家属陪护。

（雷岸江）

参考文献

［1］安力彬,陆虹.妇产科护理学［M］.7版.北京:人民卫生出版社,2022.

［2］丁炎明,徐洪莲.造口护理学［M］.人民卫生出版社,2017.

［3］郭爱敏,周兰姝.成人护理学［M］.3版.北京:人民卫生出版社,2017.

［4］黄荷凤.实用人类辅助生殖技术［M］.北京:人民卫生出版社,2018.

［5］李乐之,路潜.外科护理学［M］.6版.北京:人民卫生出版社,2017.

［6］李小寒,尚少梅.基础护理学［M］.6版.北京:人民卫生出版社,2017.

［7］李秀华.肿瘤专科护理［M］.北京:人民卫生出版社,2019.

［8］么莉.护理敏感质量指标监测基本数据集实施指南（2018版）［M］.北京:人民卫生出版
社,2018.

［9］孙玉梅,张立力.健康评估［M］.4版.北京:人民卫生出版社,2017.

［10］王傲芳,朴红梅.妇产科护理学［M］.北京:人民卫生出版社,2018.

［11］谢幸,孔北华,段涛.妇产科学［M］.9版.北京:人民卫生出版社,2018.

［12］黄曼妮,安菊生,杜霄勍.宫颈癌放射治疗的研究进展［J］.中华妇幼临床医学杂志（电
子版）,2016,（1）:7-15.

［13］郎景和,王辰,瞿红,等.妇科手术后深静脉血栓形成及肺栓塞预防专家共识［J］.中华
妇产科杂志,2017,52（10）:649-653.

［14］袁海萍.肿瘤放疗科护士潜在的危害因素与防护措施［J］.中医药管理杂志,2017,25
（24）:74-75.

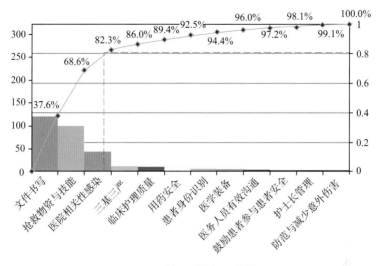

彩图 1-1　护理质控问题柏拉图

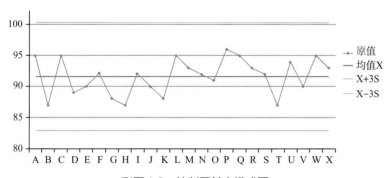

彩图 1-2　控制图基本模式图

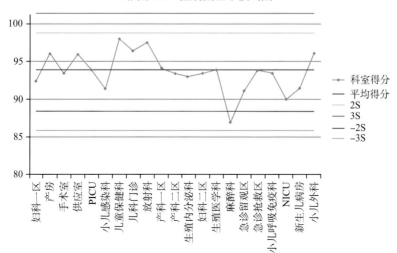

彩图 1-3　各科室质控得分控制图

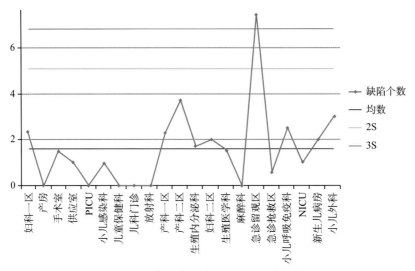

彩图 1-4　各科室医疗文书缺陷个数控制图

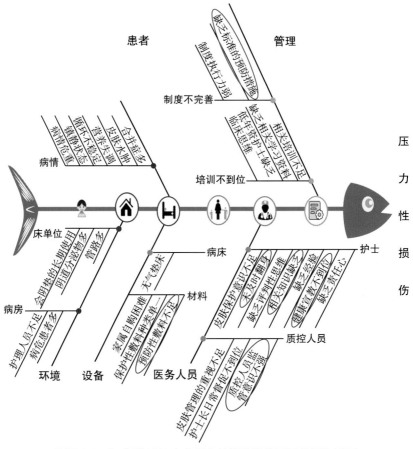

彩图 1-5　妇产科 ICU 患者压力性损伤发生原因分析鱼骨图

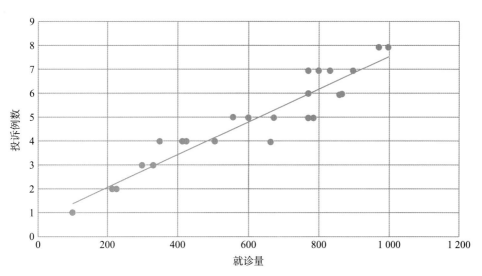

彩图1-6　就诊量与投诉例数散布图

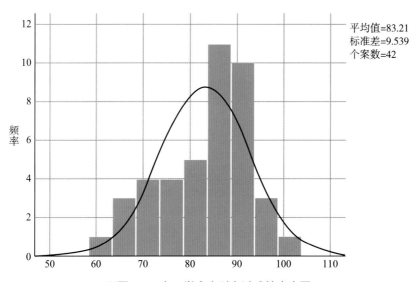

彩图1-7　实习学生出科考试成绩直方图

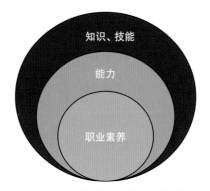

彩图 2-1　基于洋葱模型的分层培训体系

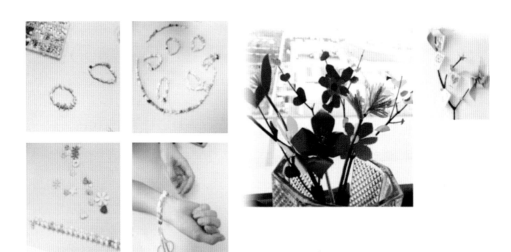

我们的作品——
寄托浓浓祝福

彩图 5-2　参与者的艺术作品